U0105207

王敬 说中医

刮痧拔罐 一学就会

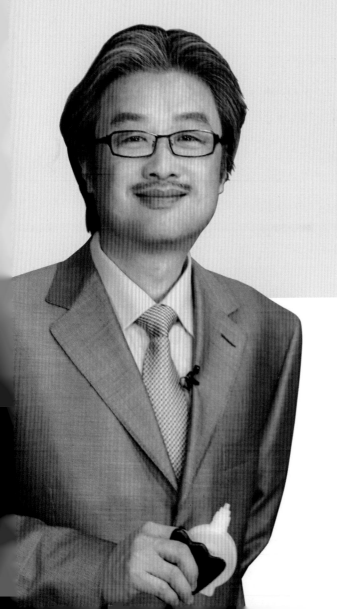

王　敬◎著

全国百佳图书出版单位

中国中医药出版社

图书在版编目（CIP）数据

王敬说中医：刮痧拔罐一学就会 / 王敬著 . —北京：
中国中医药出版社，2023.5
ISBN 978-7-5132-6210-1

Ⅰ . ①王… Ⅱ . ①王… Ⅲ . ①刮搓疗法②拔罐疗法
Ⅳ . ① R244

中国版本图书馆 CIP 数据核字（2020）第 069580 号

中国中医药出版社出版

北京经济技术开发区科创十三街 31 号院二区 8 号楼
邮政编码　100176
传真　010-64405721
保定市西城胶印有限公司印刷
各地新华书店经销

开本 710×1000　1/16　印张 24.5　字数 380 千字
2023 年 5 月第 1 版　2023 年 5 月第 1 次印刷
书号　ISBN 978-7-5132-6210-1

定价　136.00 元
网址　www.cptcm.com

服 务 热 线　010-64405510
购 书 热 线　010-89535836
维 权 打 假　010-64405753

微信服务号　zgzyycbs
微商城网址　https://kdt.im/LIdUGr
官 方 微 博　http://e.weibo.com/cptcm
天猫旗舰店网址　https://zgzyycbs.tmall.com

引　言

岐黄精髓佑华夏，大道至简岂可轻

大约在旧石器时代（距今最少一万年以前），那时的中国人就已经会使用砭石治病了。《山海经·东山经》说："高氏之山，其上多玉，其下多箴石。"宋代罗泌的《路史》载原始社会酋长太昊伏羲氏"尝草制砭，以治民疾"。

砭石疗法在中医经典《黄帝内经》中被列为五大疗法（砭石、毒药、灸焫、微针与导引按跷）之一。《素问·异法方宜论》说得非常清楚："故东方之域……其民食鱼而嗜咸，皆安其处，美其食。鱼者使人热中，盐者胜血，故……其病皆为痈疡，其治宜砭石。"

砭石形状各异，从文献记载和砭石的构造分析，砭石的功能涵盖刺血、放血、排脓、按摩、热熨、点穴、刮拭等诸多方面。其中刺血、放血、排脓等功用逐步被金属工具之针刀所取代；按摩、热熨、点穴等功用与推拿按摩合流；其刮拭、按摩、点穴等功用逐步在民间发展成为刮痧疗法。

在中国民间，流传最广、群众最能接受的保健方法应该就要数从古代砭石疗法基础上发展起来的刮痧疗法了。长期以来，古代刮痧疗法在民间薪火相传，沿用不衰。我国古代，刮痧工具五花八门，有木制、竹制者，亦有用汤匙、碗边、铜钱、贝壳等替代品进行操作的。该法主要用于治疗痧病及中暑、感冒、腹泻等病症。发展到现代，刮痧疗法主要用砭石、水牛角和玉石为原材料制成形状各异的刮痧板，治疗病种也不再局限于传统的中暑、感冒等小毛病，刮痧的适用范围已经拓展到内科、外科、妇科、儿科、男科、伤科、皮肤科、眼科、耳鼻喉科、肿瘤科的 400 余种疾病，疗效显著。

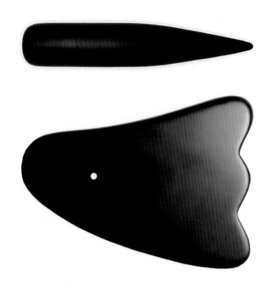

　　传统拔罐法在我国有悠久的历史，远古人们即用动物的犄角（如牛角等）制成筒状，进行吸伤口内脓血与治疗痈疽，故拔罐法古称"角法"。拔罐疗法的文字记载最早见于湖南马王堆汉墓出土的《五十二病方》，书中即有以角治疗痔疮的记载。西晋葛洪在《肘后急备方》中不但记述了角法，而且对角法的适应证与禁忌证提出了见解。唐代王焘在《外台秘要》中记载了竹罐制作及使用方法。唐代将医科分为体疗（内科）、疮肿（外科）、少小（儿科）、耳目口齿（五官科）、角法（拔罐疗法）五科，说明在唐代拔罐疗法已成为一门比较完整成熟的学科。宋代医家如王怀隐等在《太平圣惠方》中对角法的适应证和禁忌证做了明确的规定，即红肿高大、阳证实证为拔罐适应证；痈疽初起、阴证或半阴证属拔罐禁忌证。

　　随着时代进展，出现了真空拔罐法。这是以利用机械抽气原理使罐体内形成负压，使罐体吸附选定的部位（穴位或病灶点），令皮下及浅层肌肉充血，刺激人体皮部、经筋、经络穴位，以排出毒素、疏通经络、行气活血、扶正固本、促进新陈代谢、调动脏腑功能，从而达到净化血液之目的的一种非药物自然物理生态疗法。

真空拔罐是在传统拔罐（如火罐、竹罐等）的基础上利用现代科技研制而成，既保持了传统火罐的基本原理与功效，同时也克服了传统拔罐的缺点：如火罐容易烫伤皮肤，不易起罐；竹罐使用复杂；玻璃、陶瓷罐易碎，压力不可调控，罐口口径少等。真空拔罐具有操作简单、使用安全、不易破损、携带方便、负压可调、易于观察等优点，深受广大医务工作者与群众的欢迎。

刮痧和拔罐各有所长，将其结合起来可以取得更好的临床效果。一般可先刮痧后拔罐。

使用时先在选定部位（穴位）的皮肤上涂抹适量刮痧润肤油，然后用刮痧板进行刮痧（用刮法），若与走罐手法相配合，此时刮拭皮肤时间应比常规刮痧时间略短，皮肤出现红色即可在其部位进行走罐。

若直接与留罐手法配合，此时刮拭时间可稍长，待皮肤出现红、紫或紫黑色时，再行留罐，留罐部位可以是穴位（包括阿是穴），亦可是病灶点（刮痧后皮肤上红紫或紫黑明显处，用手触摸时皮肤下常有明显硬节或条索状物，受压迫后患者多有酸麻胀痛等反应）。

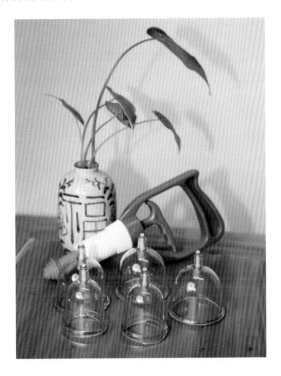

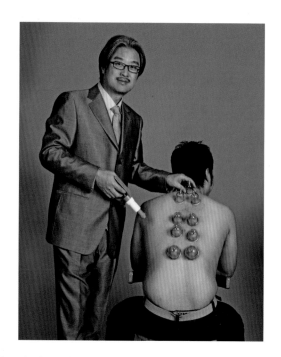

　　我的经验是，在病灶点处留罐对疏通经络气血、调整脏腑功能有明显作用。此法广泛运用于颈椎病、肩周炎、腰椎间盘突出症、腰肌劳损、坐骨神经痛、哮喘、膝关节疼痛和屈伸不利、高血压、痤疮等病证，均有显著功效。

　　刮痧拔罐疗法即采用刮痧、拔罐配合进行防治病症的施治方法，具体是在"以灶为腧"的基础上，综合运用"刮痧加走罐"查灶法、"拔罐"消灶治疗法、"刮痧特殊手法"消灶治疗法三步，以达到调节气血、平衡阴阳、净化血液、排出毒素的目的。

一、实施"以灶为腧"的诊疗法则

1. 何谓"病灶点"

　　通过在患者肌肤进行刮痧（主用刮法）、拔罐（以走罐为主）找到的，能使患者症状及病变好转或痊愈的点，叫病灶点。

2. "病灶点"的诊断标准

　　病灶点具有以下要点：①皮肤颜色：通过观察刮痧（主用刮法）拔罐（以走罐为主）后皮肤出现红、紫、黑色的痧斑即出痧点的颜色。②皮肤结节：在皮肤出现红、紫、黑色瘀斑即出瘀点明显处，用手触摸可发现皮下有条索样、圆形样等结节。③反应点：在皮肤瘀斑、结节处用手指或刮痧板厚边棱角按压，患者可出现疼痛、酸、麻、胀等感觉，此点叫反应点。以上3点具备两点者即可确定为病灶点。

3. 何谓"以灶为腧"

"以灶（病灶点）为腧"是在古代"以痛为腧"（《灵枢·经筋》）诊疗法则基础上继承和发展而来。

以痛点作为施治的依据，虽然古有记载且有一定的意义，但疼痛是一种感知觉，痛觉的测定常用痛阈或耐痛阈来表示。痛阈是指引起痛觉的最小刺激强度，而耐痛阈则是指能耐受痛的最大刺激强度。虽然现代测定一个人的痛阈和耐痛阈的方法很简单，但每个人对疼痛的开始感觉与最大忍受程度因体质等因素不同而不同，所以单从疼痛来确定其治疗的部位（腧穴）是不确切或不完整的。

而"以灶为腧"是以"病灶点"确定诊治法则，即根据"病灶点"进行相应的诊断和相应配套针对性的治疗手段。所以说从诊断与治疗方面看，"以灶为腧"的病灶点比"以痛为腧"的单纯疼痛点更具有确切性和有效性。

二、进行"综合消灶"的治疗方法

"综合消灶"是以中医非药物疗法——刮痧拔罐疗法组合使用，对机体已经形成的病灶点进行发现（查灶）与解除（消灶），以达到防病治病为目标的一种医疗方法。此法共分3步：

1. 刮痧拔罐查灶法

刮痧拔罐查灶法，即运用刮痧（刮法）拔罐（走罐）发现病灶点的方法。根据患者的病情，在相应部位进行刮痧拔罐，即先在待刮痧部位涂上刮痧润肤油，然后进行刮痧（主要用刮法）和拔罐（在能够进行走罐的部位操作），施治完毕后，在皮肤上寻找病灶点，即完成所谓"查灶"。

2. 拔罐消灶法

拔罐消灶法，即运用拔罐手法（留罐、闪罐）进行消除病灶的方法。主要在病灶点处进行留罐，一般留罐时间为5～10分钟。留罐的同时配合提按罐手法、摇罐手法、转罐手法等，以加强消灶解灶、净化血液的作用。起罐后，再进行闪罐，以促进病灶点处血凝块及毒素迅速崩解，达到排毒与扶正的目的。

3. 刮痧消灶法

刮痧消灶法，指运用刮痧特殊手法，即除刮法以外的边揉法、角揉法、角推法、按法、点法、拍法、摩法、啄法、叩击法、颤法、擦法，可交替使用或选用其中之一，以消除病灶。

王　敬

2023 年 3 月

目 录

第一章

刮痧切莫忘

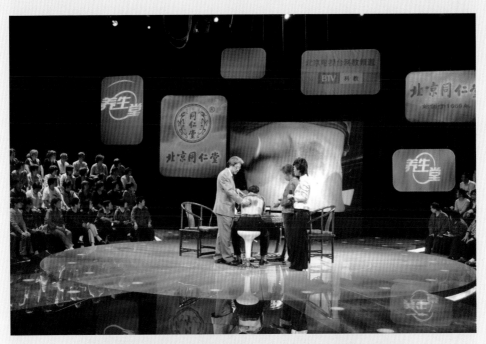

北京电视台《养生堂》栏目，王敬为观众演示刮痧疗法

常用刮痧器具

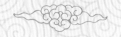

中国刮痧健康法是在古代砭石疗法与传统刮痧疗法的基础上发展衍变而来。传统的刮痧疗法主要适应证为痧病，所用工具有瓷器类（碗盘勺杯之边缘）、金属类（铜银铝币及金属板）、生物类（麻毛棉线团、蚌壳）等，刮痧部位为脊背、颈部、胸腹、肘窝、腘窝。所用润滑剂为植物油类、酒类和水，刮拭皮肤至出现紫黑色瘀点为度。现在所用刮痧板材料主要有泗滨浮石和水牛角。

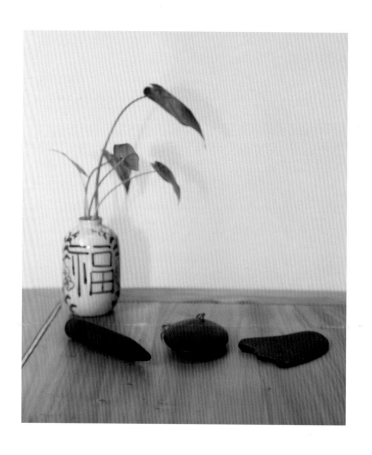

一、砭石刮痧板

以泗滨浮石为材料，主要矿物成分为方解石微晶，晶体粒度小于0.03mm，其质感非常细腻、柔和，摩擦皮肤时具有很好的皮肤亲和力，受术者的受术部位感觉非常舒服。

以泗滨浮石为材料的砭石刮痧板刮拭人体皮肤时，可产生丰富的超声波脉冲。丰富的超声波脉冲可对人体产生良好的生物物理效应，如按摩作用、温热作用、生物作用等。有研究表明，超声波有改善人体微循环、疏通经络、镇痛、改善心肌的血液供应、增加胃肠蠕动、抑制癌细胞生长、消除体内多余脂肪等作用。

泗滨浮石具有极佳的远红外辐射能力。远红外线对人体的益处有以下几个方面：①活化水分子，提高细胞的氧含量。②改善微循环。③促进新陈代谢。④降低血液黏度。

二、水牛角刮痧板

以天然水牛角为材料制作刮痧板，对人体肌表无毒性刺激和化学不良反应。具有以下特点。

（1）水牛角本身是一种中药，水牛角味辛、咸、寒，"辛"具有发散行气、活血和润养作用；"咸"能软坚泻下；"寒"能清热解毒；所以水牛角具有清热解毒、凉血、定惊等功效。据《本草纲目》记载：水牛角具有清热解毒、滋阴凉血、降血压、祛风湿、通淋排石的功效。

（2）水牛角在中国古代和现代南方少数民族地区均被视为辟邪祛灾之吉祥物，随身携带或刮拭皮肤都有辟邪强身之功，实为理想的强身祛病之佳品。

（3）水牛角的角质蛋白和人体肌肤蛋白大致相同，我们使用水牛角刮痧板刮痧时，与人体体表摩擦生热，可使水牛角刮痧板蛋白轻微溶解，可起到保护滋养皮肤的作用。

多功能刮痧板包括厚面（弧形）、薄面（直形）和棱角。治疗疾病多用薄边刮拭皮肤，保健多用厚边刮拭皮肤，关节附近穴位和需要点按穴位时多用棱角刮拭。用水牛角刮痧板的曲线状凹口部分对手指、脚趾、脊椎等呈凸曲面部位进行刮痧治疗，能获得满意的接触面积，取得理想的治疗效果。

三、刮痧板等工具的清洁与修藏

1. 刮痧板等工具的清洁

砭石刮痧板等工具与水牛角刮痧板均可用清水、肥皂水清洗，用干毛巾拭干，刮痧板表面可用酒精消毒。

2. 刮痧板的修藏

刮痧板的修藏是指对刮痧板的维修和保藏。保藏砭石刮痧板等工具，主要工作是注意防止砭石刮痧板、砭石按摩棒等工具出现摔、碰、挤、压等情况的发生。

保藏水牛角刮痧板，主要工作是防止水牛角刮痧板、刮痧梳等用品出现裂口、弯曲、污染等情况的发生。水牛角刮痧板应置于阴凉、湿润处，必要时可在刮痧板上涂一层食用油或刮痧润肤油，用纸袋或塑料袋密封保存，不能长时间置于阳光下暴晒，暖气片上热烤，在水中浸泡，否则易出现弯曲、断裂等现象。水牛角刮痧板属天然牛角制品，出现一定弯曲属正常现象。若水牛角刮痧板边缘出现裂纹、缺口、过钝等现象，可用细砂纸或细磨石打磨光滑即可，不影响使用。

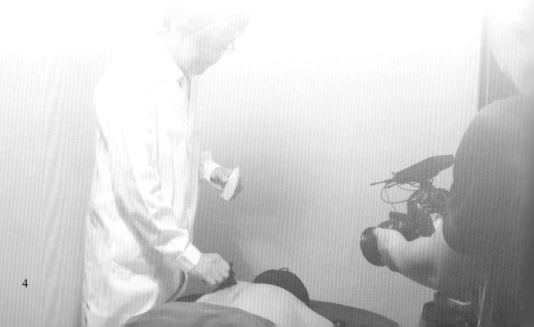

四、刮痧润肤油简介

刮痧润肤油选用化妆品级精油加数种天然植物精华，经传统与现代高科技结合的方法提炼加工而成，是一种具有清热解毒、活血化瘀、开泄毛孔、疏通经络、排毒祛邪、消炎止痛、保护肌肤等功效的天然保健润肤制剂，是刮痧、拔罐、足疗、按摩、美容、护肤之佳品。本品可配合刮痧、拔罐、按摩、足疗时使用，亦可单独使用。

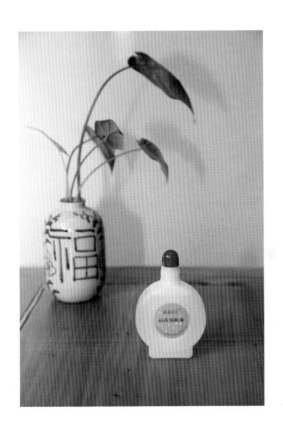

常见刮痧手法

一、刮法

刮法

以刮痧板（多功能砭石或水牛角刮痧板均可）的薄边、厚边和棱角为着力点，在人体皮肤上进行直行或横行的多次单向刮拭，称为刮法。

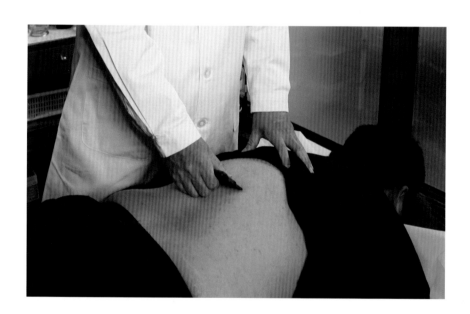

操作要领：

（1）拿刮痧板法：用手握着刮痧板，需用薄边和薄边棱角进行治疗刮痧时，刮痧板厚边贴紧掌心；需用厚边和厚边棱角进行治疗或保健时，刮痧板薄边贴紧手掌心。

（2）刮拭方向：颈、背、腹、上肢、下肢部从上向下刮拭，胸部从内向外刮拭。

（3）刮拭角度：刮痧板与刮拭方向保持 45°～90°。

（4）补刮、泻刮、平补平泻手法的运用：补刮、泻刮、平补平泻刮法主要根据刮拭的力量和速度来区分。补刮为力量小（轻）速度（频率）慢的手法，泻刮为力量大（重）速度（频率）快的手法，平补平泻为力量适中、速度（频率）适中或力量小（轻）速度（频率）快，或力量大（重）速度（频率）慢的手法。

（5）需治疗时，一般用刮痧板薄边为着力点，着力于患者皮肤进行刮拭，应尽可能让患者皮肤出痧；需保健时，一般用刮痧板厚边为着力点着力于患者皮肤进行刮拭，不必一定让患者出痧。

注意事项：①用刮法时应用力均匀（包括上下、内外、左右），刮拭部位应尽量拉长。②使用刮法时，应先在待刮拭的皮肤上涂擦刮痧润肤油或乳。

二、边揉法

以刮痧板（多功能砭石刮痧板）厚边为着力点，在施治皮肤或刮痧出痧部位上并以病灶点附近为其重点，进行前后左右、内旋或外旋揉动的方法，称为边揉法。

边揉法

操作要领：手握刮痧板，以薄边对掌心，厚边为着力点，着力于患者皮肤，将手腕及臂部放松，使手握刮痧板，腕部灵活自如地旋动。动作应连续，着力由轻渐渐加重，再由重渐渐减轻，均匀持续而轻柔地旋转，以具体施治部位局部软组织及肌肉的薄厚，决定施力之轻重。

注意事项：用刮痧板的厚边着力于患部，以腕的回旋随之移动，避免触打或跳跃。此法适用于全身各部位，局部操作时间以 20～30 次或 5～10 分钟为宜。

三、角揉法

以刮痧板（多功能砭石刮痧板）厚边棱角边侧或面侧为着力点，在人体体表穴位、病灶点附近进行回旋摆动运动，称为角

角揉法

揉法。

操作要领：手握刮痧板，以厚边棱角边侧或面侧为着力点，着力于患者皮肤（穴位或病灶点），并附着其上（吸附在皮肤表面不移动，但带动皮肤下面的组织搓揉活动，且用力可轻可重），施以旋转回环的连续动作。

注意事项：用刮痧板厚边棱角着力于患部皮肤穴位处或刮痧、走罐出痧后的病灶点处。

四、角推法

用刮痧板（多功能砭石刮痧板）厚边棱角面侧为着力点，在人体肤表的一定部位（穴位或病灶点）稍施压力，做单方向直线推移运动，称为角推法。

操作要领：手握刮痧板，以刮痧板厚边棱角面侧为着力点，着力于体表穴位或病灶点，施术者上肢肌肉放松、沉肩、垂肘、悬腕，将力贯注于刮痧板厚边棱角面侧，并有节奏地往返呈直线向前推进，注意用腕部的摆动带动刮痧板厚边棱角的摆动，使之产生持续均匀的推力与压力作用于经络、穴位、病灶点。

注意事项：刮痧板厚边棱角着力于体表，施推过程中，腕部要摆动自如、灵活，不可跳跃或略过。此法可为用刮法刮痧出痧后的配套手法，亦可单独使用（但需先涂刮痧润肤油或乳）。

五、按法

以刮痧板（多功能砭石刮痧板）厚边棱角面侧为着力点，或以椭圆形砭石刮痧板面侧为着力点，着力于一定的腧穴或体表部位上，逐渐加深施力，按而留之，谓之按法。

按法

操作要领：手握刮痧板（多功能砭石刮痧板），用刮痧板厚边棱角面侧为着力点，或以椭圆形砭石刮痧板面侧为着力点，着力于施治部位或穴位，由浅入深而缓慢地着力，以臂腕之合力以贯之。用力平稳，逐渐加重，当达到一定深度时（以受术部位有明显酸麻胀痛感为度），稍做停留（5～10秒），然后轻缓提起，一起一伏，反复10余次。

注意事项：以刮痧板厚边棱角面侧或椭圆形砭石刮痧板面侧与肌肤做直上直下的按压，胸胁部一般禁用。

六、点法

以砭石点穴棒尖端为着力点，或手持多功能砭石刮痧板，以其厚边棱角（边侧）为着力点，着力于施治穴位或部位，用力按压深层组织的手法，称之点法。

点法

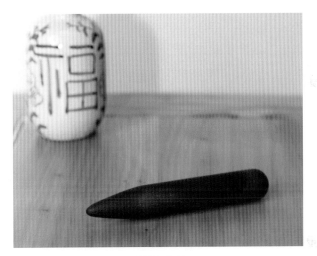

砭石点穴棒

操作要领：手握刮痧板，以刮痧板厚棱角边侧为着力点或以刮痧板薄棱角边侧靠棱角端为着力点，着力于体表一定的穴位。本法是一种较强的手法，用力要逐渐加重，使患者产生强烈的得气感（酸、麻、胀、痛的感觉）。点法在治疗中，一般都针对肌肉较丰厚的穴位或病灶点，以及关节缝隙、骨头之间的狭小部位等，如环跳穴可用刮痧板厚边棱角点，膝眼穴可用刮痧板薄边棱角点。

注意事项：本法作用于人体上，刺激都是很强烈的，一般以刮痧板厚边棱角着力为主，薄边棱角着力少用（仅用于膝眼等穴）。操作中忌用暴力，而应按压深沉，逐渐施力，再逐渐减力，反复操作。亦可在使用时略加颤动，以增加疗效。

七、拍法

以刮痧板（多功能砭石或水牛角刮痧板均可）面为着力点，拍
击需施治的穴位或部位，称为拍法。

拍法

操作要领：施术者以单手紧握刮痧板一端，以刮痧板面为着力点，在腕关节自然屈伸的带动下，一落一起有节奏地拍而打之。一般以腕为中心活动带动刮痧板拍打为轻力，以肘为中心活动带动刮痧板拍打为中力，在拍打施力时，臂部要放松，着力大小应保持均匀、适度，忌忽快忽慢。此法常用于肩背部、腰部及上下肢如肘窝和腘窝。

注意事项：操作中不宜用暴力，小儿及年老极虚者慎用。

八、颤法

以刮痧板（多功能砭石刮痧板）厚边棱角边侧为着力点，点按
住施治穴位或部位，以腕部做连续性快速（高频率）而细微的摆动
动作，使患者体内产生舒适的颤抖感觉，称为颤法。

颤法

操作要领：手握刮痧板，以刮痧板厚棱角边侧为着力点，着力于施治部位。在操作过程中以腕的自然而有节奏的颤摆使施治部位（穴位）产生颤动、舒适、松弛的感觉。此法常用于头部、腹部及四肢关节缝隙。

注意事项：刮痧板厚边棱角不应离开施术部位的体表。

九、啄法

手握刮痧板（多功能砭石刮痧板），以腕部自然上下屈伸的摆
动带动刮痧板，以刮痧板厚边棱角边侧为着力点，着力于施治部
位，进行啄击，称之啄法。

啄法

操作要领：手握刮痧板，以刮痧板厚边棱角边侧为着力点与体表垂直，着力于体表一定部位，着力须均匀，用力轻而适中，不可太大。此法主要适用于背部、臀部深部穴位，以刺激腧穴，兴奋神经，调和气血。

注意事项：手法施力的大小应根据患者的体质、病情和部位而定，如头部

应力轻，幅度小，频率快，背部则幅度大，频率慢。

十、摩法

摩法

以椭圆形砭石刮痧板面侧为着力点，附着在一定的皮肤上，以腕关节为中心，做有节律的环旋运动，称之摩法。

操作要领：患者卧位，医者手握椭圆形砭石刮痧板，以其面为着力点，附着于施治部位，肩臂放松，和缓协调，频率适中。环转移动力量大于向下之压力。

注意事项：用摩法时应先在皮肤上涂上刮痧润肤油或乳。

十一、擦法

擦法

以椭圆形砭石刮痧板面侧为着力点，紧贴于施治皮肤，做直线往返的摩擦运动，使之产生热量并向身体深部透入，称为擦法。

操作要领：用医者手掌吸附椭圆形砭石刮痧板的一面，另一面紧贴于患者皮肤，其用力的形式是向前推和向后拉，刮痧板面紧贴在皮肤上，一般不用力下压。擦法须直线往返，在一个部位上操作应一气呵成，不能停顿，且用力平稳，速度一般为100次/分钟左右。

注意事项：擦法要达到的目的是使热深透体内，而不是使皮肤发烫。另外，在用擦法之前应在皮肤上涂上刮痧润肤油或乳，以免擦法所产生的热量损伤皮肤。施擦法后在施治部位用热毛巾搭盖，其效更佳。也可将椭圆形砭石刮痧板先加热（但热度以不烫皮肤为度），再进行操作。

十二、叩击法

叩击法

以刮痧板（多功能砭石刮痧板）厚边为着力点，用力快速而垂直地击打患者体表部位，给患者一种较强烈的冲击感，称为叩击法。

操作要领：手握刮痧板，以刮痧板厚边为着力点，着力于施治部位，操作要有节奏，一起一落击打时要干脆利索。另外，速度、力量要均匀。

注意事项：此法主要用于肩背和下肢，使患者不通的地方恢复通畅，不协调的功能恢复正常。严重心脏病患者及体虚者慎用本法。

十三、梳法

以粗齿刮痧梳（砭石或水牛角粗齿刮痧梳均可）的粗齿面为着力点，以受术者能接受的刺激量为度，呈圆弧形方式梳理（刮拭）头部两侧，呈直线方式梳理（刮拭）前头部和后头部，称为梳法。

操作要领：手握粗齿刮痧梳，以其粗齿面为着力点，着力于头部，速度与力量保持均匀，如梳头样。

注意事项：此法主要用于头部，可促进头部气血流动，忌用蛮力，以免头部皮肤受损。

十四、抹法

以砭石肾形刮痧板的面部为着力点，同时与皮肤表面贴实，上下或左右对称地往返浮滑抹移，称为抹法。

操作要领：一般医者双手各掌握一个砭石肾形刮痧板的一面，以另一面与患者面部皮肤表面贴实，做上下或左右对称的、往返浮滑抹移，着力轻浮，浮而不急，着而不滞，往返自如，动作连贯。此法常用于面部美容与身体的美体。

注意事项：在面部美容与身体的美体时，需先在其上涂抹刮痧润肤油。

做好刮痧准备

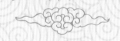

一、询问病情

详细询问患者病情，明确临床诊断，以确定是否属于刮痧适应证，有无禁忌情况。根据患者病情，确定待施术的部位（经络与腧穴）。在临床上还应根据患者的性别、年龄的长幼、形体的胖瘦、体质的强弱，病情的虚实，病变部位的表里深浅和所取经络腧穴所在的具体部位，选用具体刮法（包括补刮、泻刮或平补平泻手法），以及揉法、按法、推法、点法等手法。

二、检查用品

刮痧前应检查刮痧板是否清洁，边缘是否有裂口，刮痧润肤油或乳是否备好，砭石或水牛角刮痧板为天然原料制作而成，对人体表皮无毒性刺激。

禁用以化学制品如塑料制品为材料制作的刮痧板刮拭皮肤，以免化学刺激造成继发皮肤病症。金属、陶瓷等由于有易伤皮肤、易碎等原因，不宜应用。

刮痧板可用消毒液或肥皂水清洗，然后用毛巾擦干，表面亦可用酒精消毒。原则上谁接受刮痧用谁的刮痧板，以避免交叉感染。

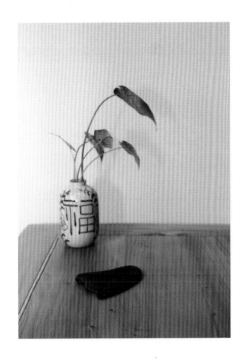

搞清操作流程

一、选择体位

患者的体位是否适当，直接关系到刮痧的治疗效果。选择体位的原则是便于施术和患者自感舒适且能相对持久地保持该体位。刮痧治疗一般采用的体位有以下几种：

1. 坐位

患者端坐于方凳或椅子上。

（1）坐位及俯伏坐位：适用于头部，颈部，背部，上肢外侧部，下肢前、外侧部的刮痧。

（2）仰靠坐位：适用于前头部及颜面部，胸部，腹部，上肢内侧，下肢前侧、外侧部的刮痧。

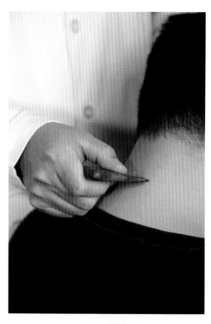

坐位刮痧

2.站位

站立及前俯站立位：适用于背部、腰部、下肢后侧和外侧部的刮痧。

3.卧位

患者卧于床上、厚垫上。

（1）仰卧位：适用于头部、颜面部、胸腹部、上肢内侧、下肢前侧、下肢部分外侧部的刮痧。

（2）俯卧位：适用于头颈部、肩背部、腰骶部、下肢后侧、下肢部分外侧部的刮痧。

（3）侧卧位：适用于背部、胸胁部、腰髋部、下肢外侧部的刮痧。

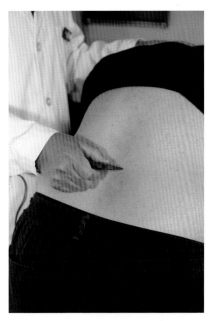

站位刮痧

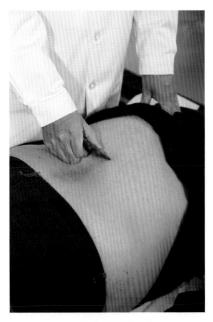

俯卧位刮痧

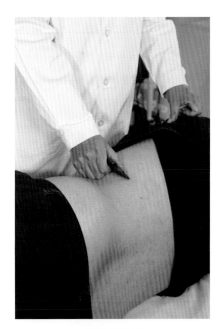

侧卧位刮痧

二、刮痧施术要点

1. 暴露皮肤

如将在颈部施术，先需暴露颈部的皮肤；如将在腰部施术，先需暴露腰部的皮肤。

2. 清洁表面

对皮肤表面进行清洁，有汗液者需用纸巾拭干。

3. 护肤增效

在待刮拭的皮肤（经络、腧穴部位）上，涂抹刮痧润肤油。

4. 刮痧顺序

刮拭顺序为头部、颈部、背部（胸椎部、腰椎部、骶椎部）、胸部、腹部、上肢（内侧、外侧）、下肢（内侧、外侧、后侧）。

5. 辨病刮痧

刮痧时须根据患者不同病证，在不同的部位（穴位）上进行治疗。

6. 平衡对称

除人体前正中线的任脉、后正中线的督脉上的穴位（如膻中、气海、百会）外，其余穴位均为左右对称的，如腰部左右各有一个肾俞穴，左右上肢内侧各有一个内关穴。

刮痧治疗时除任督两经穴位外，其他部位经络穴位均平衡对称刮痧。刮拭完毕一个部位（经络、腧穴）再刮拭另一部位（经络、腧穴）。

三、医患交流

医者对患者进行保健与治疗刮痧时，尤其是用刮法手法需要出痧时，应在此过程中不断询问患者的感受，如问"是否能承受此力度，刮拭部位痛不痛等问题"。若患者回答刮拭部位疼痛，医者还应区分是患者本身经络不通所致的疼痛（即中医讲的阿是穴），还是手法太重所致的疼痛。若是前者应向患者解释，讲解所谓"通则不痛，痛则不通"的道理，让患者稍加忍耐，刮痧本身可以疏通经络，经络通畅自然就可以减轻或消除疼痛。若是后者，医者应即时调整手法，减轻力度。

若患者在刮痧过程中或刮痧后，出现头晕目眩、面色苍白等现象，应参照刮痧不良情况（晕刮）处理中的办法进行处理。

四、刮痧时间

用刮法手法中的泻刮或平补平泻手法进行刮痧时，每个部位一般刮拭时间应控制在 3～5 分钟以内；用刮法手法中的补刮手法进行刮痧时，每个部位刮拭时间应控制在 5～10 分钟以内。

用砭石刮痧板刮拭时，时间可稍长；用水牛角刮痧板刮拭时，时间应稍短。

通常对一个患者，选 3～5 个刮痧部位为宜。对一些不出痧或出痧较少的患者，不可强求让其出痧。

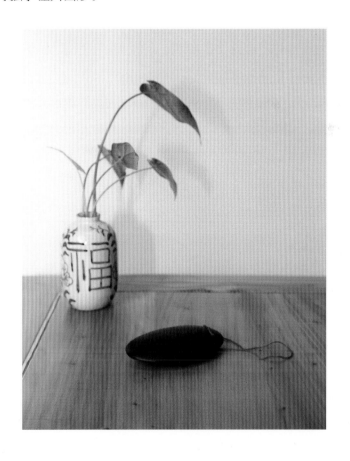

另外，还应根据患者的年龄、体质、病情、病程以及刮痧的施术部位而灵活掌握刮拭时间。

对于使用不要求出痧的保健手法如按法、揉法、推法等手法，操作时（使用砭石刮痧板）无严格的时间限制，以患者自我感觉满意、舒服为原则。

五、刮痧次数与疗程

给患者做刮痧治疗即用刮法出痧后，再次刮痧的时间需间隔 3～6 天，以皮肤上痧退（即痧斑完全消失）为准。一般 3～5 次为一疗程；而用按法、揉法、推法等手法做保健或治疗时（一般不需要让皮肤出痧），可 1～2 天一次。

六、刮痧后的处理

刮痧（用刮法出痧）后一般不需进行特殊处理，用干净手纸或毛巾将施术部位刮痧润肤油或乳拭干即可。

亦可在刮拭部位进行边揉法、角推法、角揉法等手法，促使刮痧润肤油或乳被皮肤充分吸收，有增加疗效的作用。

刮痧出痧后最好让患者饮一杯温开水（最好为淡糖盐水），休息 15～20 分钟即可离开。

掌握刮痧程序

一、头面部刮痧

受术者躺在治疗床上，取仰卧位，刮痧师坐于受术者头前，刮拭面部时先在面部涂抹刮痧润肤油（无色）或刮痧润肤乳。

1. 头面部刮痧操作程序

（1）刮前额 5～10 次。刮痧师双手各持"砭石肾形刮痧板"一个，以其凹边为着力点，用刮法（补法）刮拭前额部，由前额前正中线分开，两侧分别由内向外刮拭，前额包括前发际与眉毛之间的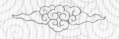

刮前额

皮肤。经过的穴位有印堂、阳白、攒竹、鱼腰、丝竹空等。用刮法之补法手法，力量轻柔，施术 5～10 次。

（2）抹前额 10～15 次。刮痧师双手各持"砭石肾形刮痧板"一个，以其面侧为着力点，与前额部皮肤表面贴实，由前额前正中线分开，在两侧分别做上下或左右对称的往返浮滑抹移手法。前额部皮肤包括前发际与眉毛之间的皮肤。经过的穴位有印堂、阳白、攒竹、鱼腰、丝竹空等。用抹法，着力轻浮，浮而不急，着而不滞，往返自如，动作连贯，施术 10～15 次。

（3）刮眼眶 5～10 圈。刮痧师双手各持"砭石肾形刮痧板"一个，以其两头之一为着力点，从内向外，分别刮上眼眶和下眼眶两部。刮上眼眶：从睛明穴开始，向上经攒竹→鱼腰→太阳穴。刮下

刮眼眶

眼眶：从睛明穴开始，向下经承泣、四白、瞳子髎等穴→太阳穴。刮上下眼眶为一圈，轻刮 5～10 圈。

（4）刮脸中部 5～10 次。刮痧师双手各持"砭石肾形刮痧板"一个，以其凹边为着力点，用刮法（补法）刮拭两颧部（从承泣、迎香即鼻翼至鼻根处开

始，至颧髎穴以上区域），分别由内向外刮拭，经过的穴位有迎香、承泣、四白、巨髎、颧髎等。力量轻柔适中，左右各施术 5～10 次。

（5）抹脸中部 10～15 次。刮痧师双手各持"砭石肾形刮痧板"一个，以其面侧为着力点，与脸中部皮肤表面贴实，做上下或左右对称的往返浮滑抹移。用抹法在两颧部（从承泣、迎香即鼻翼至鼻根处开始至颧髎穴以上区域）进行，经过的穴位有迎香、承泣、四白、巨髎、颧髎等。操作要领是着力轻浮，浮而不急，着而不滞，往返自如，动作连贯。施术 10～15 次。

（6）轻刮下颌至侧面部 5～10 次。刮痧师双手各持"砭石肾形刮痧板"一个，以其凹边为着力点，用刮法（补法）刮拭下颌部至侧面部。以承浆为中心，分别由内向左右外上刮拭。经过的穴位有承浆、地仓、大迎、颊车、下关、颧髎、听宫、听会等。手法宜轻灵，力度轻柔适中，左右各施术 5～10 次。

（7）抹下颌至侧面部 10～15 次。刮痧师双手各持"砭石肾形刮痧板"一个，以其面侧为着力点，与左右下颌至侧面部皮肤表面贴实。以承浆中心，分左右做上下或左右对称的往返浮滑抹移，分别由内向外进行。经过的穴位有承浆、地仓、大迎、颊车、下关、颧髎、听宫、听会等。着力轻浮，浮而不急，着而不滞，往返自如，动作连贯，施术 10～15 次。

（8）刮（梳理）头两侧部 5～10 次。刮痧师手持粗齿刮痧梳（砭石或水牛角粗齿刮痧梳均可），以其粗齿面为着力点，以受术者能接受的刺激量为度，呈圆弧形刮拭（梳理）头部两侧，从头两侧太阳穴开始至风池穴一带。经过的穴位包括头维、颔厌、悬颅、悬厘、率谷、天冲、浮白、脑空等。

（9）刮（梳理）前头部 5～10 次。刮痧师手持粗齿刮痧梳（砭石或水牛角粗齿刮痧梳均可），以其粗齿面为着力点，以受术者能接受的刺激量为度，刮拭（梳理）前头部，从百会穴开始直线向前，至前头发际以及左右延伸的区域。经过的穴位包括前顶、通天、囟会、上星、神庭、承光、五处、曲差、正营、当阳、头临泣等。

（10）刮（梳理）后头部 5～10 次。刮痧师手持粗齿刮痧梳（砭石或水牛角粗齿刮痧梳均可），以其粗齿面为着力点，以受术者能接受的刺激量为度，刮拭（梳理）后头部，从百会穴开始直线向下，到后头发际以及左右延伸的区域。经过的穴位包括后顶、络却、强间、脑户、玉枕、脑空、风府、哑门、天柱等。

（11）刮（梳理）全头部2分钟左右。刮痧师手持粗齿刮痧梳（砭石或水牛角粗齿刮痧梳均可），以其粗齿面（用多功能砭石刮痧板厚边、薄边和厚边棱角也可）为着力点，以受术者能接受的刺激量为度，刮拭（梳理）全头部，以百会为中心呈放射状的方式向全头部刮拭（梳理）。经过全头穴位和运动区、感觉区、言语区、晕听区、视区、胃区、胸腔区、生殖区等。

（12）按印堂至百会3次。刮痧师手持"砭石圆头按摩棒"，以其圆头为着力点；或刮痧板（多功能砭石刮痧板）厚边棱角面侧为着力点，自印堂穴起按压至百会，按压经过的穴位有神庭、上星、囟会、前顶。按压时力度应轻柔适度，以受术者局部感觉有酸、麻、胀、痛感为度，并稍做停留。从印堂起至百会穴止为一次，做3次。

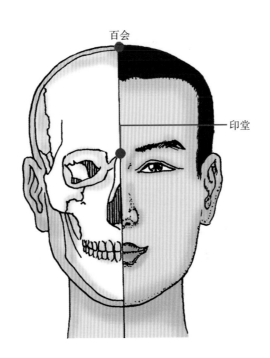

（13）点按风池 1～2 分钟。刮痧师手持"砭石点穴按摩棒"，以其尖端为着力点；或手持多功能砭石刮痧板，以其厚边棱角（边侧或面侧）为着力点，点按受术者风池穴。施术中应随时与受术者进行语言交流，问其感觉，力度应从轻渐渐加重，以受术者感到酸、麻、胀、痛感为度，并停留 10～15 秒，然后提起，再按。共持续 1～2 分钟。

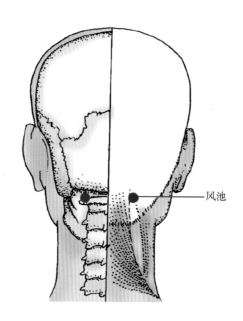

风池

2. 头面部刮痧功效

刮拭头部具有改善头部血液循环，疏通经络，促进全身阳气运行等作用。刮拭（梳理、点按）头部后，受术者一般有轻松舒服和精神焕发的感觉。另外刮拭（梳理、点按）头部还可防治脑栓塞、脑血管意外后遗症、神经衰弱、头痛（各种类型）、高血压、眩晕、记忆力减退、头发早白、感冒、脱发等。

刮拭面部，以受术者感觉面部气血通畅，肌肉放松，轻松舒服为目标，对面部保养及防皱美容有一定效果，另外还可防治如鼻病、耳病、面瘫、口腔疾病、雀斑、痤疮等病症。

3. 头面部保健刮痧注意事项

（1）面部刮痧需先在面部涂抹刮痧润肤油（无色）或刮痧润肤乳（白色）。

（2）面部刮痧宜用轻柔手法，禁止重力刮拭。

（3）面部刮痧宜用刮痧板厚边为着力点进行刮拭，不会损伤皮肤。

（4）面部使用刮痧手法以疏通经络、促进气血循环为目的，不必出痧。

（5）头部刮痧（梳理、点按）时不需涂抹刮痧润肤油或乳。

（6）头部刮痧（梳理、点按）手法应力度适中，不可太重。

（7）施术后，若局部有痛、酸、胀、麻等感觉，是正常得气现象，不用紧张。

（8）给受术者头部使用刮痧手法时可双手配合，一手扶持受术者（被刮者）头部，一手刮拭，以保持头部稳定和安全。

二、胸腹部刮痧

受术者取仰卧位，刮痧师站或坐其一侧，或站或坐其头前。先暴露胸部待刮拭部位（皮肤），刮痧师先在其上涂抹刮痧润肤油或润肤乳。

1.胸腹部刮痧操作程序

（1）刮胸部正中线 5～8 次。刮痧师手持刮痧板（多功能砭石或牛角刮痧板均可），以其薄边为着力点，用刮法（补法或平补平泻法）刮拭胸部正中线（任脉胸部循行部分），从天突穴经膻中至鸠尾穴上，从上向下刮。在膻中穴可重点刮拭，正中线可让其出痧。手法力度适中，不可太重。

刮胸部正中线

（2）刮胸部正中线至两侧 5～8 次。刮痧师手持刮痧板（多功能砭石或牛角刮痧板均可），以其薄边为着力点，用刮法（补法或平补平泻法）刮拭胸部两侧，从胸部正中线开始由内向外刮拭。女性应避开乳头。手法宜轻柔，不可用力过重，可不出痧或少量出痧。

刮胸部正中线至两侧

（3）刮腹部正中线 5～8 次。刮痧师手持刮痧板（多功能砭石或牛角刮痧板均可），以其薄边为着力点，用刮法（补法）刮拭腹部正中线（腹部任脉循行部分），从鸠尾穴开始至水分穴，避开神阙穴，再从阴交穴至曲骨穴。腹部刮痧力度宜轻柔，不可向下用力过大，以免伤及内脏。刮拭时可让受术者腹部稍加臌气，可使腹部稍出痧。

（4）刮腹部两侧5～8次。刮痧师手持刮痧板（多功能砭石或牛角刮痧板均可），以其薄边或厚边为着力点，用刮法（补法）刮拭腹部两侧，从幽门、不容、日月向下，经肓俞、天枢、大横至横骨、气冲、冲门。腹部刮拭力量宜轻柔，不可向下用力过大，以免伤及内脏。刮拭时可让受术者腹部稍加臌气，可使腹部稍出痧。

2. 胸腹部刮痧功效

刮拭胸部具有宽胸理气、疏肝解郁的功效，刮拭后受术者可自感气机畅通，轻松自如。刮拭胸部还可防治如冠心病、心绞痛、心律不齐、慢性支气管炎、支气管哮喘、肺气肿等病症。另外对防治妇女乳腺小叶增生、乳腺炎、乳腺癌有一定效果。

刮拭腹部具有调理肝胆、健脾和胃、培补肾精、通利膀胱的功效，可防治如胆囊炎、慢性肝炎、胃与十二指肠溃疡、呕吐、胃痛、消化不良、慢性肾炎、前列腺炎、便秘、泄泻、月经不调、卵巢囊肿、更年期综合征、不孕症等病症。

3. 胸腹部刮痧注意事项

（1）胸部正中线用刮法之补法，即用力轻柔，切忌用力过大。

（2）胸部两侧用刮法时，一般采用补法或平补平泻法。对于病久、体弱胸部肌肉消瘦的患者，刮拭时可用刮痧板厚边棱角沿两肋间隙之间刮拭。妇女乳头部禁刮。

（3）饭后半小时以内禁在腹部刮拭。

（4）脐中即神阙穴处禁止刮拭。

（5）肝硬化腹水、胃出血、腹部新近手术、肠穿孔等腹部疾病患者的腹部禁刮。

三、上肢刮痧

受术者躺在治疗床上，取仰卧位，刮痧师站或坐其一侧。首先，受术者需暴露待刮拭的皮肤，刮痧师先在其上涂抹刮痧润肤油或润肤乳。

1. 上肢刮痧操作程序

（1）刮上肢内侧 5～10 次。刮痧师手持刮痧板（多功能砭石或牛角刮痧板均可），以其薄边为着力点，用刮法（补法或平补平泻法）刮拭上肢内侧部，从上向下经过手三阴经即手太阴肺经、手厥阴心包经、手少阴心经。刮拭时从肩部内侧开始，向下至腕横纹处，在肘横纹处可做停留；或以肘横纹处为中点，先从肩部内侧刮到肘横纹处，再从肘横纹处刮到腕横纹处。重点刮拭肘横纹处的尺泽、曲泽、少海穴及腕横纹处的内关穴。手法宜刚柔相济，可让其少许出痧。

刮上肢内侧

（2）刮上肢外侧 5～10 次。刮痧师手持刮痧板（多功能砭石或牛角刮痧板均可），以其薄边为着力点，用刮法（补法或平补平泻法）刮拭上肢外侧部，从上向下经过手三阳经即手阳明大肠经、手少阳三焦经、手太阳小肠经。刮拭时从肩部外侧部（肩髃、肩髎、肩贞）开始到肘尖、天井和曲池一带；再以此为开始，从上向下刮至臂外侧桡腕关节处。手法宜刚柔相济，可让其少许出痧。

刮上肢外侧

（3）点按曲池等穴 1～2 分钟。刮痧师手持"砭石点穴按摩棒"，以其尖端为着力点；或手持多功能砭石刮痧板，以其厚边棱角（边侧或面侧）为着力点，点按曲池、合谷、内关 1～2 分钟。点按时力度应从轻渐渐加重，至受术者自感局部有酸、麻、胀、痛感为度，并停留 10 秒左右，提起再点按。

点按合谷

点按内关

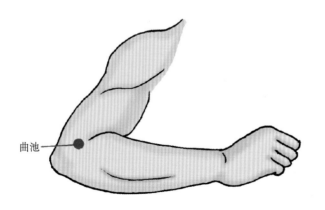

曲池

（4）刮拭手部（包括手掌面、手背面及手指）1～2分钟。刮痧师手持刮痧板（多功能砭石刮痧板），以其厚边或棱角之间凹陷处为着力点，对手掌面、手背面及手指进行刮拭（补法）。

2. 上肢刮痧功效

受术者自感刮拭后上肢放松，轻松自如。

另外，如刮拭上肢内侧前部的手太阴肺经循行部位，可防治咳嗽、哮喘等呼吸系统病症。

如刮拭上肢内侧中、后部的手厥阴心包经、手少阴心经循行部位，可防治心痛、胸闷、心烦、癫狂等心血管系统病症。

如刮拭上肢外侧前部的手阳明大肠经循行部位，可防治腹痛、肠鸣、泄泻、便秘等方面病症。

如刮拭上肢外侧中部的手少阳三焦经循行部位，可防治腹胀、水肿、遗尿、小便不利、耳鸣、耳聋、咽喉肿痛、目赤肿痛等病症。

如刮拭上肢外侧后部的手太阳小肠经循行部位，可防治少腹、腰脊痛引睾丸、耳聋、目黄、咽喉肿痛等病症。

3. 上肢刮痧注意事项

（1）上肢肌肉相对于其他部位少，刮拭时应避开手部的骨骼暴露处，手法宜轻柔，不可过力。

（2）上肢肘、腕关节急性创伤、挫伤时，不可对受伤部位进行刮拭。

四、下肢前、内、外侧刮痧

受术者在治疗床上，取仰卧位，刮痧师站或坐其一侧，首先暴露受术者待刮拭的皮肤，刮痧师先在其上涂抹刮痧润肤油或润肤乳。

1. 下肢前、内、外侧刮痧操作程序

（1）刮下肢内侧（脾经、肝经、肾经）5～10次。刮痧师手持刮痧板（多功能砭石或水牛角刮痧板均可），以其薄边为着力点，用刮法（平补平泻法或补法）刮拭下肢内侧部，从上向下经过足三阴经即足太阴脾经、足厥阴肝经、足少阴肾经。刮拭下肢内侧从腹

刮下肢内侧

股沟开始经过膝关节内侧至内踝关节上。重点穴位有血海、曲泉、阴陵泉、三阴交。手法宜沉稳，速度稍缓，可让受术者少量出痧。

（2）刮下肢前侧（胃经）5～8次。刮痧师手持刮痧板（多功能砭石或水牛角刮痧板均可），以其薄边为着力点，用刮法（平补平泻法或补法）刮拭下肢外侧前部，从上向下经过足阳明胃经，刮拭从腹股沟韧带外侧髀关穴附近开始，沿髂前上棘与髌骨外缘的连线，即沿足阳明胃经经髌骨外缘至足背解溪穴，重点刮拭穴位有梁丘、足三里、条口、丰隆、解溪。刮痧应避开胫骨粗隆和腓骨头，手法宜沉稳，速度稍缓，可使受术者少量出痧。

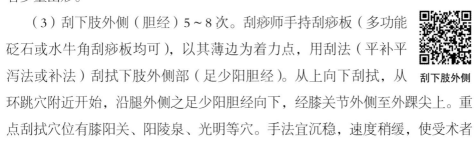

刮下肢前侧

（3）刮下肢外侧（胆经）5～8次。刮痧师手持刮痧板（多功能砭石或水牛角刮痧板均可），以其薄边为着力点，用刮法（平补平泻法或补法）刮拭下肢外侧部（足少阳胆经）。从上向下刮拭，从环跳穴附近开始，沿腿外侧之足少阳胆经向下，经膝关节外侧至外踝尖上。重点刮拭穴位有膝阳关、阳陵泉、光明等穴。手法宜沉稳，速度稍缓，使受术者少量出痧。

刮下肢外侧

2. 膝关节前、内、外侧刮痧操作程序

（1）点膝眼1～2分钟。刮痧师手持"砭石点穴按摩棒"，以其尖端为着力点；点双膝眼1～2分钟。

（2）刮膝关节以上部（前面）5～8次。刮痧师手持刮痧板（多功能砭石或牛角刮痧板均可），以其薄边为着力点，用刮法（平补平泻法或补法）刮拭膝关节以上部位，从伏兔经阴市至梁丘穴。

（3）刮膝关节内侧部（包括上、下部）5～8次。保健刮痧师手持刮痧板（多功能砭石或牛角刮痧板均可），以其薄边为着力点，用刮法（平补平泻法或补法）刮拭膝关节内侧部（足三阴经所经过膝关节内侧周围部分），刮拭穴位有血海、曲泉、阴谷、阴陵泉、膝关等。

（4）刮膝关节外侧部（包括上、下部）5～8次。保健刮痧师手持刮痧板

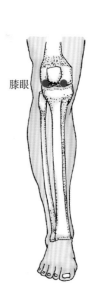

膝眼

（多功能砭石或牛角刮痧板均可），以其薄边为着力点，用刮法（平补平泻法或补法）刮拭膝关节外侧部（足少阳胆经所经过膝关节外侧周围部分），刮拭穴位有膝阳关、阳陵泉等。

3. 下肢前、内、外侧刮痧功效

受术者自感下肢放松，轻健有力、气血通畅。

另外，如刮拭下肢前外侧部即足阳明胃经循行的路线，可防治胃肠病、头面、五官、神志病等病症。

如刮拭下肢外侧部即足少阳胆经循行的路线，可防治口苦、眩晕、头痛等病症。

如刮拭下肢内侧前部即足太阴脾经循行的路线，可防治胃脘痛、呕吐、嗳气、腹胀便溏、身重无力等病症。

如刮拭下肢内侧中部即足厥阴肝经循行的路线，可防治腰痛、胸满、呃逆、遗尿、小便不利、少腹痛等病症。

如刮拭下肢内侧后部即足少阴肾经循行的路线，可防治气喘、舌干、大便秘结、泄泻、腰痛、足心热等病症。

4. 下肢前、内、外侧刮痧注意事项

（1）下肢刮痧用刮法时应尽量拉长，遇关节部位可停顿，不可强力重刮。

（2）下肢皮下不明原因的包块、感染病灶、皮肤破溃、痣瘤等处，应避开进行刮拭。

（3）下肢多见的急性骨关节创伤、挫伤之处，不宜刮痧。

（4）下肢静脉曲张、水肿患者，刮痧时应从下向上以刮痧板厚边为着力点用刮法之补法轻柔刮拭。

五、颈肩部刮痧

受术者在治疗床上，取仰卧位，或取坐位（反坐在椅子上），刮痧师站或坐其一侧，或站或坐于受术者头前，或站于受术者身后，先暴露受术者颈肩部的待刮拭皮肤，然后刮痧师应在其上涂抹刮痧润肤油或润肤乳。

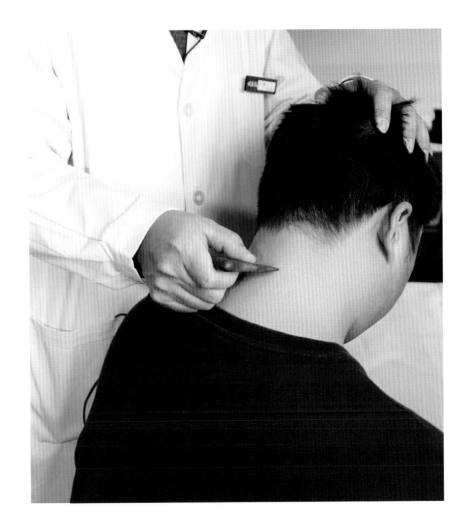

1. 颈肩部刮痧操作程序

（1）刮颈部正中线5～8次。刮痧师手持刮痧板（多功能砭石或水牛角刮痧板均可），主要以其薄边为着力点，用刮法（平补平泻法或补法）刮拭颈部正中线（督脉颈部循行部分），从哑门穴开始至大椎穴。并在大椎穴重点刮拭，但力量宜轻。

（2）刮颈部两侧至巨骨穴5～8次。刮痧师手持刮痧板（多功能砭石或水牛角刮痧板均可），主要以其薄边为着力点，用刮法（平补平泻法或补法）分别刮拭颈部两侧到肩上，即从风池穴开始经肩井至巨骨穴一带。经过的穴位包括肩中俞、肩外俞、天髎、秉风等。刮拭应使局部皮肤出现痧斑。

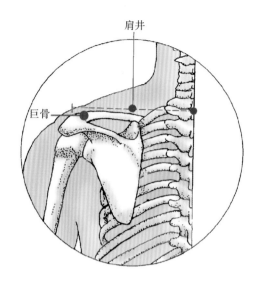

（3）点按风池穴1分钟。刮痧师手持"砭石点穴按摩棒"，以其尖端为着力点；或手持多功能砭石刮痧板，以其厚边棱角（边侧或面侧）为着力点，点按风池穴1分钟，以受术者局部感觉酸、麻、胀、痛感为度。

（4）点按肩井穴1～2分钟。刮痧师手持"砭石点穴按摩棒"，以其尖端为着力点；或手持多功能砭石刮痧板，以其厚边棱角（边侧或面侧）为着力点，点按受术者肩井穴1～2分钟，以受术者局部感觉酸、麻、胀、痛感为度。

2. 颈肩部刮痧功效

受术者刮拭后可感觉颈肩放松，局部轻快，头脑清爽，精神焕发。刮拭颈部还可防治颈、项病变如颈椎病以及头脑、眼睛、咽喉等病症，如感冒、头痛、高血压、神经衰弱、近视、咽炎等。

3. 颈肩部刮痧注意事项

（1）颈部需先涂抹刮痧润肤油剂或润肤乳，方可进行刮拭。

（2）颈部正中线（督脉颈部循行部分）刮痧时尤其在第7颈椎即大椎穴处，用力要轻柔，以刮法之补法为宜，不可用力过重。

（3）刮颈两侧到肩上时，一般应尽量拉长刮拭，即从风池穴一直刮到巨骨穴附近，中途尽量不停顿。颈部到肩上肌肉较丰富，用力可沉着，一般用刮法之平补平泻手法较多，即用力柔中有刚、频率适中的手法。

（4）用点按手法时应从轻渐渐加重，以受术者局部有酸、麻、胀、痛感为度。

六、背部刮痧

受术者在治疗床上，取俯卧位，或取坐位（反坐在椅子上）刮痧师站或坐其一侧，先需暴露待刮拭的腰背部皮肤，并在其上涂抹刮痧润肤油或润肤乳。

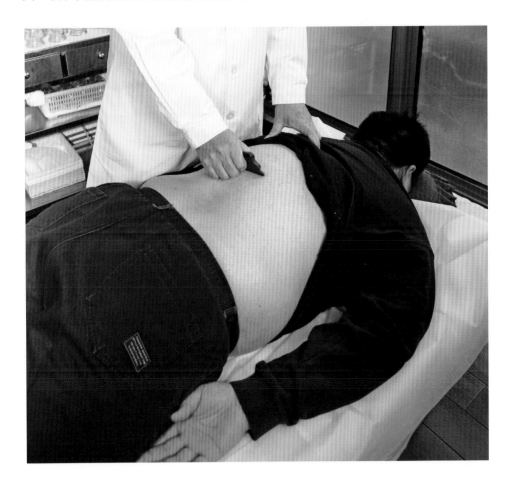

1. 背部刮痧操作程序

（1）刮背部正中线5～8次。刮痧师手持刮痧板（多功能砭石或牛角刮痧板均可），以其薄边前段为着力点，用刮法（补法）刮拭背部正中线（督脉在胸椎、腰椎和骶椎循行部

刮背部正中线

分），从大椎穴下至长强穴上，可分段刮拭，如分胸椎段、腰骶椎段分段进行刮拭。可让刮拭局部出痧，出痧颜色越深黑，表示此处气血不通越严重。手法宜轻柔，不可用大力，以免伤及脊椎。

（2）刮背部正中线两侧各5～10次。刮痧师手持刮痧板（多功能砭石或牛角刮痧板均可），以其薄边为着力点，用刮法（补法或平补平泻法）刮拭背部两侧（包括胸椎、腰椎和骶椎两侧），主要刮拭背部足太阳膀胱经循行的路线即脊椎督脉旁开1.5寸和3寸的位置。手法可沉着有力，可让刮拭局部出现痧斑，痧斑颜色越深黑表示此处气血不通越严重。

刮背部正中线两侧

（3）按压背部膀胱经3～5遍。刮痧师手持刮痧板（多功能砭石刮痧板），以其厚边棱角面侧为着力点；或以"椭圆形砭石刮痧板"面侧为着力点，按压受术者背部足太阳膀胱经循行的路线部位，即脊椎督脉旁开1.5寸和3寸的线上，从上而下，从胸椎到骶椎为一遍，反复按压3～5遍。手法柔中带刚，上下流畅，力度从轻渐渐加重，按压局部以受术者感觉有酸、麻、胀、痛感为度，并稍做停留。

（4）擦背部膀胱经6～15遍。刮痧师手持"椭圆形砭石刮痧板"，以其面侧为着力点，紧贴于受术者背部足太阳膀胱经循行的路线，即脊椎督脉旁开1.5寸和3寸的线上，做直线往返的摩擦运动，使之产生热量并向身体深部透入，反复10～15遍。操作应一气呵成，不能停顿，且用力平稳，速度一般为100次／分钟左右。先将"椭圆形砭石刮痧板"加热，再在背部做擦法效果会更佳。

2. 背部刮痧功效

刮拭背部可使背部肌肉放松，疏通经络，气血通畅，受术者有一种轻松愉悦的感觉，特别解乏。

另外还可防治全身五脏六腑的病症，如刮拭心俞可防治心脏疾病如冠心病、心绞痛、心肌梗死、心律失常等病症。

刮拭肺俞可防治肺脏疾病如支气管哮喘、肺气肿、咳嗽等病症。

刮拭肝俞、胆俞可防治肝胆疾病如慢性胆囊炎、胆石症等病症。

刮拭脾俞、胃俞可防治消化系统疾病如慢性胃炎、胃与十二指肠溃疡等病症。

3. 背部刮痧注意事项

（1）背部刮拭前需先涂抹刮痧润肤油剂或润肤乳，方可进行刮拭。

（2）背部正中线（督脉背部循行部分）刮拭时，手法应用刮法中的补法，不可用力过大，以免伤及脊椎。身体瘦弱、脊椎棘突突出特别明显者，可不刮背部正中线。

（3）背部两侧刮拭可视患者体质、病情，选用刮法中的平补平泻法或补法，用力应均匀，柔和、连贯，尽量拉长刮拭。

（4）在背部还可用按法等刮痧手法。

（5）背部刮痧不但可以防治疾病，还可诊断疾病。如刮拭背部在心俞部位出现明显压痛，或出现大量痧斑，即提示心脏有病变或预示心脏即将出现问题。其他类推。

（6）按压手法时应持续有力，按到一定深度时应有一个持续停顿的时间（10秒左右），重复数次。

七、下肢后侧刮痧

受术者在治疗床上，取仰卧位，刮痧师站或坐其一侧，先需暴露待刮拭的下肢后侧部皮肤，并在其上涂抹刮痧润肤油或润肤乳。

1. 下肢后侧刮痧操作程序

刮下肢后侧（膀胱经）5～8次。刮痧师手持刮痧板（多功能砭石或水牛角刮痧板均可），以其薄边为着力点，用刮法（平补平泻法或补法）刮拭下肢后面部。刮拭从臀横纹正中承扶穴开始，经足太阳膀胱经在大腿后面两条线经殷门、浮郄、委阳、委中、承山至足后跟跗阳一带止。重点刮拭穴位有委中、承山等穴。

刮下肢后侧

2. 下肢后侧刮痧功效

受术者自感下肢放松，轻健有力、气血通畅。

另外，如在下肢后侧部即足太阳膀胱经循行的路线进行保健刮痧，可防治腰背酸痛和泌尿系统病症，如小便不通、遗尿等。

3. 下肢后侧刮痧注意事项

（1）下肢皮下不明原因的包块、感染病灶、皮肤破溃、痣瘤等处，应避开进行刮痧。

（2）下肢多见的急性骨关节创伤、挫伤之处，不宜刮痧。

切记注意事项

1.进行刮痧治疗和保健时，若需要暴露患者皮肤，应注意室内的温度和采取必要的保暖措施，尤其是在冬季应避免室内寒冷及受凉。若在冬季或暴露皮肤不便时，可隔一层单衣（最好是纯棉质地）进行刮痧（可选用刮法、揉法、点法、按法等手法）。夏季刮痧时，应回避风扇、空调风直接吹暴露皮肤及刮拭部位。

2.刮痧出痧后30分钟以内，忌用凉水洗澡。30分钟以后，可洗温水澡。

3.年老体弱者、儿童，以及特别紧张、怕痛的患者，宜用刮法之补法手法进行刮痧，即宜用轻手法刮拭或用按法、揉法、推法、擦法等手法。随时注意观察患者的面色表情及全身情况，以便及时发现和处理意外情况。

4.病情重、病灶深但体质好的疼痛性疾病患者，刮痧宜用刮法之泻法或平补平泻法手法进行刮拭。病情轻、病灶浅但体质较差的患者，宜用刮法之补法手法进行刮拭。冬季或天气寒冷时刮痧操作时间可稍长，夏季或天气热时则刮痧操作时间可缩短。

5.前一次刮痧部位的痧斑未消退之前，不宜在原处再次进行刮拭出痧。再次刮痧时间需间隔3～6天，以皮肤上痧退为标准。

6.肌肉丰满处（如背部、臀部、胸部、腹部、四肢）可用刮痧板的边（薄边、厚边均可）进行施术，如用刮法、边揉法等手法或用棱角进行点、按、推等手法。对一些关节处，手指、脚趾部、头面部等肌肉较少、凹凸较多处，宜使用刮痧板棱角进行如点、按等手法。

处理异常情况

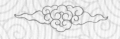

1. 刮痧正常反应

刮痧（一般用刮法之平补平泻手法）后皮肤表面出现红、紫、黑斑或黑疱的现象，称为"出痧"，是一种正常刮痧治疗后现象，一般数天后即可自行消失，无须做任何特殊处理。

刮痧出痧后1～2天，被刮拭的皮肤出现轻度疼痛，或发痒，或体表有虫行感，或自感体表向外冒冷气、热气，皮肤表面出现风疹样变化等情况，均是正常现象，不用做任何处理，可自行消失。

2. 刮痧异常反应（晕刮）及预防处理

如果在刮痧过程中（常发生于用刮法之平补平泻手法或泻刮），患者出现头晕、目眩、心慌、出冷汗、面色苍白、四肢发冷、恶心欲吐或神昏跌倒等晕刮现象，应及时处理，方法如下：①及时停止刮拭；②迅速让患者平卧，采取头低、脚高的体位；③让患者饮用一杯温糖开水；④盖上衣被，注意身体保温；⑤及时用刮痧板棱角按揉患者百会穴，点人中穴，按揉内关穴、足三里、涌泉穴；⑥患者一般静卧片刻即可恢复；⑦如发现患者有异常或不能及时恢复应送就近医院。

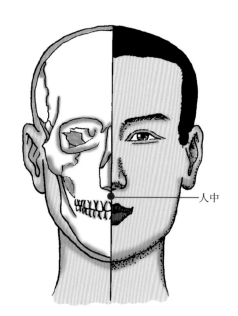

——人中

3. 晕刮现象的预防

如初次接受刮痧治疗的患者、精神过度紧张的患者或身体虚弱的患者，应对其做好刮痧知识的讲解工作，消除患者对刮痧的顾虑。同时选用刮痧手法要轻，即用补法，或力度从轻渐渐加重。

若患者接受刮痧时严重饥饿、口渴、非常疲劳时，不要对其进行刮痧，应令其先进食、休息、饮水后再给予刮拭。

正常情况下，医者在刮痧过程中要精神专注，随时注意患者的神色变化，询问患者的感受，一旦有不适情况出现应及时加以手法调整或尽早采取必要的处理措施，以防患于未然。

牢记刮痧宜忌

1. 孕妇的腹部、腰骶部，妇女的乳头禁刮。

2. 患有出血倾向的疾病如白血病、严重血小板减少等患者禁刮。

3. 皮肤高度过敏，患有皮肤病如皮肤上有破损的溃疡、疮头，有新鲜或未愈合的伤口或外伤骨折处，禁刮。

4. 患有重度心脏病出现心力衰竭者，肾脏病出现肾功能衰竭者，肝硬化腹水者的腹部，全身重度浮肿者，禁刮。

5. 小儿头部囟门未合时，头颈部禁刮。

6. 醉酒、过饥、过饱、过渴、过度疲劳者禁刮，以免出现晕刮现象。

7. 眼睛、耳孔、鼻孔、舌、口唇五官处，前后二阴、肚脐（神阙穴）处禁刮。

8. 大血管在体表明显现处禁刮，可用刮痧板棱角避开血管并用点按等轻手法。下肢静脉曲张、下肢浮肿的患者，可用刮痧板厚边以轻手法刮拭，方向应从下向上。

9. 久病年老、极度虚弱、严重消瘦者需慎用刮法（或只能用刮痧板厚边以轻手法保健刮拭）。

10. 对尿潴留患者的小腹部慎用刮痧之泻刮或平补平泻之手法，以轻力揉按推等手法为宜。

第二章
拔罐须谨记

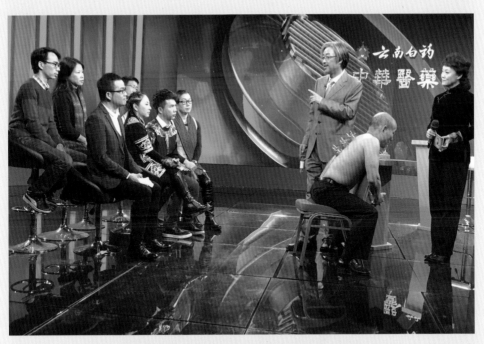

中央电视台《中华医药》栏目，王敬为观众演示拔罐疗法

常用拔罐器具

真空拔罐器以树脂材料为主，优点：①罐口尺寸大小多样，适应于人体较多部位（穴位、病灶点）拔罐。②罐体透明易于随时观察患者皮肤表面出痧等变化。③罐口有平口罐，适于走罐、留罐等；波形罐（关节罐）易于关节或其他非平坦部位的拔罐。④罐内负压可调节，且负压大而持久。⑤易于操作，无明火烫伤之虑。⑥起罐容易、安全、不会出现传统罐起罐不易的问题。⑦经久耐用，不怕摔打（一米高自然落地不会损坏）。⑧因真空拔罐器质量较轻，故携带方便。

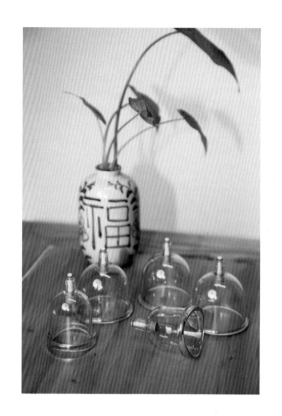

常见拔罐手法

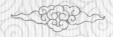

一、闪罐法

闪罐法即在某一部位（如穴位、病灶点）进行反复吸附并立即使之脱落的一种手法。

闪罐法

1. 浅吸闪罐法

此法是使罐体吸附在应附的部位上（罐体内吸入皮肤肌肉较浅），立即提拉罐体使之脱落，至皮肤潮红，以每个部位 10～30 次为度的一种手法。在使用部位先涂抹刮痧拔罐润肤剂为佳。通过对某一部位进行吸紧牵拉、放松的物理刺激，使局部经络气血充盈—输布—再充盈，使局部经络气血运行状态得以调整，营卫状况得以改善。此法多用于风寒束表、局部肌肤麻木、疼痛、病位游走不定的患者以及颜面部穴位的拔罐。

2. 深吸闪罐法

深吸闪罐法又称响罐法，操作方法基本同浅吸闪罐法，只是罐体内吸附皮肤肌肉较浅吸闪罐法深，故提拉脱落时常发出响声，故而又名"响罐法"，需在闪罐部位先涂抹刮痧拔罐润肤剂方可使用。功效原理基本与浅吸闪罐法相同，只是吸力增大，刺激量比浅吸闪罐法大。此法多用于病变较深且较局限的病症。

二、留罐法

留罐法也叫坐罐法，指罐体吸附在选定的部位、穴位或病灶点上且留置一段时间（10～30 分钟）的一种拔罐手法。

1. 单罐法

单罐法即治疗时单独使用一个罐体的方法，适用于病变单一或局限的病症，如心律不齐、心慌选内关穴，大便不正常选天枢穴，头痛选太阳穴，落枕选肩井穴，胃痛选中脘穴等。此外，大椎、肺俞、天宗、命门、肾俞等穴位也是拔罐时常选用的穴位。

单罐法
（常用拔罐穴位操作演示）

2. 多罐法

多罐法即治疗时多个罐体同时并用的方法，适用于病变广泛的病症。治疗时又分排罐法和散罐法两大类。

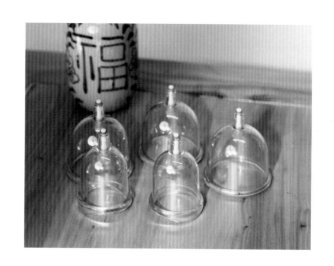

（1）排罐法：即将多个罐体吸附于某条经络或特定部位上（如某一肌束）的一种手法。拔罐时应遵循自上而下的顺序原则，即先拔上面部位后拔下面部位。如坐骨神经痛患者可在足少阳胆经之环跳、风市、阳陵泉、悬钟穴，足太阳膀胱经之秩边、殷门、委中、承山穴上拔罐；肥胖患者可在背部夹脊穴自上而下拔罐。

排罐法

①密排法：多个罐体紧密在某一部位，罐体与罐体之间间隔1～2cm，注意罐体与罐体之间不可太近，否则会出现罐体间相互牵拉所致的疼痛与损伤。此手法多用于病变局限、症状明显、体质较好的患者。

②疏排法：罐体与罐体之间相对疏远，间隔5～7cm。此手法多用于病变广泛、症状较多而主症不明显、体质较差的患者。

（2）散罐法：指全身吸附罐体之间相隔较远。此手法多用于全身病症较多的患者。如心律失常患者选膻中穴、内关穴、心俞穴等；肩周炎患者选肩井穴、肩髎穴、曲池穴、条口穴等。

3. 发疱罐法

发疱罐法指拔罐吸附部位出现水疱现象的一种手法。有两种原因可使吸附部位出现水疱现象：一是增加罐内负压，延长吸附时间；二是患者自身水湿较重或患有感冒，10分钟左右亦可起水疱。这种现象与药物敷贴、发疱灸法相似，但本法之水疱散在表皮，无痛苦，除有治疗作用外，还有强壮作用，对正气不足、免疫力低的患者提高正气和增强免疫力有一定作用。用此法起罐后皮肤上出现的水疱一般不必挑破；1～2天后可自行吸收消失；若需挑破或已破溃，用紫药水涂抹即可。注意疤痕体质者禁用。临床上对哮喘、心下痞硬的患者可选膻中穴、巨阙穴进行此法。

4. 提按罐法

提按罐法是用手提起吸附肌表的罐体，随即按下复原，力量逐渐加大，以罐体不脱离肌表为度，如此反复20～30次。此法使罐体内吸附的肌肤上下振动，增加拔罐功效，振荡相应经络腧穴、脏腑气血，促进气血运行，振奋五脏六腑。此手法常用于腹部，对胃脘不适、消化不良、小儿疳积、泄泻、痛经等症有较好效果。

5. 摇罐法

摇罐法是用手握着吸附肌表的留置罐体，均匀、有节奏地上下（或前后）左右摇动，以一个部位20～30次为宜。此法通过对局部的反复牵拉，可增加刺激量，提高疗效。操作时，力求做到手腕放松、力量柔和、动作协调、均匀，忌快与生硬，以患者自感放松、舒适、能耐受为度。

6. 转罐法

转罐法是用手握着罐体，慢慢地使罐体向左水平旋转90°～180°，然后再向右水平旋转90°～180°，一个左右转动为一次，反复10～20次。转罐法扭矩力较大，可造成更大的牵拉，比摇罐要强烈，可放松局部肌肉组织，促进气血流动，增强治疗效果。操作时注意使用此手法前须在施术的肌肤上涂抹刮痧拔罐润肤剂，手法要轻柔，以患者能忍受为度，忌用强力。此法多用于软组织损伤如腰肌劳损等深部无菌性炎症所致的局部疼痛。

三、走罐法

走罐法又称行罐法、滑罐法、推罐法、拉罐法、移罐法，指罐体吸附肌肤后，用手握着罐体在皮肤上进行移动（前进方向罐体口稍提起，罐体后部着力于肌肤，速度可快可慢，视病情、部位与治疗需要上下左右移动罐体），以皮肤上出现红、紫、黑色斑为度。此手法作用力度、面积都较大，与刮痧疗法有相似之处。操作前应在待走罐的部位涂上刮痧拔罐润肤剂，否则易出现皮肤损伤和疼痛。一般背部走罐宜上下移动，胸部走罐应按肋骨走行方向来回移动，上下肢、腹部走罐宜旋转移动（顺时针、逆时针均可）。此法对经络气血不通、脏腑功能失调、外感等系列病症皆有效，在腰痛、肩周炎、坐骨神经痛、感冒发烧、高血压、支气管炎、哮喘、慢性胃肠炎、痤疮等方面都可广泛应用，且效果颇佳。常用走罐法有以下三种。

1. 浅吸快移法

浅吸快移法是走罐时使肌肤吸附于罐体内 3～5mm，移动速度为每秒 30～50cm，以皮肤微红为度。本法适用于体虚年迈者、儿童和病情表浅者（如末梢神经炎、轻度感冒等）。

2. 深吸快移法

深吸快移法是走罐时使肌肤吸附于罐体内 5～8mm，移动速度为每秒 15～30cm，以皮肤表面红紫色为度。本法适用于经络气血不通，脏腑功能失调的多种病症。使用部位常以背部膀胱经的背俞穴为主。

3. 深吸慢移法

深吸慢移法是使肌肤吸附于罐体内 8～12mm，移动速度为每秒 3～5cm，以皮肤表面紫黑色为度。本法适用于久寒痼冷、经络气血阻滞日久、筋脉肌肉失养等病症，如肌肉萎缩、中风半身不遂、腰椎间盘突出症、坐骨神经痛等。

做好拔罐准备

一、明确诊断

详细询问病情，结合中医望、闻、问、切及手诊、耳诊等方法和参考西医的检查与诊断，确定患者患何病（症），再确定是否属于拔罐治疗范畴。待确定属拔罐治疗范围的疾病，可按该病症常用治疗穴位进行拔罐。待拔罐的部位需事先暴露，须注意拔罐时的环境，注意温度，以免受凉。在临床上还应根据患者的年龄、性别、长幼、形体的胖瘦、体质的强弱，病情的虚实、病变部位的表里深浅和所取经络腧穴所在的具体部位，选用大小不同的罐体，应用不同的拔罐手法如留罐、闪罐或走罐等，以及选择不同的治疗时间。

二、检查用品

拔罐前应检查罐体是否清洁，罐口边缘是否有裂口，罐底排气阀门杆与胶塞是否能紧密，抽气枪抽气是否正常。拔罐器使用后罐体口边缘可用消毒液或肥皂水清洗，然后用干毛巾擦干。

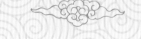

弄清操作流程

一、搞清真空拔罐器构造与使用方法

1. 真空拔罐器构造简介

真空拔罐器一般用树脂制成，透明，耐摔，口径多样，不用明火，用抽气枪直接抽气制造负压，美观方便，相比传统火罐具有很多优点。

2. 真空拔罐器使用方法

（1）先用手指将罐体底部排气阀门杆提起松动，保证通气。

（2）将罐体按在所选部位（穴位）上，罐体口边缘与皮肤需充分贴紧，不留空隙。用抽气枪枪嘴对准套上罐体底部排气口，提拉抽气枪的抽气柄，提拉数次即可吸住所吸部位。

（3）吸附高度根据病情与所用手法而定。罐内负压可以调节，一般使罐内皮肤高出罐口 5～15mm 即可。

（4）一只手握紧吸附之罐体，另一只手旋转提开抽气枪与罐体分离，用手按紧罐体底部排气阀门杆以免漏气。

（5）根据患者病情、年龄、体质和所需拔罐部位的不同选择闪罐、走罐和留罐等手法。

（6）起罐时一手握着或按着吸附的罐体，另一只手向上（向外）拉动排气阀门杆，使之与胶塞松动，使空气进入罐内，罐体内负压自然消失，用手提起罐体即可与肤表分离。忌在没有松动排气阀门杆的情况下暴力硬拔，以防造成疼痛与损伤。

二、选择体位

患者的体位是否适当，直接关系到拔罐的治疗效果，选择体位的原则是便于施术和患者自感舒适且能相对持久保持该体位。拔罐治疗一般采用的体位有以下几种：

1. 坐位

患者端坐于方凳或椅子上。

（1）俯伏坐位：适用于头、颈项、肩、背、腰部的拔罐。

（2）仰靠坐位：适用于前头部、颜面部、胸腹部、下肢前及外侧部的拔罐。

2. 卧位

患者卧于床上、厚垫上。

（1）仰卧位：适用于头、颜面、胸腹、上肢内侧、下肢前侧、下肢部分外侧部的拔罐。

（2）俯卧位：适用于头颈、肩背、腰骶、下肢后侧、下肢部分外侧部的拔罐。

（3）侧卧位：适用于背、胸、腰髋、下肢外侧部的拔罐。

三、拔罐施术要点

1. 暴露皮肤

将患者待拔罐部位（穴位）逐步暴露，如先在颈背部拔罐，需暴露颈背部皮肤；将在腰部拔罐，需暴露腰部皮肤；余部类推。

2. 清洁表面

对不清洁的表面进行清洁，有汗液者用纸巾拭干。

3. 器具准备

根据患者病情、虚实、胖瘦等情况以及具体需拔罐的部位，选用与之适宜的罐体（口径），一般而言，背、腰、臀、胸腹、大腿部和体格强壮丰满、患实证的患者多选大号罐；颈、肩、上肢、小腿和体格瘦小、老弱幼童的背腰、胸腹可选用中号罐；头面、上肢手腕部、下肢膝关节、足部和体弱病久者可选用小号罐。拔罐前应检查抽气枪是否工作正常，罐体底部排气阀门杆与胶塞间有否漏气，需走罐时须准备刮痧拔罐润肤油（或乳）。

4. 辨病（证）用罐

拔罐具体部位须根据患者不同病证加以选择。

5. 拔罐顺序

拔罐时一般采取先上后下的原则，拔罐顺序为头部、颈部、背部（胸椎部、腰椎部、骶椎部）、胸部、腹部、上肢部、下肢部。

6. 平衡对称原则

人体前正中线的任脉、前正中线的督脉上的穴位，全身只有一个（如膻中、气海、百会），其余穴位均为左右对称的，如腰部左右两个肾俞穴，左右上肢内侧的内关穴。拔罐治疗时除任督两经穴位外，在其他穴位均平衡对称拔罐。

四、医患交流

医者对患者进行拔罐时，应不断询问患者的感受，对极少数对拔罐有恐惧心理的患者应进行说服讲解工作。若患者称被拔罐部位疼痛，医者应区分是何种疼痛，是中医所谓"经络不通则痛"的疼痛，还是因罐体内负压太大引起的疼痛。若是前者应向患者解释，正所谓"通则不痛"，拔罐有疏通经络的作用，经络气血通畅后疼痛自然可以减轻或消失，所患疾病亦可以减轻和好转，应让患者稍加忍耐。若是后者，医者应调整负压（可松动排气阀门杆减压或重新抽气吸附）和手法频率与时间。若患者出现拔罐不良反应须及时处理。

五、拔罐（吸附）时间

拔罐（吸附）时间原则上应根据患者病情、体质、年龄等因素和拔罐手法不同（如闪罐、留罐、走罐）而不尽相同。一般而言，单纯拔罐（吸附）时间以 10～30 分钟为宜。若以罐体大小而言，罐体大者拔罐（吸附）时间应稍短，罐体小者拔罐（吸附）时间应稍长。若以年龄而言，青壮年拔罐（吸附）

时间可稍长，年老或儿童拔罐（吸附）时间可稍短。若以体质而言，体健肌丰者拔罐（吸附）时间可稍长，体虚瘦弱者拔罐（吸附）时间可稍短；若以病情而言，病重、疼痛、慢性病者拔罐（吸附）时间可稍长，病轻者拔罐（吸附）时间可稍短；若以拔罐手法而言，留罐手法（吸附）时间稍长，走罐次之，闪罐稍短。总之，治疗时间应有所限制但亦需灵活运用，即中医所谓治疗应"因时、因地、因人"制宜。

六、拔罐次数与疗程

拔罐次数与疗程主要根据患者病情、体质、皮肤颜色变化而定。患慢性病、体质与病情一般、拔罐后皮肤出现红、紫、黑斑者，可3~5天拔罐一次或等皮肤的红、紫、黑斑完全消退后再拔罐。若需要急于治疗的患者（如感冒发烧、急性胃肠炎患者），可轮换部位（穴位）进行拔罐，每日可拔罐1~2次。

七、起罐后的处理

起罐后一般无须进行特殊处理，起罐后被吸附部位局部可涂上刮痧拔罐润肤剂，以防干裂疼痛。天寒时，应让体弱的患者注意拔罐（吸附）处的保暖以免受风寒。拔罐后半小时内拔罐吸附处皮肤忌用凉水清洗。起罐后应让患者饮用一杯矿泉水或温凉开水，以补充津液，增强活血通络、托毒外透之功效。若走罐时在皮肤上涂抹刮痧拔罐润肤乳或润肤油，起罐后用干净纸巾擦干即可。起罐后若被吸附的皮肤表面出现水珠、黄水、红水等，可用干净棉球或纸巾拭干。若皮肤上出现水疱可让其自行吸收，或用消毒针或一次性针灸针刺破，用医用棉球擦干，局部涂上紫药水即可。先针灸后拔罐吸附部位处出现针孔出血，可用医用消毒棉球在局部按压止血。

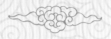

掌握拔罐顺序

拔罐时一般采取先上后下的原则，拔罐顺序为头部、颈部、背部（胸椎部、腰椎部、骶椎部）、胸部、腹部、上肢部、下肢部。

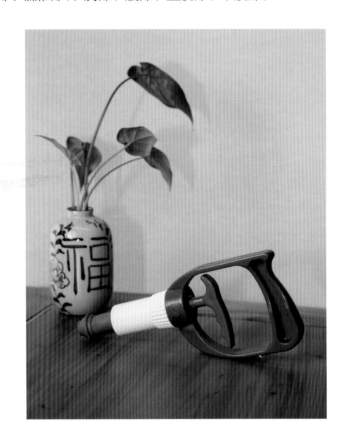

切记注意事项

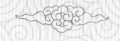

1. 拔罐时室内须保持温暖，需要大面积宽衣暴露皮肤的患者应避开风口以免受凉感冒。

2. 选择好拔罐部位或穴位，一般以在肌肉丰满、皮下组织充实及毛发较少的部位进行拔罐为佳。

3. 拔罐时嘱咐患者不要移动体位，以免罐体脱落。拔罐使用罐体吸附数目多时，罐体间的距离不宜太近，以免罐体互相牵拉皮肤产生疼痛或拉伤，或因罐体间互相挤压而致罐体脱落。

4. 前一次拔罐部位斑块未消失之前，不宜再在原处拔罐。

5. 病情重、病灶深及疼痛性疾患，拔罐时间宜长；病情轻、病灶浅及麻痹性疾患，拔罐时间宜短；拔罐部位肌肉丰厚，如背部、臀部、大腿部，拔罐时间宜长；拔罐部位肌肉薄，如头部、胸部、上肢部，拔罐时间宜短。气候寒冷时拔罐时间可适当延长；天热时则可相应缩短。

6. 起罐后皮肤局部潮红、瘙痒，不要乱抓，可涂抹刮痧拔罐润肤增效乳或油，经几个小时或数日即可消除。

7. 随时观察患者情况，区分正常反应和异常反应，如遇异常紧拉、疼痛或严重不适，应立即调整负压（拉动罐体底部排气阀门杆稍放一点气减压即可）或起罐重新吸附；如出现晕罐现象须及时处理。

8. 过度疲劳、饥饿、大渴、醉酒者应先休息，饮食、饮水、酒醒后再行拔罐；对疼痛过度敏感者应用轻手法拔罐。

处理异常情况

　　真空拔罐通过抽气枪的抽气作用使罐体内形成负压，吸附局部皮肤及局部软组织（包括皮肤、肌肉等）隆起于罐体口平面以上，患者觉得局部有牵拉、紧缩、发胀、发热、向外冒凉气、酸楚、局部发痒、舒适等感觉。部分患者可能有一些正常反应：感到疼痛立即或逐渐减轻，甚至完全消失；闪罐、走罐多次后，留罐数分钟后局部皮肤有潮红、紫红或紫黑色斑，或起罐后皮肤出现小水疱、罐体内有水蒸气等。这些感觉和现象均属正常反应，但也有一些异常情况需要注意。

　　在拔罐过程中，患者感到被吸附部位牵拉、疼痛等不适难以忍受，或出现手脚发凉、发麻，甚至出现头晕、目眩、心慌、面色苍白、四肢发凉、恶心欲吐或呕吐、出冷汗甚至晕厥等晕罐现象，均属异常反应。

　　出现以上情况的原因：患者精神过分紧张，对疼痛较为敏感，过度虚弱、饥饿、疲劳、醉酒等；罐体内负压太高以致吸力过大；吸附时间过长；属拔罐慎用或禁用证的患者自己使用或接受拔罐；使用拔罐手法不当，如走罐时不涂抹刮痧拔罐润肤剂且吸力过大；吸附部位不当，如吸附部位有浅在的较大动脉分布（如腹股沟动脉）。

　　预防及处理原则：正确使用拔罐包括正确手法，严格遵守注意事项及慎用、禁用证的有关提示。对过饥、过渴、过度疲劳及精神紧张、醉酒的患者不予拔罐。若患者出现晕罐现象，应立即起罐，让患者平卧，采取头低脚高位，让患者松衣解带，喝一杯热糖水，同时用刮痧板棱角或手指点按百会、人中、内关、合谷、足三里、涌泉穴。一般这样处理后让患者静卧片刻即可恢复。

牢记拔罐禁忌

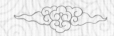

1. 高度神经质、狂躁不安、痉挛抽搐以及各种原因不合作者，禁拔。

2. 有出血倾向疾病的患者，如血友病、紫癜病、咯血以及白血病患者，禁拔。

3. 中度或重度心脏病、心力衰竭的患者禁拔。

4. 全身高度浮肿的患者禁拔。

5. 皮肤高度过敏，受术部位皮肤破损溃烂；外伤新鲜骨折；有静脉曲张、癌肿、恶病质，皮肤丧失弹性者，禁拔。

6. 活动性肺结核的患者尤其是胸腹部禁拔。

7. 大血管分布处及疤痕处禁拔。

8. 孕妇、妇女月经期的腰骶腹部及血海、三阴交等穴位处、乳房部，禁拔。

9. 五官部位、前后二阴及心尖搏动处禁拔。

10. 醉酒、过饥、过饱、过渴、过度疲劳者禁拔。

11. 患接触性皮肤传染病（如癣疥）者禁拔。

第三章
头面气血清，健康又精神

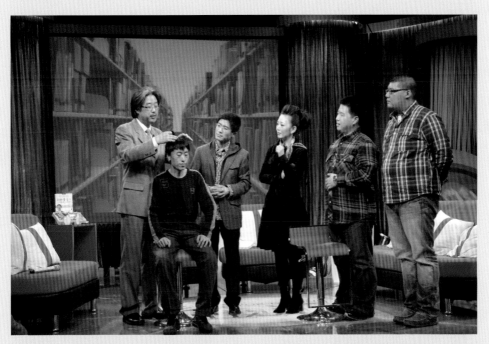

北京电视台《天天悦读会》栏目，王敬为观众演示刮痧疗法

头 痛

凡整个头部疼痛以及头的前、后、偏侧部疼痛，总称头痛。头痛是临床上常见的自觉症状，可单独出现亦可见于多种急慢性疾患。头痛的发病与外感风、寒、湿，内伤肝、脾、肾三脏有关。

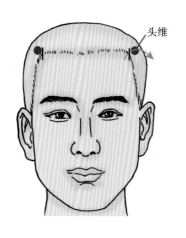

【调理方法】

按头颈部—背腰部—上肢部—下肢部的顺序进行全身调理。

头颈部

选用穴位：头维、百会、风池、风府。

第一步：依次刮头维、百会、风池、风府

取坐位，用砭石刮痧板或水牛角刮痧板的

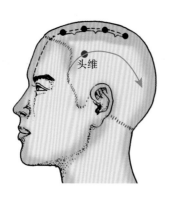

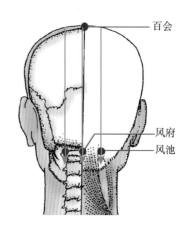

薄边，与皮肤呈 45°～90°，刮拭 6～10 下，力道、速度适中，头部不涂抹刮痧油，不要求出痧。

第二步：头维、百会、风池、风府点穴

用砭石点穴棒，点按头维、百会、风池、风府穴至产生酸麻胀痛感时保持7～8 秒，然后松手，间隔 3～5 秒，再重复点按 6 次左右。

第三步：以同样手法操作对侧穴位。

背腰部

选用穴位：大椎、肺俞、肝俞、肾俞。

第一步：大椎刮痧

取坐位或俯卧位，先涂抹刮痧油，然后用砭石刮痧板或水牛角刮痧板的薄边，与皮肤呈 45°～90°，从上至下刮拭 3～4 下，力道、速度适中，以皮肤出现潮红即可。

注：大椎穴皮下肌肉较少，刮拭时力道应轻。

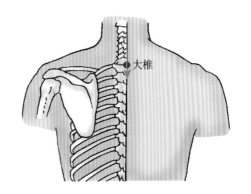

第二步：从肺俞至肾俞刮痧

取坐位或俯卧位，从肺俞至肾俞穴的足太阳膀胱经上先涂抹刮痧油，然后用砭石刮痧板或水牛角刮痧板的薄边，与皮肤呈 45°～90°，从上至下刮拭 3～4 下，力道、速度适中，以皮肤出现潮红即可。

注：从肺俞至肾俞的刮拭路线较长，可分段刮拭。

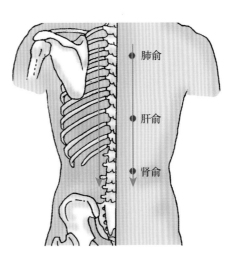

第三步：从肺俞至肾俞拔罐

用真空抽气罐从肺俞至肾俞穴的足太阳膀胱经上进行走罐 3～5 次

（来回为1次），然后在肺俞、肝俞、肾俞穴上留罐5分钟。

第四步：大椎拔罐

用真空抽气罐以大椎穴为中心进行留罐，时间3~5分钟。

第五步：大椎、肺俞至肾俞热敷

平时用砭石热敷包加热后热敷（热度以皮肤能忍受为度，注意不要太烫，以免烫伤），重点穴位大椎、肺俞、肝俞、肾俞，每天每个部位可以热敷10~20分钟。

第六步：以同样手法操作对侧穴位。

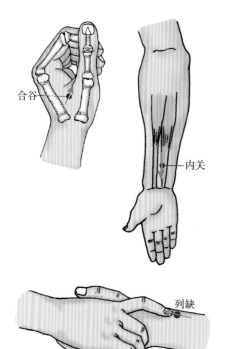

上肢部

选用穴位：合谷、内关、列缺。

第一步：内关、列缺刮痧

取坐位或仰卧位，涂刮痧油，用砭石刮痧板或水牛角刮痧板的薄边棱角，与皮肤呈45°~90°，从上至下刮拭3~4下，力道、速度适中，以皮肤出现潮红即可。

第二步：合谷、内关、列缺点穴

用砭石点穴棒，点按合谷、内关、列缺穴至产生酸麻胀痛感时保持7~8秒，然后松手，间隔3~5秒，再重复点按6次左右。

第三步：以同样手法操作对侧穴位。

下肢部

选用穴位：阳陵泉、太冲。

第一步：阳陵泉刮痧

取坐位或仰卧位，涂刮痧油，用砭石刮痧板或水牛角刮痧板的薄边棱角，与皮肤呈45°~90°，从上至下刮拭3~4下，力道、速度略轻或适中，以皮肤出现潮红即可。

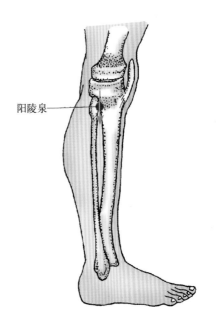

阳陵泉

第二步：阳陵泉拔罐

取坐位或仰卧位，用真空抽气罐以阳陵泉穴为中心进行留罐，时间3~5分钟。

注：若此处体毛过盛或体形消瘦者可只刮痧，刮拭次数可增至6~7下，力道、速度略轻或适中，以皮肤出现潮红即可。

第三步：阳陵泉、太冲点穴

用砭石点穴棒，点按阳陵泉、太冲穴至产生酸麻胀痛感时保持7~8秒，然后松手，间隔3~5秒，再重复点按6次左右。

第四步：以同样手法操作对侧穴位。

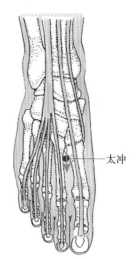

太冲

神经衰弱

神经衰弱是临床上常见的一种神经官能症。系指精神活动长期持续的过度紧张，使脑的兴奋和抑制功能失调，以精神活动易兴奋和脑力与体力易疲劳为特征，伴有多种躯体主诉，大致包括过度敏感、容易疲劳、睡眠障碍、植物神经功能紊乱、疑病和焦虑等五个方面症状。症状特点常表现为失眠、多梦，对躯体细微的不适特别敏感，常感到精神疲乏，注意力不能集中，记忆力减退，用脑稍久即觉头痛、眼花，还常感肢体无力，不愿多活动。

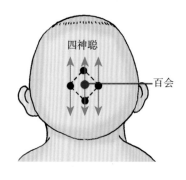

四神聪

百会

【调理方法】

按头颈部—背腰部—胸腹部—上肢部—下肢部的顺序进行全身调理。

头颈部

选用穴位：百会、风池、四神聪。

第一步：刮拭头部两侧

取坐位，用砭石刮痧板或水牛角刮痧板的薄边，与皮肤呈45°～90°，从头部两侧太阳穴开始至风池穴刮拭6～10下，力道、速度适中，头部不涂抹刮痧油，不要求出痧。

第二步：刮拭前头部

取坐位，用砭石刮痧板或水牛角刮痧板的薄边，与皮肤呈45°～90°，从百会穴开始至前头发际刮拭6～10下，力道、速度适中，头部不涂抹刮痧油，不要求出痧。

第三步：刮拭后头部

取坐位，用砭石刮痧板或水牛角刮痧板的薄边，与皮肤呈 45°～90°，从百会穴开始至后头发际线刮拭 6～10 下，力道、速度适中，头部不涂抹刮痧油，不要求出痧。

第四步：依次刮百会、四神聪

取坐位，用砭石刮痧板或水牛角刮痧板的薄边，与皮肤呈 45°～90°，以百会穴为中心呈放射状刮拭 6～10 下，力道、速度适中，头部不涂抹刮痧油，不要求出痧。

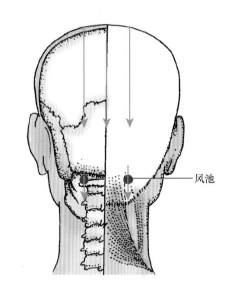

风池

第五步：平时用砭石或水牛角粗齿梳代替砭石刮痧板或水牛角刮痧板按照上面步骤进行梳头。

背腰部

选用穴位：心俞、胆俞、脾俞、肾俞。

第一步：从心俞至肾俞刮痧

取坐位或俯卧位，从心俞至肾俞穴的足太阳膀胱经上先涂抹刮痧油，然后用砭石刮痧板或水牛角刮痧板的薄边，与皮肤呈 45°～90°，从上至下刮拭 3～4 下，力道、速度适中，以皮肤出现潮红即可。

第二步：从心俞至肾俞拔罐

用真空抽气罐从心俞至肾俞穴的足太阳膀胱经上进行走罐 3～5 次（来回为1 次），然后在心俞、胆俞、脾俞、肾俞

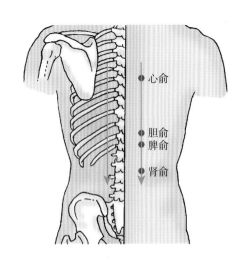

心俞

胆俞
脾俞

肾俞

穴上留罐 5 分钟。

第三步：心俞至肾俞热敷

平时用砭石热敷包加热后热敷（热度以皮肤能忍受为度，注意不要太烫，以免烫伤），重点穴位心俞、胆俞、脾俞、肾俞，每天每个部位可以热敷 10～20 分钟。

第四步：以同样手法操作对侧穴位。

胸腹部

选用穴位：膻中、期门。

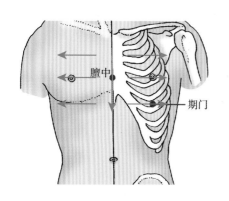

第一步：膻中刮痧

取坐位或仰卧位，涂刮痧油，用砭石刮痧板或水牛角刮痧板的薄边棱角，与皮肤呈 45°～90°，从上至下刮拭 3～4 下，力道、速度适中略轻，以皮肤出现潮红即可。

第二步：膻中拔罐

用真空抽气罐以膻中穴为中心进行留罐（罐内压力不要太大，轻微吸上即可），时间 3～5 分钟。

第三步：期门刮痧

取坐位或仰卧位，涂刮痧油，用砭石刮痧板或水牛角刮痧板的薄边，与皮肤呈 45°～90°，由内向外刮拭 3～4 下，力道、速度适中，以皮肤出现潮红即可。

第四步：期门拔罐

用真空抽气罐以期门穴为中心进行留罐，时间 3～5 分钟。

第五步：以同样手法操作对侧穴位。

上肢部

选用穴位：内关、神门。

第一步：内关到神门刮痧

取坐位或仰卧位，涂刮痧油，用砭石刮痧板或水牛角刮痧板的薄边棱角，与皮肤呈45°～90°，从上（内关穴一带）至下（神门穴一带）刮拭3～4下，力道、速度适中，以皮肤出现潮红即可。

第二步：内关、神门点穴

用砭石点穴棒，点按内关、神门穴至产生酸麻胀痛感时保持7～8秒，然后松手，间隔3～5秒，再重复点按6次左右。

第三步：以同样手法操作对侧穴位。

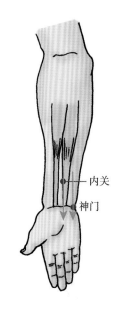

内关

神门

下肢部

选用穴位：三阴交。

第一步：三阴交刮痧

取坐位或仰卧位，涂刮痧油，用砭石刮痧板或水牛角刮痧板的薄边棱角，与皮肤呈45°～90°，从上至下刮拭3～4下，力道、速度略轻或适中，以皮肤出现潮红即可。

第二步：三阴交拔罐

取坐位或仰卧位，用真空抽气罐以三阴交穴为中心进行留罐，时间3～5分钟。

注：若此处体毛过盛或体形消瘦者可只刮痧，刮拭次数可增至6～7下，力道、速度略轻或适中，以皮肤出现潮红即可。

第三步：三阴交点穴

用砭石点穴棒，点按三阴交穴至产生酸麻胀痛感时保持7～8秒，然后松手，间隔3～5秒，再重复点按6次左右。

第四步：以同样手法操作对侧穴位。

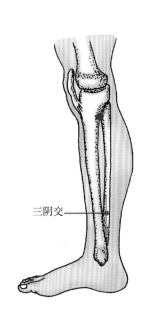

三阴交

眩 晕

目视发黑或眼花、视物模糊为目眩，头如旋转即感觉自身或外界景物旋转，站立不稳为头晕，二者常同时并见，故称眩晕。轻者闭目即止，重者如坐车船，不能站立，或伴有恶心、呕吐、汗出，甚至昏倒等症状。眩晕的发生与脑的关系最为密切，或因各种致病因素侵犯于脑而引起，或因人体气血、精髓空虚不能充养于脑而导致。

【调理方法】

按头颈部—背腰部—胸腹部—上肢部—下肢部的顺序进行全身调理。

头颈部

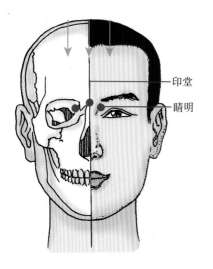

印堂

睛明

选用穴位：印堂、睛明、百会、风府。

第一步：刮拭前头部

取坐位，用砭石刮痧板或水牛角刮痧板的薄边，与皮肤呈45°～90°，从百会穴开始至前头发际刮拭6～10下，力道、速度适中，头部不涂抹刮痧油，不要求出痧。

第二步：刮拭后头部

取坐位，用砭石刮痧板或水牛角刮痧板的薄边，与皮肤呈45°～90°，从百会穴开始至后头发际线刮拭6～10下，力道、速度适中，头部不涂抹刮痧油，不要求出痧。

第三步：依次刮百会、风府

取坐位，用砭石刮痧板或水牛角刮痧板的薄边，与皮肤呈45°～90°，以百会穴为中心呈放射状刮拭6～10下，力道、速度适中，头部不涂抹刮痧油，不要求出痧。

第四步：平时用砭石或水牛角粗齿梳代替砭石刮痧板或水牛角刮痧板按照上面步骤进行梳头。

第五步：印堂、睛明、百会、风府点穴

用砭石点穴棒，点按印堂、睛明、百会、风府穴至产生酸麻胀痛感时保持7～8秒，然后松手，间隔3～5秒，再重复点按6次左右。

注：以同样手法操作对侧睛明穴。

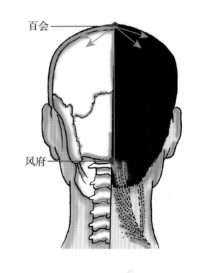

背腰部

选用穴位：脾俞、肾俞。

第一步：从脾俞至肾俞刮痧

取坐位或俯卧位，从脾俞至肾俞穴的足太阳膀胱经上先涂抹刮痧油，然后用砭石刮痧板或水牛角刮痧板的薄边，与皮肤呈45°～90°，从上至下刮拭3～4下，力道、速度适中，以皮肤出现潮红即可。

第二步：从脾俞至肾俞拔罐

用真空抽气罐从脾俞至肾俞穴的足太阳膀胱经上进行走罐3～5次（来回为1次），然后在脾俞、肾俞穴上留罐5分钟。

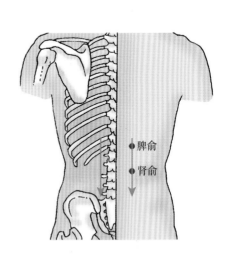

第三步：脾俞至肾俞热敷

平时用砭石热敷包加热后热敷（热度以皮肤能忍受为度，注意不要太烫，以免烫伤），重点穴位脾俞、肾俞，每天每个部位可以热敷 10～20 分钟。

第四步：以同样手法操作对侧穴位。

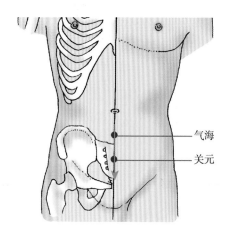

气海
关元

胸腹部

选用穴位：气海、关元。

第一步：从气海至关元刮痧

取坐位或仰卧位，涂刮痧油，用砭石刮痧板或水牛角刮痧板的薄边棱角，与皮肤呈 45°～90°，从上至下刮拭 3～4 下，力道、速度适中略轻，以皮肤出现潮红即可。

第二步：气海、关元拔罐

用真空抽气罐以气海、关元穴为中心进行留罐（气海罐内压力不要太大，轻微吸上即可），时间 3～5 分钟。

上肢部

选用穴位：合谷、内关。

第一步：内关刮痧

取坐位或仰卧位，涂刮痧油，用砭石刮痧板或水牛角刮痧板的薄边棱角，与皮肤呈 45°～90°，从上至下刮拭 3～4 下，力道、速度适中，以皮肤出现潮红即可。

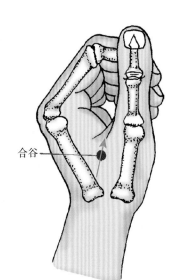

合谷

第二步：内关、合谷点穴

用砭石点穴棒，点按内关、合谷穴至产生酸麻胀痛感时保持7～8秒，然后松手，间隔3～5秒，再重复点按6次左右。

第三步：以同样手法操作对侧穴位。

下肢部

选用穴位：足三里。

第一步：足三里刮痧

取坐位或仰卧位，涂刮痧油，用砭石刮痧板或水牛角刮痧板的薄边棱角，与皮肤呈45°～90°，从上至下刮拭3～4下，力道、速度略轻或适中，以皮肤出现潮红即可。

第二步：足三里拔罐

取坐位或仰卧位，用真空抽气罐以足三里穴为中心进行留罐，时间3～5分钟。

注：若此处体毛过盛或体形消瘦者可只刮痧，刮拭次数可增至6～7下，力道、速度略轻或适中，以皮肤出现潮红即可。

第三步：足三里点穴

用砭石点穴棒，点按足三里穴至产生酸麻胀痛感时保持7～8秒，然后松手，间隔3～5秒，再重复点按6次左右。

第四步：以同样手法操作对侧穴位。

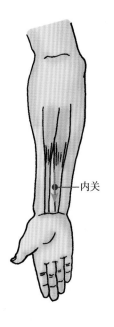
内关

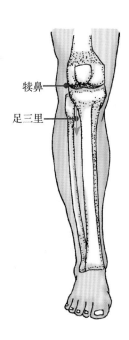
犊鼻
足三里

耳　鸣

耳鸣是指患者在耳部或头部的一种声音感觉，如闻蝉声，或如潮水声，或大或小，但外界并无相应的声源存在，是多种耳科疾病的综合征之一，亦可出现于内、外、神经、精神等科的疾病中。

临床表现：①主观性耳鸣：可呈铃声、嗡嗡声、哨声、汽笛声、海涛声、唑唑声、吼声等，也可呈各种音调的纯音或杂声。②客观性耳鸣：耳鸣声不但患者自己可感觉到，而且旁人也能听到。如由血管病变引起者耳鸣常与脉搏同步；腭肌阵挛所致的耳鸣多为一耳或双耳有不规则的咔哒声。

伴随症状：头昏、失眠、全身乏力、烦躁易怒等。

【调理方法】

按头颈部—背腰部—上肢部—下肢部的顺序进行全身调理。

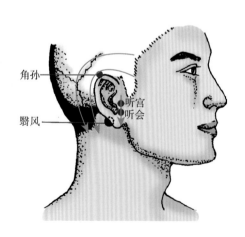

角孙

翳风

听宫
听会

头颈部

选用穴位：听宫、听会、翳风、角孙。

第一步：依次刮听宫、听会、翳风、角孙

取坐位或仰卧位，涂刮痧油，用砭石刮痧板或水牛角刮痧板的薄边棱角，与皮肤呈45°～90°，从上至下刮拭6～10下，力道、速度适中略轻，以皮肤出现潮红即可。

第二步：听宫、听会、翳风、角孙点穴

用砭石点穴棒，点按听宫、听会、翳风、角孙穴至产生酸麻胀痛感时保持7～8秒，然后松手，间隔3～5秒，再重复点按6次左右。

第三步：以同样手法操作对侧穴位。

背腰部

选用穴位：命门、肾俞。

第一步：依次刮命门、肾俞

取坐位或俯卧位，涂刮痧油，用砭石刮痧板或水牛角刮痧板的薄边棱角，与皮肤呈45°～90°，从上至下刮拭3～4下，力道、速度适中略轻，以皮肤出现潮红即可。

第二步：命门、肾俞拔罐

用真空抽气罐以命门、肾俞穴为中心进行留罐（命门穴罐内压力不要太大，轻微吸上即可），每个穴位留罐时间3～5分钟。

第三步：命门、肾俞热敷

平时用砭石热敷包加热后热敷（热度以皮肤能忍受为度，注意不要太烫，以免烫伤），重点穴位命门、肾俞，每天每个部位可以热敷10～20分钟。

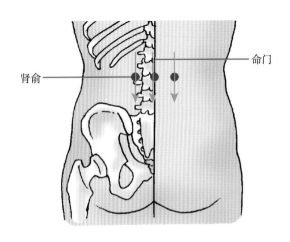

第四步：以同样手法操作对侧穴位。

上肢部

选用穴位：中渚、少泽。

第一步：中渚、少泽点穴

取坐位或仰卧位，用砭石点穴棒，点按中渚、少泽穴至产生酸麻胀痛感时保持7～8秒，然后松手，间隔3～5秒，再重复点按6次左右。

第二步：以同样手法操作对侧穴位。

下肢部

选用穴位：足三里、太冲。

第一步：足三里刮痧

取坐位或仰卧位，涂刮痧油，用砭石刮痧板或水牛角刮痧板的薄边棱角，与皮肤呈45°～90°，从上至下刮拭3～4下，力道、速度略轻或适中，以皮肤出现潮红即可。

第二步：足三里拔罐

取坐位或仰卧位，用真空抽气罐以足三里穴为中心进行留罐，时间3～5分钟。

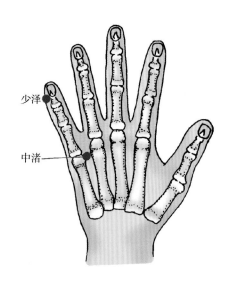

少泽

中渚

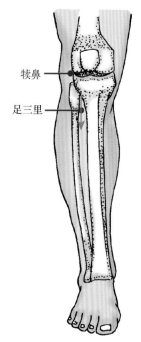

犊鼻

足三里

注：若此处体毛过盛或体形消瘦者可只刮痧，刮拭次数可增至6~7下，力道、速度略轻或适中，以皮肤出现潮红即可。

第三步：足三里、太冲点穴

用砭石点穴棒，点按足三里、太冲穴至产生酸麻胀痛感时保持7~8秒，然后松手，间隔3~5秒，再重复点按6次左右。

第四步：以同样手法操作对侧穴位。

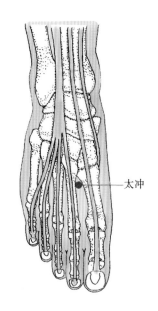

太冲

感　冒

感冒是以头痛、鼻塞、流涕、喷嚏、恶寒、发热等为特征的常见外感疾病。感冒一年四季均可发病，尤以冬春两季、气候骤变时多见。

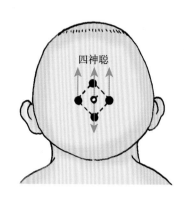

四神聪

【调理方法】

按头颈部—背腰部—上肢部的顺序进行全身调理。

头颈部

选用穴位：太阳、四神聪、天柱、风池、风府、大椎。

第一步：刮拭头部两侧

取坐位，用砭石刮痧板或水牛角刮痧板的薄边，与皮肤呈45°～90°，从头部两侧太阳穴开始至风池穴刮拭6～10下，力道、速度适中，头部不涂抹刮痧油，不要求出痧。

第二步：刮拭前头部

取坐位，用砭石刮痧板或水牛角刮痧板的薄边，与皮肤呈45°～90°，从四神聪穴开始至前头发际刮拭6～10下，力道、速度适中，头部不涂抹刮痧油，不要求出痧。

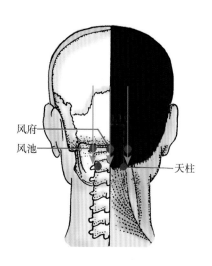

风府
风池
天柱

第三步：刮拭后头部

取坐位，用砭石刮痧板或水牛角刮痧板的薄边，与皮肤呈 45°～90°，从四神聪穴开始至后头发际线刮拭 6～10 下，力道、速度适中，头部不涂抹刮痧油，不要求出痧。

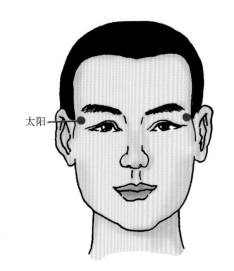

第四步：依次刮太阳、四神聪、天柱、风池、风府、大椎

取坐位，用砭石刮痧板或水牛角刮痧板的薄边，与皮肤呈 45°～90°，从上至下刮拭 6～10 下，力道、速度适中，头部不涂抹刮痧油，不要求出痧（太阳、大椎穴刮痧需涂刮痧油，太阳穴不要求出痧，大椎穴可以出痧）。

第五步：平时用砭石或水牛角粗齿梳代替砭石刮痧板或水牛角刮痧板按照上面步骤进行梳头。

第六步：大椎拔罐

取坐位或俯卧位，用真空抽气罐以大椎穴为中心进行留罐，时间 3～5 分钟。

背腰部

选用穴位：肺俞。

第一步：肺俞刮痧

取坐位或俯卧位，涂刮痧油，用砭石刮痧板或水牛角刮痧板的薄边棱角，与皮肤呈 45°～90°，从上至下刮拭 3～4 下，力道、速度适中略轻，以皮肤出现潮红即可。

第二步：肺俞拔罐

取坐位或俯卧位，用真空抽气

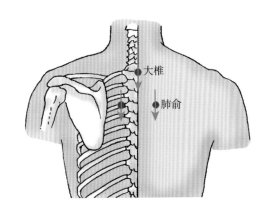

罐以肺俞穴为中心进行留罐，时间 3 ~ 5 分钟。

第三步：肺俞热敷

平时用砭石热敷包加热后热敷（热度以皮肤能忍受为度，注意不要太烫，以免烫伤），重点穴位肺俞，每天可以热敷 10 ~ 20 分钟。

第四步：以同样手法操作对侧穴位。

上肢部

选用穴位：尺泽、经渠、支沟、合谷。

第一步：尺泽、经渠、支沟刮痧

取坐位或仰卧位，涂刮痧油，用砭石刮痧板或水牛角刮痧板的薄边棱角，与皮肤呈 45° ~ 90°，从上至下刮拭 3 ~ 4 下，力道、速度适中，以皮肤出现潮红即可。

第二步：尺泽、经渠、支沟、合谷点穴

取坐位或仰卧位，用砭石点穴棒，点按尺泽、经渠、支沟、合谷穴至产生酸麻胀痛感时保持 7 ~ 8 秒，然后松手，间隔 3 ~ 5 秒，再重复点按 6 次左右。

第三步：以同样手法操作对侧穴位。

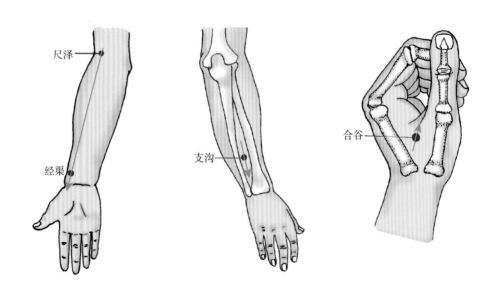

过敏性鼻炎

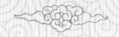

过敏性鼻炎，可分常年性和季节性两种，以鼻塞、流水样清涕、打喷嚏、鼻痒和嗅觉减退为主要症状。多数患者症状发生得快消失得也快，此乃过敏性鼻炎的特征。如水肿累及咽鼓管，则可以有耳鸣甚至听力减退等症状。

【调理方法】

按头颈部—背腰部—胸腹部—下肢部的顺序进行全身调理。

头颈部

选用穴位：迎香、口禾髎、上星、百会。

第一步：刮拭前头部

取坐位，用砭石刮痧板或水牛角刮痧板的薄边，与皮肤呈 45°～90°，从百会穴开始至前头发际刮拭 6～10 下，力道、速度适中，头部不涂抹刮痧油，不要求出痧。

第二步：平时用砭石或水牛角粗齿梳代替砭石刮痧板或水牛角刮痧板按照上面步骤进行梳头。

第三步：迎香、口禾髎、上星、百会点穴

用砭石点穴棒，点按迎香、口禾髎、上星、百会穴至产生酸麻胀痛感时保持 7～8 秒，然后松手，间隔 3～5 秒，再重复点按 6 次左右。

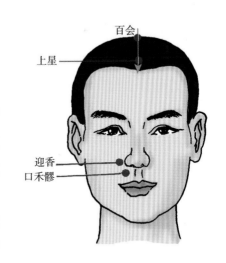

第四步：以同样手法操作对侧穴位。

背腰部

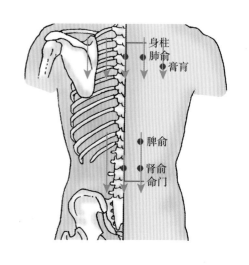

选用穴位：身柱、肺俞、膏肓、脾俞、肾俞、命门。

第一步：从肺俞至肾俞刮痧

取坐位或俯卧位，从肺俞至肾俞穴的足太阳膀胱经上先涂抹刮痧油，然后用砭石刮痧板或水牛角刮痧板的薄边，与皮肤呈45°～90°，从上至下刮拭3～4下，力道、速度适中，以皮肤出现潮红即可。

第二步：依次刮身柱、膏肓、命门

取坐位或俯卧位，涂刮痧油，用砭石刮痧板或水牛角刮痧板的薄边棱角，与皮肤呈45°～90°，从上至下刮拭3～4下，力道、速度适中略轻，以皮肤出现潮红即可。

第三步：从肺俞至肾俞拔罐

用真空抽气罐从肺俞至肾俞穴的足太阳膀胱经上进行走罐3～5次（来回为1次），然后在身柱、肺俞、膏肓、脾俞、肾俞、命门穴上留罐5分钟。

第四步：肺俞至肾俞热敷

平时用砭石热敷包加热后热敷（热度以皮肤能忍受为度，注意不要太烫，以免烫伤），重点穴位身柱、肺俞、膏肓、脾俞、肾俞、命门，每天每个部位可以热敷10～20分钟。

第五步：以同样手法操作对侧穴位。

胸腹部

选用穴位：中脘、气海。

第一步：中脘、气海刮痧

取坐位或仰卧位，涂刮痧油，用砭石刮痧板或水牛角刮痧板的薄边棱角，与皮肤呈45°～90°，从上至下刮拭3～4下，力道、速度适中略轻，以皮肤出现潮红即可。

第二步：中脘、气海拔罐

用真空抽气罐以中脘、气海穴为中心进行留罐（罐内压力不要太大，轻微吸上即可），时间3～5分钟。

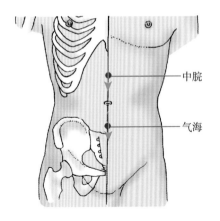

中脘

气海

下肢部

选用穴位：足三里、三阴交、涌泉。

第一步：足三里、三阴交刮痧

取坐位或仰卧位，涂刮痧油，用砭石刮痧板或水牛角刮痧板的薄边棱角，与皮肤呈45°～90°，从上至下刮拭3～4下，力道、速度略轻或适中，以皮肤出现潮红即可。

第二步：足三里、三阴交拔罐

取坐位或仰卧位，用真空抽气罐以足三里、三阴交穴为中心进行留罐，时间3～5分钟。

注：若此处体毛过盛或体形消瘦者可只刮痧，刮拭次数可增至6～7下，力道、速度略轻或适中，以皮肤出现潮红即可。

第三步：足三里、三阴交、涌泉点穴

用砭石点穴棒，点按足三里、三阴交、涌泉穴至产生酸麻胀痛感时保持7～8秒，然后松手，间隔3～5秒，再重复点按6次左右。

第四步：以同样手法操作对侧穴位。

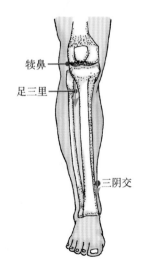

犊鼻

足三里

三阴交

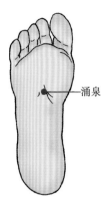

涌泉

鼻窦炎

鼻窦炎是鼻病的常见病之一，分急、慢性两种，慢性鼻窦炎较急性多见，常继发于急性鼻窦炎之后。临床表现为流涕，脓涕呈黄、黄绿或灰绿色；鼻塞，嗅觉障碍；头痛，多呈钝痛，闷痛，一般白昼重，夜晚轻；慢性全身症状可见头昏、记忆力减退、精神不振、失眠等。

【调理方法】

按头颈部—背腰部—上肢部—下肢部的顺序进行全身调理。

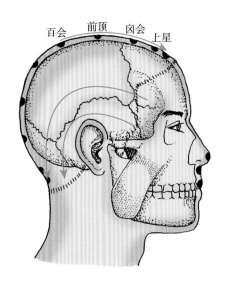

百会　前顶　囟会　上星

头颈部

选用穴位：百会、前顶、囟会、上星、印堂、太阳、攒竹、睛明、迎香、四白、风池。

第一步：刮拭头部两侧

取坐位，用砭石刮痧板或水牛角刮痧板的薄边，与皮肤呈45°～90°，从头部两侧太阳穴开始至风池穴刮拭6～10下，力道、速度适中，头部不涂抹刮痧油，不要求出痧。

第二步：刮拭前头部

取坐位，用砭石刮痧板或水牛角刮痧板的薄边，与皮肤呈45°～90°，从百会穴开始至前头发际刮拭6～10下，力道、速度适中，头部不涂抹刮痧油，不要求出痧，重点穴位百会、前顶、囟会、上星。

第三步：平时用砭石或水牛角粗齿梳代替砭石刮痧板或水牛角刮痧板按照上面步骤进行梳头。

第四步：依次点按百会、前顶、囟会、上星、印堂、太阳、攒竹、睛明、迎香、四白、风池

用砭石点穴棒，点按百会、前顶、囟会、上星、印堂、太阳、攒竹、睛明、迎香、四白、风池穴至产生酸麻胀痛感时保持7～8秒，然后松手，间隔3～5秒，再重复点按6次左右。

第五步：以同样手法操作对侧穴位。

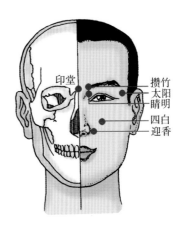

背腰部

选用穴位：肺俞。

第一步：肺俞刮痧

取坐位或俯卧位，先涂抹刮痧油，然后用砭石刮痧板或水牛角刮痧板的薄边，与皮肤呈45°～90°，从上至下刮拭3～4下，力道、速度适中，以皮肤出现潮红即可。

第二步：肺俞拔罐

用真空抽气罐以肺俞穴为中心进行留罐，时间3～5分钟。

第三步：肺俞热敷

平时用砭石热敷包加热后热敷（热度以皮肤能忍受为度，注意不要太烫，

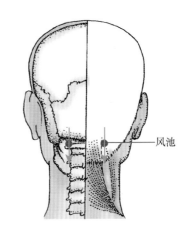

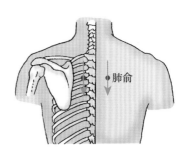

以免烫伤），重点穴位肺俞，每天可以热敷 10 ~ 20 分钟。

第四步：以同样手法操作对侧穴位。

上肢部

选用穴位：曲池、列缺、合谷。

第一步：曲池、列缺刮痧

取坐位或仰卧位，涂刮痧油，用砭石刮痧板或水牛角刮痧板的薄边棱角，与皮肤呈 45° ~ 90°，从上至下刮拭 3 ~ 4 下，力道、速度适中，以皮肤出现潮红即可。

第二步：曲池、列缺、合谷点穴

用砭石点穴棒，点按曲池、列缺、合谷穴至产生酸麻胀痛感时保持 7 ~ 8 秒，然后松手，间隔 3 ~ 5 秒，再重复点按 6 次左右。

第三步：以同样手法操作对侧穴位。

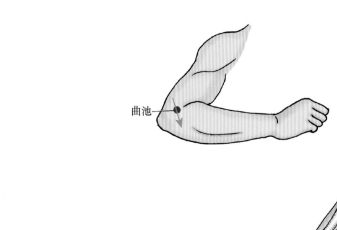

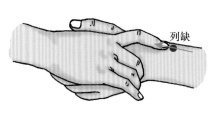

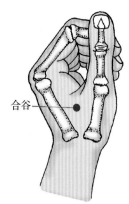

下肢部

选用穴位：足三里、行间。

第一步：足三里刮痧

取坐位或仰卧位，涂刮痧油，用砭石刮痧板或水牛角刮痧板的薄边棱角，与皮肤呈45°～90°，从上至下刮拭3～4下，力道、速度略轻或适中，以皮肤出现潮红即可。

第二步：足三里拔罐

取坐位或仰卧位，用真空抽气罐以足三里穴为中心进行留罐，时间3～5分钟。

注：若此处体毛过盛或体形消瘦者可只刮痧，刮拭次数可增至6～7下，力道、速度略轻或适中，以皮肤出现潮红即可。

第三步：足三里、行间点穴

用砭石点穴棒，点按足三里、行间穴至产生酸麻胀痛感时保持7～8秒，然后松手，间隔3～5秒，再重复点按6次左右。

第四步：以同样手法操作对侧穴位。

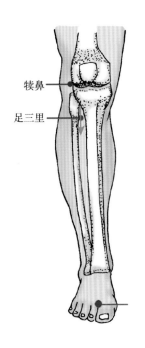

犊鼻

足三里

慢性鼻炎

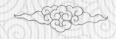

慢性鼻炎是一种常见的鼻腔黏膜及黏膜下层的慢性炎症。通常包括慢性单纯性鼻炎和慢性肥厚性鼻炎。

慢性单纯性鼻炎临床表现：鼻塞，多为间歇性和交替性，活动时鼻塞减轻，夜间、静坐或寒冷时鼻塞加重；多涕，常为黏液性，较黏稠，脓性分泌物多于感染后出现。

慢性肥厚性鼻炎临床表现：鼻塞较重，多呈持续性；鼻涕通常不多，呈黏液性或黏脓性，不易擤出；可出现耳鸣、听力减退；易产生慢性咽喉炎或咳嗽、头痛、头昏、失眠、精神萎靡等症状。

【调理方法】

按头颈部—上肢部—下肢部的顺序进行全身调理。

头颈部

选用穴位：印堂、攒竹、迎香、百会、通天、上星、风池。

第一步：分刮前额

取坐位，围绕前额涂刮痧油，用砭石刮痧板或水牛角刮痧板的厚边棱角，与皮肤呈 45°～90°，由前额正中线分开，分别向左、右刮，刮完左右为一圈，刮 10～15 圈。

第二步：印堂点穴

取坐位，用砭石刮痧板或水牛角刮痧板的厚边棱角或砭石点穴棒，点按印堂穴至产生酸麻胀痛感时保持 7～8 秒，然后松手，间隔 3～5 秒，再重复点按

6次左右。

第三步：轮刮眼眶（围绕上下眼眶）

取坐位，涂刮痧油，用砭石刮痧板或水牛角刮痧板的厚边棱角，与皮肤呈45°～90°，由内向外，分别刮上眼眶和下眼眶两部分，刮完上下眼眶为一圈，刮5～10圈。

第四步：攒竹、迎香点穴

取坐位，用砭石点穴棒，点按攒竹、迎香穴至产生酸麻胀痛感时保持7～8秒，然后松手，间隔3～5秒，再重复点按6次左右，以同样手法操作对侧穴位。

第五步：依次刮百会、通天、上星

取坐位，用砭石刮痧板或水牛角刮痧板的薄边，与皮肤呈45°～90°，从后向前刮拭6～10下，力道、速度适中，头部不涂抹刮痧油，不要求出痧。

第六步：平时用砭石或水牛角粗齿梳代替砭石刮痧板或水牛角刮痧板按照上面步骤进行梳头。

第七步：风池刮痧

取坐位，用砭石刮痧板或水牛角刮痧板的薄边，与皮肤呈45°～90°，从上至下刮拭6～10下，力道、速度适中，头部不涂抹刮痧油，不要求出痧，以同样手法操作对侧穴位。

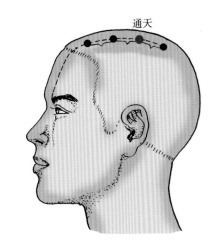

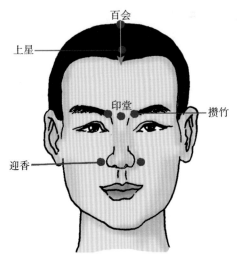

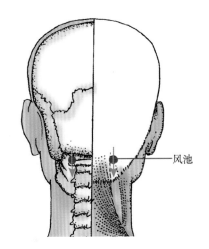

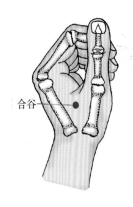

合谷

上肢部

选用穴位：合谷。

第一步：合谷点穴

取坐位或仰卧位，用砭石点穴棒，点按合谷穴至产生酸麻胀痛感时保持7～8秒，然后松手，间隔3～5秒，再重复点按6次左右。

第二步： 以同样手法操作对侧穴位。

下肢部

选用穴位：足三里。

第一步：足三里刮痧

取坐位或仰卧位，涂刮痧油，用砭石刮痧板或水牛角刮痧板的薄边棱角，与皮肤呈45°～90°，从上至下刮拭3～4下，力道、速度略轻或适中，以皮肤出现潮红即可。

第二步：足三里拔罐

取坐位或仰卧位，用真空抽气罐以足三里穴为中心进行留罐，时间3～5分钟。

注：若此处体毛过盛或体形消瘦者可只刮痧，刮拭次数可增至6～7下，力道、速度略轻或适中，以皮肤出现潮红即可。

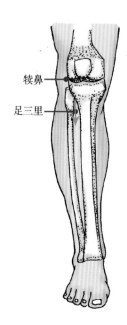

犊鼻

足三里

第三步：足三里点穴

用砭石点穴棒，点按足三里穴至产生酸麻胀痛感时保持7～8秒，然后松手，间隔3～5秒，再重复点按6次左右。

第四步： 以同样手法操作对侧穴位。

慢性咽炎

慢性咽炎为咽部黏膜、黏膜下及淋巴组织的弥漫性炎症，常为上呼吸道炎症的一部分。咽部可有各种不适感觉，如灼热、干燥、微痛、发痒、异物感、痰黏感，习惯以咳嗽清除分泌物，常在晨起用力清除分泌物时，有作呕不适感，通过咳嗽，清除出稠厚的分泌物后症状缓解。上述症状因人而异，轻重不一，一般全身症状多不明显。本病为常见病，多发于成年人。在城镇居民中，其发病率占咽科疾病的 10% ~ 20%。

【调理方法】

按头颈部—背腰部—上肢部—下肢部的顺序进行全身调理。

头颈部

选用穴位：天突、扶突、廉泉。

第一步：依次刮天突、扶突、廉泉

取坐位或仰卧位，用砭石刮痧板或水牛角刮痧板的薄边，与皮肤呈 45°~90°，刮拭 6~10 下，力道、速度适中，以皮肤出现潮红即可。

注：扶突穴刮痧力度应轻柔，忌用大力。

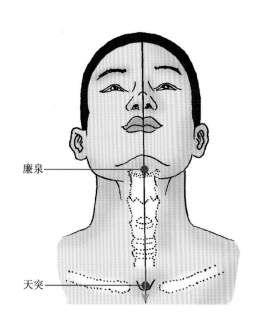

廉泉

天突

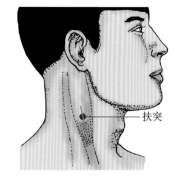

扶突

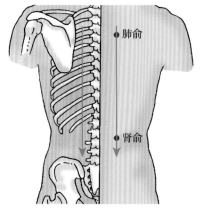

肺俞

肾俞

第二步：天突、廉泉点穴

用砭石点穴棒，点按天突、廉泉穴至产生酸麻胀痛感时保持 7～8 秒，然后松手，间隔 3～5 秒，再重复点按 6 次左右。

第三步：以同样手法操作对侧穴位。

背腰部

选用穴位：肺俞、肾俞。

第一步：从肺俞至肾俞刮痧

取坐位或俯卧位，从肺俞至肾俞穴的足太阳膀胱经上先涂抹刮痧油，然后用砭石刮痧板或水牛角刮痧板的薄边，与皮肤呈 45°～90°，从上至下刮拭 3～4 下，力道、速度适中，以皮肤出现潮红即可。

注： 从肺俞至肾俞的刮拭路线较长，可分段刮拭。

第二步：从肺俞至肾俞拔罐

用真空抽气罐从肺俞至肾俞穴的足太阳膀胱经上进行走罐 3～5 次（来回为 1 次），然后在肺俞、肾俞穴上留罐 5 分钟。

第三步：肺俞至肾俞热敷

平时用砭石热敷包加热后热敷（热度以皮肤能忍受为度，注意不要太烫，以免烫伤），重点穴位肺俞、肾俞，每天每个部位可以热敷 10～20 分钟。

第四步：以同样手法操作对侧穴位。

上肢部

选用穴位：尺泽、太渊、合谷。

第一步：尺泽刮痧

取坐位或仰卧位，涂刮痧油，用砭石刮痧板或水牛角刮痧板的薄边棱角，

与皮肤呈 45°～90°，从上至下刮拭 3～4 下，力道、速度适中，以皮肤出现潮红即可。

第二步：尺泽、太渊、合谷点穴

用砭石点穴棒，点按尺泽、太渊、合谷穴至产生酸麻胀痛感时保持 7～8 秒，然后松手，间隔 3～5 秒，再重复点按 6 次左右。

第三步：以同样手法操作对侧穴位。

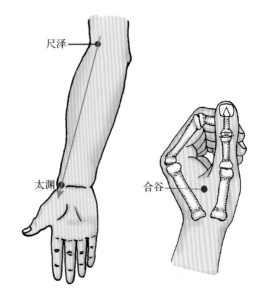

下肢部

选用穴位：三阴交、照海、太溪。

第一步：三阴交刮痧

取坐位或仰卧位，涂刮痧油，用砭石刮痧板或水牛角刮痧板的薄边，与皮肤呈 45°～90°，从上至下刮拭 3～4 下，力道、速度略轻或适中，以皮肤出现潮红即可。

第二步：三阴交拔罐

取坐位或仰卧位，用真空抽气罐以三阴交穴为中心进行留罐，时间 3～5 分钟。

注：若此处体毛过盛或体形消瘦者可只刮痧，刮拭次数可增至 6～7 下，力道、速度略轻或适中，以皮肤出现潮红即可。

第三步：三阴交、照海、太溪点穴

用砭石点穴棒，点按三阴交、照海、太溪穴至产生酸麻胀痛感时保持 7～8 秒，然后松手，间隔 3～5 秒，再重复点按 6 次左右。

第四步：以同样手法操作对侧穴位。

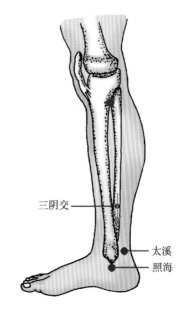

近　视

当眼球处于静止状态下，5米或5米以外的平行光线进入眼内，聚焦成像于视网膜前面者称为近视眼。眼外观端好，看近清晰，看远模糊，喜眯眼视物，喜近距离工作或常伴有视疲劳如视一为二，头痛，眼痛珠胀，恶心，甚至发生外斜视。经临床检查或验光视力即可确诊。

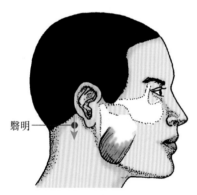

翳明

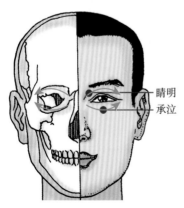

睛明
承泣

【调理方法】

按头颈部—背腰部—上肢部—下肢部的顺序进行全身调理。

头颈部

选用穴位：睛明、承泣、翳明、风池。

第一步：轮刮眼眶

取坐位，围绕上下眼眶涂刮痧乳，用砭石刮痧板或水牛角刮痧板的厚边棱角，与皮肤呈45°～90°，由内向外，分别刮上眼眶和下眼眶两部分，刮完上下眼眶为一圈，刮5～10圈。

第二步：翳明刮痧

涂刮痧油，用砭石刮痧板或水牛角刮痧板的薄边，与皮肤呈45°～90°，从上至

下刮拭 6 ~ 10 下，力道、速度适中，
以皮肤出现潮红即可。

第三步：风池刮痧

用砭石刮痧板或水牛角刮痧板的
薄边，与皮肤呈 45°~ 90°，从上至下
刮拭 6 ~ 10 下，力道、速度适中，头
部有毛发处不涂抹刮痧油，不要求
出痧。

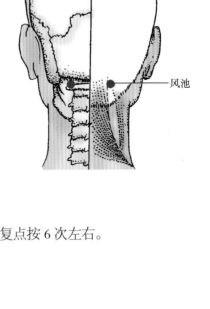

风池

第四步：睛明、承泣、翳明、风
池点穴

用砭石点穴棒，点按睛明、承泣、
翳明、风池穴至产生酸麻胀痛感时保
持 7 ~ 8 秒，然后松手，间隔 3 ~ 5 秒，再重复点按 6 次左右。

第五步：以同样手法操作对侧穴位。

背腰部

选用穴位：肝俞、肾俞。

第一步：从肝俞至肾俞刮痧

取坐位或俯卧位，从肝俞至肾
俞穴的足太阳膀胱经上先涂抹刮痧
油，然后用砭石刮痧板或水牛角刮
痧板的薄边，与皮肤呈 45°~ 90°，
从上至下刮拭 3 ~ 4 下，力道、速
度适中，以皮肤出现潮红即可。

第二步：从肝俞至肾俞拔罐

用真空抽气罐从肝俞至肾俞穴
的足太阳膀胱经上进行走罐 3 ~ 5
次（来回为 1 次），然后在肝俞、

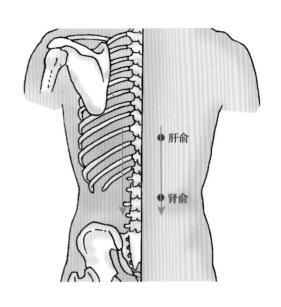

肝俞

肾俞

肾俞穴上留罐5分钟。

第三步：肝俞至肾俞热敷

平时用砭石热敷包加热后热敷（热度以皮肤能忍受为度，注意不要太烫，以免烫伤），重点穴位肝俞、肾俞，每天每个部位可以热敷10～20分钟。

第四步：以同样手法操作对侧穴位。

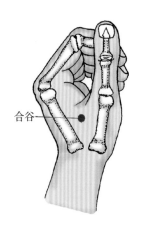

合谷

上肢部

选用穴位：合谷。

第一步：合谷点穴

取坐位或仰卧位，用砭石点穴棒，点按合谷穴至产生酸麻胀痛感时保持7～8秒，然后松手，间隔3～5秒，再重复点按6次左右。

第二步：以同样手法操作对侧穴位。

下肢部

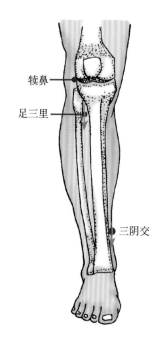

犊鼻

足三里

三阴交

选用穴位：足三里、光明、三阴交。

第一步：足三里、光明、三阴交刮痧

取坐位或仰卧位，涂刮痧油，用砭石刮痧板或水牛角刮痧板的薄边棱角，与皮肤呈45°～90°，从上至下刮拭3～4下，力道、速度略轻或适中，以皮肤出现潮红即可。

第二步：足三里、光明、三阴交拔罐

取坐位或仰卧位，用真空抽气罐在足三里、光明、三阴交穴上进行留罐，每个穴位留罐时间3～5分钟。

注：若此处体毛过盛或体形消瘦者可只刮痧，刮拭次数可增至6～7下，力道、速度

略轻或适中，以皮肤出现潮红即可。

第三步：足三里、光明、三阴交点穴

用砭石点穴棒，点按足三里、光明、三阴交至产生酸麻胀痛感时保持7～8秒，然后松手，间隔3～5秒，再重复点按6次左右。

第四步：以同样手法操作对侧穴位。

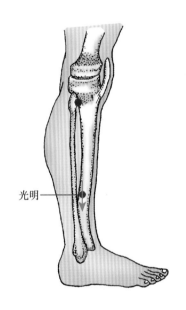

光明

弱　视

　　眼球没有器质性病变而矫正视力不能达到正常者称为弱视。弱视眼远视力常在 0.3 以下；弱视眼多有固视不良；部分患者伴有斜视或眼球震颤；多数患者有分开困难现象，即对单个字体的识别能力比同样大小排列成行的字体的识别力要高得多；有旁中心注视亦有中心注视者。

【调理方法】

按头颈部—背腰部—下肢部的顺序进行全身调理。

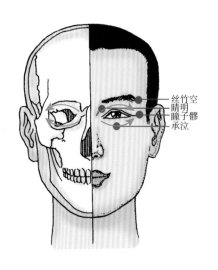

丝竹空
睛明
瞳子髎
承泣

头颈部

　　选用穴位：睛明、瞳子髎、承泣、丝竹空。

　　第一步：轮刮眼眶

　　取坐位，围绕上下眼眶涂刮痧乳，用砭石刮痧板或水牛角刮痧板的厚边棱角，与皮肤呈 45°～90°，由内向外，分别刮上眼眶和下眼眶两部分，刮上下眼眶为一圈，刮 5～10 圈。

第二步：睛明、瞳子髎、承泣、丝竹空点穴

用砭石点穴棒，点按睛明、瞳子髎、承泣、丝竹空穴至产生酸麻胀痛感时保持 7～8 秒，然后松手，间隔 3～5 秒，再重复点按 6 次左右。

第三步：以同样手法操作对侧穴位。

背腰部

选用穴位：肝俞、脾俞、肾俞。

第一步：从肝俞至肾俞刮痧

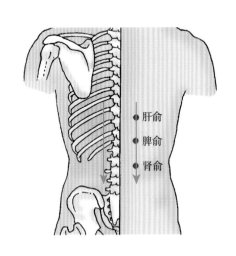

取坐位或俯卧位，从肝俞至肾俞穴的足太阳膀胱经上先涂抹刮痧油，然后用砭石刮痧板或水牛角刮痧板的薄边，与皮肤呈 45°～90°，从上至下刮拭 3～4下，力道、速度适中，以皮肤出现潮红即可。

第二步：从肝俞至肾俞拔罐

用真空抽气罐从肝俞至肾俞穴的足太阳膀胱经上进行走罐 3～5 次（来回为 1 次），然后在肝俞、脾俞、肾俞穴上留罐 5 分钟。

第三步：肝俞至肾俞热敷

平时用砭石热敷包加热后热敷（热度以皮肤能忍受为度，注意不要太烫，以免烫伤），重点穴位肝俞、脾俞、肾俞，每天每个部位可以热敷 10～20 分钟。

第四步：以同样手法操作对侧穴位。

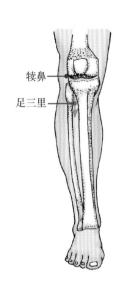

下肢部

选用穴位：足三里、光明。

第一步：足三里、光明刮痧

取坐位或仰卧位，涂刮痧油，用砭石刮痧板或水牛角刮痧板的薄边棱角，与皮肤呈 45°～90°，从上至下刮拭

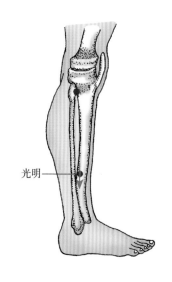

光明——

3～4下，力道、速度略轻或适中，以皮肤出现潮红即可。

第二步：足三里、光明拔罐

取坐位或仰卧位，用真空抽气罐在足三里、光明穴进行留罐，每个穴位留罐时间3～5分钟。

注：若此处体毛过盛或体形消瘦者可只刮痧，刮拭次数可增至6～7下，力道、速度略轻或适中，以皮肤出现潮红即可。

第三步：足三里、光明点穴

用砭石点穴棒，点按足三里、光明穴至产生酸麻胀痛感时保持7～8秒，然后松手，间隔3～5秒，再重复点按6次左右。

第四步：以同样手法操作对侧穴位。

远　视

眼球处于静止状态下，5米或5米以外的平行光线进入眼内，聚焦成像于视网膜后面者，称为远视眼。临床表现为看远处时视力良好，但看近物时（如看书、缝纫等）经常出现头胀痛、视物不清、眼眶痛，甚至恶心。经散瞳验光（40岁以上者可不散瞳）检查，即可确诊。

【调理方法】

按头颈部—下肢部的顺序进行全身调理。

头颈部

选用穴位：睛明、百会、承光、头维。

第一步：轮刮眼眶

取坐位，围绕上下眼眶涂刮痧乳，用砭石刮痧板或水牛角刮痧板的厚边棱角，与皮肤呈45°～90°，由内向外，分别刮上眼眶和下眼眶两部分，刮完上下眼眶为一圈，刮5～10圈。

第二步：依次刮百会、承光、头维

用砭石刮痧板或水牛角刮痧板的薄边，与皮肤呈45°～90°，从后往前刮拭6～10下，力道、速度适中，不要求出痧，以同样的手法刮拭对侧承光、头维。

注：平时用砭石或水牛角粗齿梳代替砭石

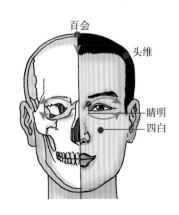

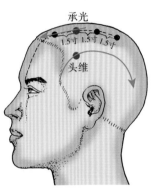

刮痧板或水牛角刮痧板按照上面步骤进行梳头。

第三步：晴明、四白、百会、承光、头维点穴

用砭石点穴棒，点按晴明、四白、百会、承光、头维穴至产生酸麻胀痛感时保持7～8秒，然后松手，间隔3～5秒，再重复点按6次左右。

第四步：以同样手法操作对侧穴位。

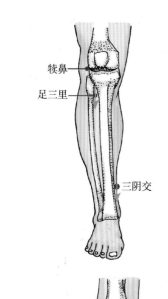

下肢部

选用穴位：足三里、三阴交、照海、太冲。

第一步：足三里、三阴交刮痧

取坐位或仰卧位，涂刮痧油，用砭石刮痧板或水牛角刮痧板的薄边棱角，与皮肤呈45°～90°，从上至下刮拭3～4下，力道、速度略轻或适中，以皮肤出现潮红即可。

第二步：足三里、三阴交拔罐

取坐位或仰卧位，用真空抽气罐在足三里、三阴交穴上进行留罐，每个穴位留罐时间3～5分钟。

注：若此处体毛过盛或体形消瘦者可只刮痧，刮拭次数可增至6～7下，力道、速度略轻或适中，以皮肤出现潮红即可。

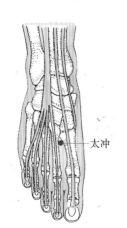

第三步：足三里、三阴交、照海、太冲点穴

用砭石点穴棒，点按足三里、三阴交、照海、太冲穴至产生酸麻胀痛感时保持7～8秒，然后松手，间隔3～5秒，再重复点按6次左右。

第四步：以同样手法操作对侧穴位。

第四章

脏腑勤打扫，疾病不上身

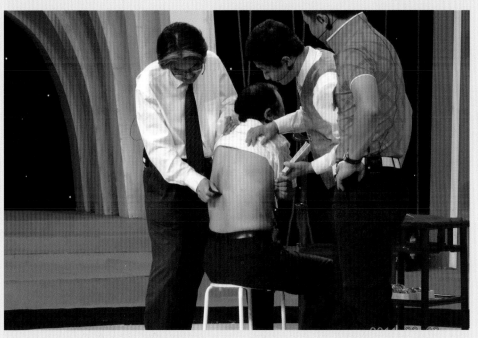

广东卫视《健康来了》栏目，王敬为观众演示刮痧疗法

冠心病

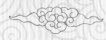

冠状动脉粥样硬化性心脏病（简称冠心病），系由冠状动脉发生粥样硬化而使管腔狭窄或阻塞，导致心肌缺血缺氧而引起的心脏病。临床主要表现为胸闷、心悸、心前区刺痛，心烦易怒、头晕耳鸣等。本病多发生在 40 岁以上，男多于女，脑力劳动者多于体力劳动者，是危害大众健康的常见病。

【调理方法】

按背腰部—胸腹部—上肢部的顺序进行全身调理。

背腰部

选用穴位：厥阴俞、心俞。

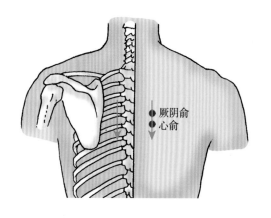

第一步：从厥阴俞至心俞刮痧

取坐位或俯卧位，从厥阴俞至心俞穴的足太阳膀胱经上先涂抹刮痧油，然后用砭石刮痧板或水牛角刮痧板的薄边，与皮肤成 45°～90°，从上至下刮拭 3～4 下，力道、速度适中，以皮肤出现潮红即可。

第二步：从厥阴俞至心俞拔罐

用真空抽气罐从厥阴俞至心俞穴的足太阳膀胱经上进行走罐 3～5 次（来回为 1 次），然后在厥阴俞、心俞穴上留罐 5 分钟。

第三步：厥阴俞至心俞热敷

平时用砭石热敷包加热后热敷（热度以皮肤能忍受为度，注意不要太烫，以免烫伤），重点穴位厥阴俞、心俞，每天每个部位可以热敷 10～20 分钟。

第四步：以同样手法操作对侧穴位。

胸腹部

选用穴位：膻中、巨阙。

第一步：依次刮膻中、巨阙

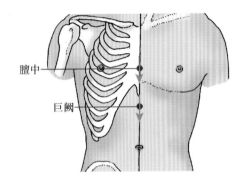

取坐位或仰卧位，涂刮痧油，用砭石刮痧板或水牛角刮痧板的薄边棱角，与皮肤呈 45°～90°，从上至下刮拭 3～4 下，力道、速度适中略轻，以皮肤出现潮红即可。

注：刮拭巨阙穴时，患者应腹部膨气，以免伤及内脏。

第二步：膻中、巨阙拔罐

用真空抽气罐以膻中、巨阙穴为中心进行留罐（罐内压力不要太大，轻微吸上即可），每个穴位留罐时间 3～5 分钟。

上肢部

选用穴位：内关。

第一步：内关刮痧

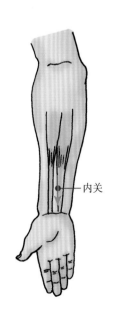

取坐位或仰卧位，涂刮痧油，用砭石刮痧板或水牛角刮痧板的薄边棱角，与皮肤呈 45°～90°，从上至下刮拭 3～4 下，力道、速度适中，以皮肤出现潮红即可。

第二步：内关点穴

用砭石点穴棒，点按内关穴至产生酸麻胀痛感时保持 7～8 秒，然后松手，间隔 3～5 秒，再重复点按 6 次左右。

第三步：以同样手法操作对侧穴位。

心律失常

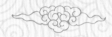

心律失常又称心律紊乱，是指心脏冲动的起源和节律、传递顺序以及冲动在心脏各部位的传导速度中任何一个环节发生异常者。常见病因病理有窦性心动过速、心动过缓、心律不齐，病态窦房结综合征，房室传导阻滞等。临床表现主要有心悸（心动过速心率在 100～150 次 / 分钟，心动过缓心率低于60 次 / 分钟）、胸闷、气急、眩晕，甚则心前区疼痛。

【调理方法】

按背腰部—胸腹部—上肢部—下肢部的顺序进行全身调理。

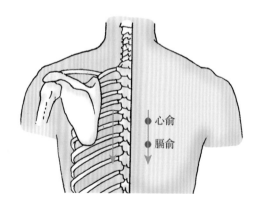

背腰部

选用穴位：心俞、膈俞。

第一步：从心俞至膈俞刮痧

取坐位或俯卧位，从心俞至膈俞穴的足太阳膀胱经上先涂抹刮痧油，然后用砭石刮痧板或水牛角刮痧板的薄边，与皮肤呈 45°～90°，从上至下刮拭3～4 下，力道、速度适中，以皮肤出现潮红即可。

第二步：从心俞至膈俞拔罐

用真空抽气罐从心俞至膈俞穴的足太阳膀胱经上进行走罐 3～5 次（来回为 1 次），然后在心俞、膈俞穴上留罐 5 分钟。

第三步：心俞至膈俞热敷

平时用砭石热敷包加热后热敷（热度以皮肤能忍受为度，注意不要太烫，以免烫伤），重点穴位心俞、膈俞，每天每个部位可以热敷 10 ～ 20 分钟。

第四步：以同样手法操作对侧穴位。

胸腹部

选用穴位：膻中、巨阙。

第一步：依次刮膻中、巨阙

取坐位或仰卧位，涂刮痧油，用砭石刮痧板或水牛角刮痧板的薄边（棱角），与皮肤呈 45°～ 90°，从上至下刮拭 3 ～ 4 下，力道、速度适中略轻，以皮肤出现潮红即可。

注：刮拭巨阙穴时，患者应腹部胀气，以免伤及内脏。

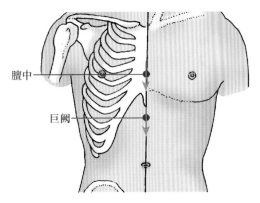

第二步：膻中、巨阙拔罐

用真空抽气罐以膻中、巨阙穴为中心进行留罐（罐内压力不要太大，轻微吸上即可），每个穴位留罐时间 3 ～ 5 分钟。

上肢部

选用穴位：内关、神门。

第一步：内关刮痧

取坐位或仰卧位，涂刮痧油，用砭石刮痧板或水牛角刮痧板的薄边棱角，与皮肤呈 45°～ 90°，从上至下刮拭 3 ～ 4 下，力道、速度适中，以皮肤出现潮红即可。

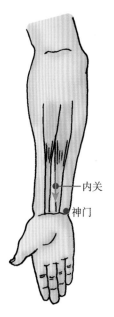

第二步：内关、神门点穴

用砭石点穴棒，点按内关、神门穴至产生酸麻胀痛感时保持7～8秒，然后松手，间隔3～5秒，再重复点按6次左右。

第三步：以同样手法操作对侧穴位。

下肢部

选用穴位：足三里。

第一步：足三里刮痧

取坐位或仰卧位，涂刮痧油，用砭石刮痧板或水牛角刮痧板的薄边棱角，与皮肤呈45°～90°，从上至下刮拭3～4下，力道、速度略轻或适中，以皮肤出现潮红即可。

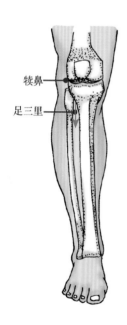

犊鼻

足三里

第二步：足三里拔罐

取坐位或仰卧位，用真空抽气罐以足三里穴为中心进行留罐，时间3～5分钟。

注：若此处体毛过盛或体形消瘦者可只刮痧，刮拭次数可增至6～7下，力道、速度略轻或适中，以皮肤出现潮红即可。

第三步：足三里点穴

用砭石点穴棒，点按足三里穴至产生酸麻胀痛感时保持7～8秒，然后松手，间隔3～5秒，再重复点按6次左右。

第四步：以同样手法操作对侧穴位。

心肌梗死

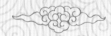

心肌梗死是由于部分心肌迅速发生严重而持久的缺血、缺氧而导致的心肌坏死，是内科常见的危重病症之一。主要症状为疼痛，一般都突然发生，持续半小时乃至几小时，甚至可十几小时不缓解。疼痛多剧烈难忍，常伴紧闷或压迫感，有的可呈压榨性伴有窒息感。疼痛部位常位于胸骨中上后部。疼痛时可伴呕吐、恶心、腹胀、大便不通。急性心肌梗死可见合并症如心律失常、心力衰竭、休克等。

【调理方法】
按背腰部—胸腹部—上肢部—下肢部的顺序进行全身调理。

背腰部

选用穴位：厥阴俞、心俞。

第一步：从厥阴俞至心俞刮痧

取坐位或俯卧位，从厥阴俞至心俞穴的足太阳膀胱经上先涂抹刮痧油，然后用砭石刮痧板或水牛角刮痧板的薄边，与皮肤呈45°～90°，从上至下刮拭3～4下，力道、速度适中，以皮肤出现潮红即可。

第二步：从厥阴俞至心俞拔罐

用真空抽气罐从厥阴俞至心俞穴

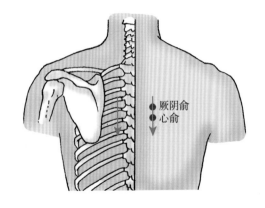

厥阴俞
心俞

的足太阳膀胱经上进行走罐 3 ~ 5 次（来回为 1 次），然后在厥阴俞、心俞穴上留罐 5 分钟。

第三步：厥阴俞至心俞热敷

平时用砭石热敷包加热后热敷（热度以皮肤能忍受为度，注意不要太烫，以免烫伤），重点穴位厥阴俞、心俞，每天每个部位可以热敷 10 ~ 20 分钟。

第四步：以同样手法操作对侧穴位。

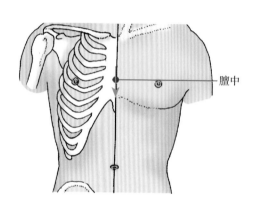

膻中

胸腹部

选用穴位：膻中。

第一步：膻中刮痧

取坐位或仰卧位，涂刮痧油，用砭石刮痧板或水牛角刮痧板的薄边棱角，与皮肤呈 45°～ 90°，从上至下刮拭 3 ~ 4 下，力道、速度适中略轻，以皮肤出现潮红即可。

第二步：膻中拔罐

用真空抽气罐以膻中穴为中心进行留罐（罐内压力不要太大，轻微吸上即可），每个穴位留罐时间 3 ~ 5 分钟。

上肢部

选用穴位：间使、内关。

第一步：间使、内关刮痧

取坐位或仰卧位，涂刮痧油，用砭石刮痧板或水牛角刮痧板的薄边棱角，与皮肤呈 45°～ 90°，从上至下刮拭 3 ~ 4 下，力道、速度适中，以皮肤

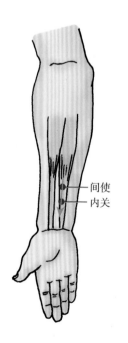

间使
内关

出现潮红即可。

第二步：间使、内关点穴

用砭石点穴棒，点按间使、内关穴至产生酸麻胀痛感时保持 7 ~ 8 秒，然后松手，间隔 3 ~ 5 秒，再重复点按 6 次左右。

第三步：以同样手法操作对侧穴位。

下肢部

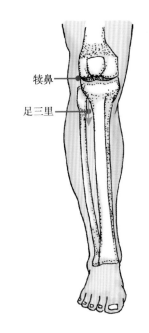

牸鼻

足三里

选用穴位：足三里。

第一步：足三里刮痧

取坐位或仰卧位，涂刮痧油，用砭石刮痧板或水牛角刮痧板的薄边棱角，与皮肤呈 45° ~ 90°，从上至下刮拭 3 ~ 4 下，力道、速度略轻或适中，以皮肤出现潮红即可。

第二步：足三里拔罐

取坐位或仰卧位，用真空抽气罐以足三里穴为中心进行留罐，时间 3 ~ 5 分钟。

注：若此处体毛过盛或体形消瘦者可只刮痧，刮拭次数可增至 6 ~ 7 下，力道、速度略轻或适中，以皮肤出现潮红即可。

第三步：足三里点穴

用砭石点穴棒，点按足三里穴至产生酸麻胀痛感时保持 7 ~ 8 秒，然后松手，间隔 3 ~ 5 秒，再重复点按 6 次左右。

第四步：以同样手法操作对侧穴位。

肺　炎

肺炎是指肺实质的急性炎症，多为细菌感染所引起。主要表现为畏寒或寒战、发热等全身毒血症症状。呼吸道症状则以咳嗽呈刺激性干咳、咯痰、胸痛等为多见。肺炎常见体征有发热，可呈持续或弛张热型，体温可高达39～40℃以上，心率增快。肺部感染严重者可出现紫绀、气促、鼻翼扇动等症状。此病一年四季皆可发病，多发于冬春，以青壮年多见。

【调理方法】

按背腰部—胸腹部—上肢部—下肢部的顺序进行全身调理。

背腰部

选用穴位：风门、肺俞。

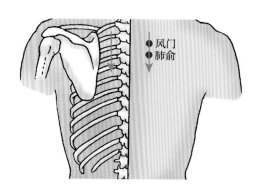

第一步：从风门至肺俞刮痧

取坐位或俯卧位，从风门至肺俞穴的足太阳膀胱经上先涂抹刮痧油，然后用砭石刮痧板或水牛角刮痧板的薄边，与皮肤呈45°～90°，从上至下刮拭3～4下，力道、速度适中，以皮肤出现潮红即可。

第二步：从风门至肺俞拔罐

用真空抽气罐从风门至肺俞穴的足太阳膀胱经上进行走罐 3～5 次（来回为 1 次），然后在风门、肺俞穴上留罐 5 分钟。

第三步：风门至肺俞热敷

平时用砭石热敷包加热后热敷（热度以皮肤能忍受为度，注意不要太烫，以免烫伤），重点穴位风门、肺俞，每天每个部位可以热敷 10～20 分钟。

第四步：以同样手法操作对侧穴位。

胸腹部

选用穴位：中脘。

第一步：中脘刮痧

取坐位或仰卧位，涂刮痧油，用砭石刮痧板或水牛角刮痧板的薄边棱角，与皮肤呈 45°～90°，从上至下刮拭 3～4 下，力道、速度适中略轻，以皮肤出现潮红即可。

注：刮拭中脘穴时，患者应腹部臌气，以免伤及内脏。

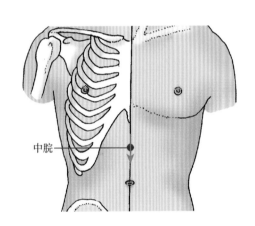

第二步：中脘拔罐

用真空抽气罐以中脘穴为中心进行留罐，时间 3～5 分钟。

上肢部

选用穴位：尺泽、曲池。

第一步：尺泽、曲池刮痧

取坐位或仰卧位，涂刮痧油，用砭石刮痧板或水牛角刮痧板的薄边棱角，与皮肤呈 45°～90°，从上至下刮拭 3～4 下，力道、速度适

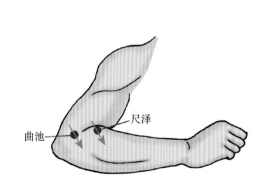

中，以皮肤出现潮红即可。

第二步：尺泽、曲池点穴

用砭石点穴棒，点按尺泽、曲池穴至产生酸麻胀痛感时保持7～8秒，然后松手，间隔3～5秒，再重复点按6次左右。

第三步：以同样手法操作对侧穴位。

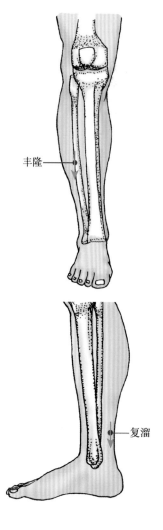

丰隆

复溜

下肢部

选用穴位：丰隆、复溜。

第一步：丰隆、复溜刮痧

取坐位或仰卧位，涂刮痧油，用砭石刮痧板或水牛角刮痧板的薄边棱角，与皮肤呈45°～90°，从上至下刮拭3～4下，力道、速度略轻或适中，以皮肤出现潮红即可。

第二步：丰隆、复溜拔罐

取坐位或仰卧位，用真空抽气罐以丰隆、复溜穴为中心进行留罐，时间3～5分钟。

注：若此处体毛过盛或体形消瘦者可只刮痧，刮拭次数可增至6～7下，力道、速度略轻或适中，以皮肤出现潮红即可。

第三步：丰隆、复溜点穴

用砭石点穴棒，点按丰隆、复溜穴至产生酸麻胀痛感时保持7～8秒，然后松手，间隔3～5秒，再重复点按6次左右。

第四步：以同样手法操作对侧穴位。

哮　喘

哮喘是一种由变应原或其他因素引起的变态反应性疾病，临床常表现为发作性带有哮鸣音的呼吸困难，兼见胸闷、气急、咳嗽多痰。本病好发于秋冬季节，且病人多于 12 岁前开始发病。

【调理方法】

按背腰部—胸腹部—上肢部—下肢部的顺序进行全身调理。

背腰部

选用穴位：定喘、肺俞。

第一步：从定喘至肺俞刮痧

取坐位或俯卧位，从定喘至肺俞穴上先涂抹刮痧油，然后用砭石刮痧板或水牛角刮痧板的薄边，与皮肤呈 45°～90°，从上至下刮拭 3～4 下，力道、速度适中，以皮肤出现潮红即可。

第二步：从定喘至肺俞拔罐

用真空抽气罐从定喘至肺俞穴上进行走罐 3～5 次（来回为 1 次），然后在定喘、肺俞穴上留罐 5 分钟。

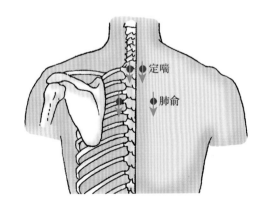

第三步：定喘至肺俞热敷

平时用砭石热敷包加热后热敷（热度以皮肤能忍受为度，注意不要太烫，以免烫伤），重点穴位定喘、肺俞，每天每个部位可以热敷 10～20 分钟。

第四步：以同样手法操作对侧穴位。

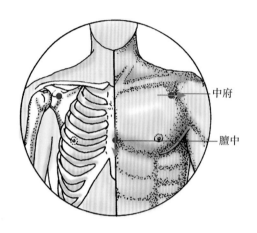

胸腹部

选用穴位：膻中、中府。

第一步：膻中刮痧

取坐位或仰卧位，涂刮痧油，用砭石刮痧板或水牛角刮痧板的薄边棱角，与皮肤呈 45°～90°，从上至下刮拭 3～4 下，力道、速度适中略轻，以皮肤出现潮红即可。

第二步：中府刮痧

涂刮痧油，用砭石刮痧板或水牛角刮痧板的薄边棱角，与皮肤呈 45°～90°，从内向外刮拭 3～4 下，力道、速度适中，以皮肤出现潮红即可。

第三步：膻中、中府拔罐

用真空抽气罐以膻中、中府穴为中心进行留罐（膻中穴拔罐时罐内压力不要太大，轻微吸上即可），每个穴位留罐时间 3～5 分钟。

第四步：以同样手法操作对侧穴位。

上肢部

选用穴位：天府、尺泽。

第一步：依次刮天府、尺泽

取坐位或仰卧位，涂刮痧油，用砭石刮痧板或水牛角刮痧板的薄边棱角，与皮肤呈 45°～90°，从上至下刮拭 3～4 下，力道、速度适中，以皮肤出现潮红即可。

第二步：天府、尺泽点穴

用砭石点穴棒，点按天府、尺泽至产生酸麻胀痛感时保持7～8秒，然后松手，间隔3～5秒，再重复点按6次左右。

第三步：以同样手法操作对侧穴位。

下肢部

选用穴位：足三里。

第一步：足三里刮痧

取坐位或仰卧位，涂刮痧油，用砭石刮痧板或水牛角刮痧板的薄边棱角，与皮肤呈45°～90°，从上至下刮拭3～4下，力道、速度略轻或适中，以皮肤出现潮红即可。

第二步：足三里拔罐

取坐位或仰卧位，用真空抽气罐以足三里穴为中心进行留罐，时间3～5分钟。

注：若此处体毛过盛或体形消瘦者可只刮痧，刮拭次数可增至6～7下，力道、速度略轻或适中，以皮肤出现潮红即可。

第三步：足三里点穴

用砭石点穴棒，点按足三里至产生酸麻胀痛感时保持7～8秒，然后松手，间隔3～5秒，再重复点按6次左右。

第四步：以同样手法操作对侧穴位。

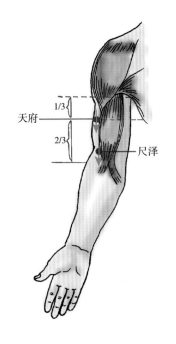

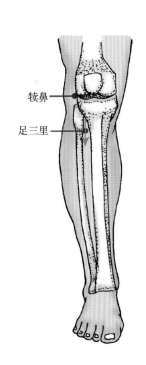

慢性支气管炎

　　慢性支气管炎是指气管、支气管黏膜及其周围组织的慢性炎症。临床上以咳嗽、咳痰反复发作为特点。寒冷地区多见此病，其病发生年龄多在40岁以上，且病程较长。

【调理方法】

按头颈部—背腰部—胸腹部—上肢部的顺序进行全身调理。

头颈部

　　选用穴位：风池、大椎。

第一步：风池刮痧

　　取坐位或俯卧位，用砭石刮痧板或水牛角刮痧板的薄边，与皮肤呈45°～90°，从上至下刮拭3～4下，力道、速度适中，头部不涂抹刮痧油，不要求出痧。

第二步：大椎刮痧

　　取坐位或俯卧位，用砭石刮痧板或水牛角刮痧板的薄边，与皮肤呈45°～90°，从上至下刮拭3～4下，力道、速度适中，以皮肤出现潮红即可。

　　注：大椎穴皮下肌肉较少，刮痧时

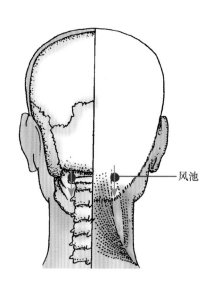

风池

力道应轻柔。

第三步：大椎拔罐

用真空抽气罐以大椎穴为中心进行留罐，时间 3～5 分钟。

第四步：风池点穴

用砭石点穴棒，点按风池穴至产生酸麻胀痛感时保持 7～8 秒，然后松手，间隔 3～5 秒，再重复点按 6 次左右。

第五步：以同样手法操作对侧穴位。

背腰部

选用穴位：大杼、肺俞。

第一步：从大杼至肺俞刮痧

取坐位或俯卧位，从大杼至肺俞穴的足太阳膀胱经上先涂抹刮痧油，然后用砭石刮痧板或水牛角刮痧板的薄边，与皮肤呈 45°～90°，从上至下刮拭 3～4 下，力道、速度适中，以皮肤出现潮红即可。

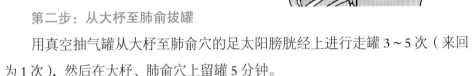

第二步：从大杼至肺俞拔罐

用真空抽气罐从大杼至肺俞穴的足太阳膀胱经上进行走罐 3～5 次（来回为 1 次），然后在大杼、肺俞穴上留罐 5 分钟。

第三步：大杼至肺俞热敷

平时用砭石热敷包加热后热敷（热度以皮肤能忍受为度，注意不要太烫，以免烫伤），重点穴位大杼、肺俞，每天每个部位可以热敷 10～20 分钟。

第四步：以同样手法操作对侧穴位。

胸腹部

选用穴位：中府。

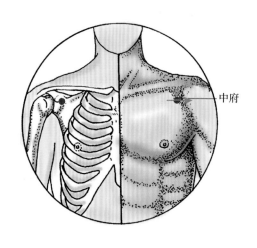

第一步：中府刮痧

取坐位或仰卧位，涂刮痧油，用砭石刮痧板或水牛角刮痧板的薄边棱角，与皮肤呈45°～90°，从内向外刮拭3～4下，力道、速度适中，以皮肤出现潮红即可。

第二步：中府拔罐

用真空抽气罐以中府穴为中心进行留罐，时间3～5分钟。

第三步：以同样手法操作对侧穴位。

上肢部

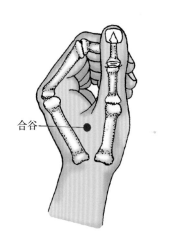

选用穴位：合谷。

第一步：合谷点穴

取坐位或仰卧位，用砭石点穴棒，点按合谷穴至产生酸麻胀痛感时保持7～8秒，然后松手，间隔3～5秒，再重复点按6次左右。

第二步：以同样手法操作对侧穴位。

慢性胃炎

慢性胃炎为胃黏膜非特异性慢性炎症，临床表现多无特异性症状，一般有阵发性或持续性上腹部不适、胀痛或烧灼感，以及持久的轻度恶心、食欲不振、口苦、进食易饱、呕吐等症状。此病常反复发作，以20～40岁的男性多见，但萎缩性胃炎则以40岁以上者为多见。本病为临床常见病、多发病之一。

【调理方法】

按背腰部—胸腹部—下肢部的顺序进行全身调理。

背腰部

选用穴位：肝俞、胆俞、脾俞、胃俞。

第一步：从肝俞至胃俞刮痧

取坐位或俯卧位，从肝俞至胃俞穴的足太阳膀胱经上先涂抹刮痧油，然后用砭石刮痧板或水牛角刮痧板的薄边，与皮肤呈45°～90°，从上至下刮拭3～4下，力道、速度适中，以皮肤出现潮红即可。

第二步：从肝俞至胃俞拔罐

用真空抽气罐从肝俞至胃俞穴上进行走罐3～5次（来回为1次），然后在肝俞、胆俞、脾俞、胃俞穴上留罐5分钟。

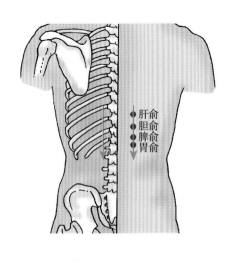

第三步：肝俞至胃俞热敷

平时用砭石热敷包加热后热敷（热度以皮肤能忍受为度，注意不要太烫，以免烫伤），重点穴位肝俞、胆俞、脾俞、胃俞，每天每个部位可以热敷10～20分钟。

第四步：以同样手法操作对侧穴位。

胸腹部

选用穴位：中脘。

第一步：中脘刮痧

取坐位或仰卧位，涂刮痧油，用砭石刮痧板或水牛角刮痧板的薄边棱角，与皮肤呈45°～90°，从上至下刮拭3～4下，力道、速度适中略轻，以皮肤出现潮红即可。

注：刮拭中脘穴时，患者应腹部臌气，以免伤及内脏。

第二步：中脘拔罐

用真空抽气罐以中脘穴为中心进行留罐，时间3～5分钟。

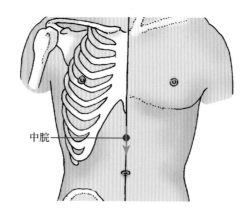

中脘

下肢部

选用穴位：足三里。

第一步：足三里刮痧

取坐位或仰卧位，涂刮痧油，用砭石刮痧板或水牛角刮痧板的薄边棱角，

与皮肤呈 45°～90°，从上至下刮拭 3～4 下，力道、速度略轻或适中，以皮肤出现潮红即可。

第二步：足三里拔罐

取坐位或仰卧位，用真空抽气罐以足三里穴为中心进行留罐，时间 3～5 分钟。

注：若此处体毛过盛或体形消瘦者可只刮痧，刮拭次数可增至 6～7 下，力道、速度略轻或适中，以皮肤出现潮红即可。

第三步：足三里点穴

用砭石点穴棒，点按足三里穴至产生酸麻胀痛感时保持 7～8 秒，然后松手，间隔 3～5 秒，再重复点按 6 次左右。

第四步：以同样手法操作对侧穴位。

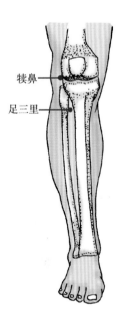

犊鼻

足三里

慢性胰腺炎

慢性胰腺炎是指胰腺组织反复发作性或持续性炎性病变。早期仅见上腹部不适、食欲不振、阵发性上腹部痛，放射到上腰区，食后加重，身体坐位前屈时减轻。疼痛加剧且成持续性，常伴有恶心、呕吐、脂肪泻（大便量多、色灰黄，有奇臭，含大量脂肪），或有持续性、间歇性黄疸，或发热、呕血，久病以后可有消瘦、衰弱及营养不良。本病男性发病多于女性。

【调理方法】

按背腰部—胸腹部—下肢部的顺序进行全身调理。

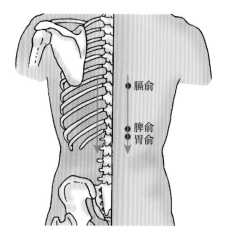

膈俞

脾俞
胃俞

背腰部

选用穴位：膈俞、脾俞、胃俞。

第一步：从膈俞至胃俞刮痧

取坐位或俯卧位，从膈俞至胃俞穴的足太阳膀胱经上先涂抹刮痧油，然后用砭石刮痧板或水牛角刮痧板的薄边，与皮肤呈45°～90°，从上至下刮拭3～4下，力道、速度适中，以皮肤出现潮红即可。

第二步：从膈俞至胃俞拔罐

用真空抽气罐从膈俞至胃俞穴上进行走罐3～5次（来回为1次），然后在膈俞、脾俞、胃俞穴上留罐5分钟。

第三步：膈俞至胃俞热敷

平时用砭石热敷包加热后热敷（热度以皮肤能忍受为度，注意不要太烫，以免烫伤），重点穴位膈俞、脾俞、胃俞，每天每个部位可以热敷10～20分钟。

第四步：以同样手法操作对侧穴位。

胸腹部

选用穴位：期门。

第一步：期门刮痧

取坐位或仰卧位，涂刮痧油，用砭石刮痧板或水牛角刮痧板的薄边棱角，与皮肤呈45°～90°，从内向外刮拭3～4下，力道、速度适中略轻，以皮肤出现潮红即可。

第二步：期门拔罐

用真空抽气罐以期门穴为中心进行留罐，时间3～5分钟。

第三步：以同样手法操作对侧穴位。

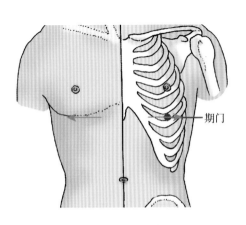

期门

下肢部

选用穴位：足三里、丘墟。

第一步：足三里刮痧

取坐位或仰卧位，涂刮痧油，用砭石刮痧板或水牛角刮痧板的薄边棱角，与皮肤呈45°～90°，从上至下刮拭3～4下，力道、速度略轻或适中，以皮肤出现潮红即可。

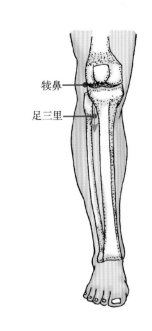

犊鼻

足三里

第二步：足三里拔罐

取坐位或仰卧位，用真空抽气罐以足三里穴为中心进行留罐，时间3～5分钟。

注：若此处体毛过盛或体形消瘦者可只刮痧，刮拭次数可增至6～7下，力道、速度略轻或适中，以皮肤出现潮红即可。

第三步：足三里、丘墟点穴

用砭石点穴棒，点按足三里、丘墟穴至产生酸麻胀痛感时保持7～8秒，然后松手，间隔3～5秒，再重复点按6次左右。

第四步：以同样手法操作对侧穴位。

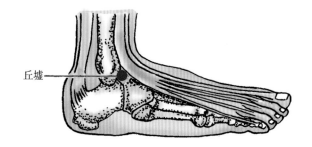

丘墟

慢性胆囊炎

慢性胆囊炎是胆囊纤维组织增生及慢性炎性细胞浸润性疾病，是最常见的胆囊疾病。临床表现为上腹或右上腹不适感，持续性钝痛或右肩胛区疼痛、腹胀、胃灼热、嗳气、反酸和恶心顽固不愈，在进食油煎或脂肪类食物后可加剧，也可有餐后发作的胆绞痛。

【调理方法】

按背腰部—胸腹部—下肢部的顺序进行全身调理。

背腰部

选用穴位：膈俞、肝俞、胆俞。

第一步：从膈俞至胆俞刮痧

取坐位或俯卧位，从膈俞至胆俞穴的足太阳膀胱经上先涂抹刮痧油，然后用砭石刮痧板或水牛角刮痧板的薄边，与皮肤呈45°～90°，从上至下刮拭3～4下，力道、速度适中，以皮肤出现潮红即可。

第二步：从膈俞至胆俞拔罐

用真空抽气罐从膈俞至胆俞穴的足太阳膀胱经上进行走罐3～5次（来回为1次），然后在膈俞、肝俞、胆俞穴上留罐5分钟。

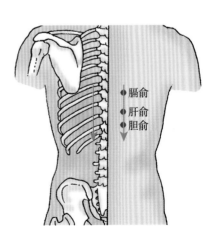

膈俞
肝俞
胆俞

第三步：膈俞至胆俞热敷

平时用砭石热敷包加热后热敷（热度以皮肤能忍受为度，注意不要太烫，以免烫伤），重点穴位膈俞、肝俞、胆俞，每天每个部位可以热敷 10 ~ 20 分钟。

第四步：以同样手法操作对侧穴位。

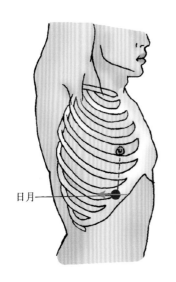

日月

胸腹部

选用穴位：日月、梁门。

第一步：日月刮痧

涂刮痧油，用砭石刮痧板或水牛角刮痧板的薄边棱角，与皮肤呈 45° ~ 90°，从内向外刮拭 3 ~ 4 下，力道、速度适中，以皮肤出现潮红即可。

第二步：梁门刮痧

取坐位或仰卧位，涂刮痧油，用砭石刮痧板或水牛角刮痧板的薄边棱角，与皮肤呈 45° ~ 90°，从上至下刮拭 3 ~ 4 下，力道、速度适中略轻，以皮肤出现潮红即可。

第三步：日月、梁门拔罐

用真空抽气罐以日月、梁门穴为中心进行留罐，每个穴位留罐时间 3 ~ 5 分钟。

第四步：以同样手法操作对侧穴位。

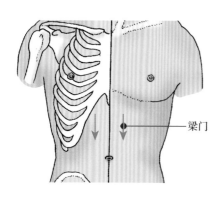

梁门

下肢部

选用穴位：阳陵泉、胆囊穴。

第一步：阳陵泉、胆囊穴刮痧

取坐位或仰卧位，涂刮痧油，用砭石刮痧板或水牛角刮痧板的薄边棱角，与皮肤呈45°～90°，从上至下刮拭 3～4 下，力道、速度略轻或适中，以皮肤出现潮红即可。

第二步：阳陵泉、胆囊穴拔罐

取坐位或仰卧位，用真空抽气罐以阳陵泉、胆囊穴为中心进行留罐，时间 3～5 分钟。

注：若此处体毛过盛或体形消瘦者可只刮痧，刮拭次数可增至 6～7 下，力道、速度略轻或适中，以皮肤出现潮红即可。

第三步：阳陵泉、胆囊穴点穴

用砭石点穴棒，点按阳陵泉、胆囊穴至产生酸麻胀痛感时保持 7～8 秒，然后松手，间隔 3～5 秒，再重复点按 6 次左右。

第四步：以同样手法操作对侧穴位。

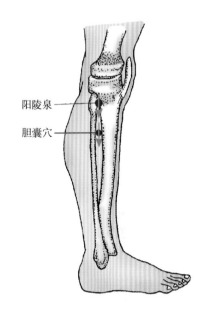

阳陵泉
胆囊穴

慢性阑尾炎

慢性阑尾炎是指因阑尾壁纤维组织增多，管腔部分狭窄或闭合，周围粘连形成等病理变化，引起的慢性炎症性疾病。其临床表现以反复发作的右下腹疼痛伴有恶心、腹胀、腹泻、便秘等常见消化系统症状为特征。

【调理方法】

按背腰部—胸腹部—上肢部—下肢部的顺序进行全身调理。

背腰部

选用穴位：大肠俞、关元俞、次髎。

第一步：从大肠俞至次髎刮痧

取坐位或俯卧位，从大肠俞至次髎穴的足太阳膀胱经上先涂抹刮痧油，然后用砭石刮痧板或水牛角刮痧板的薄边，与皮肤呈 45°～90°，从上至下刮拭 3～4 下，力道、速度适中，以皮肤出现潮红即可。

第二步：从大肠俞至次髎拔罐

用真空抽气罐从大肠俞至次髎穴上进行走罐 3～5 次（来回为 1 次），然后在大肠俞、关元俞、次髎穴上留罐 5 分钟。

第三步：大肠俞至次髎热敷

平时用砭石热敷包加热后热敷（热度以皮肤能忍受为度，注意不要太烫，以免烫伤），重点穴位大肠俞、关元俞、次髎，

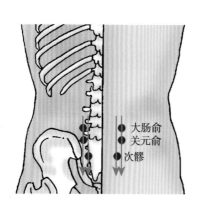

大肠俞
关元俞
次髎

每天每个部位可以热敷 10～20 分钟。

第四步：以同样手法操作对侧穴位。

胸腹部

选用穴位：天枢。

第一步：天枢刮痧

取坐位或仰卧位，涂刮痧油，用砭石刮痧板或水牛角刮痧板的薄边棱角，与皮肤呈 45°～90°，从上至下刮拭 3～4 下，力道、速度适中略轻，以皮肤出现潮红即可。

注：刮拭天枢穴时，患者应腹部臌气，以免伤及内脏。

第二步：天枢拔罐

用真空抽气罐以天枢穴为中心进行留罐，时间 3～5 分钟。

第三步：以同样手法操作对侧穴位。

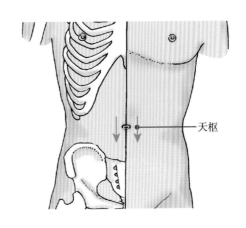

上肢部

选用穴位：合谷。

第一步：合谷点穴

取坐位或仰卧位，用砭石点穴棒，点按合谷穴至产生酸麻胀痛感时保持 7～8 秒，然后松手，间隔 3～5 秒，再重复点按 6 次左右。

第二步：以同样手法操作对侧穴位。

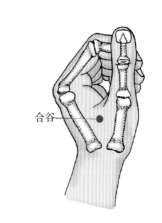

下肢部

选用穴位：阑尾。

第一步：阑尾刮痧

取坐位或仰卧位，涂刮痧油，用砭石刮痧板或水牛角刮痧板的薄边棱角，与皮肤呈 45°～90°，从上至下刮拭 3～4 下，力道、速度略轻或适中，以皮肤出现潮红即可。

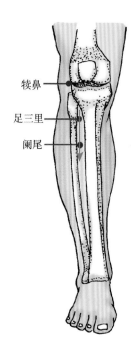

第二步：阑尾拔罐

取坐位或仰卧位，用真空抽气罐以阑尾穴为中心进行留罐，时间 3～5 分钟。

注：若此处体毛过盛或体形消瘦者可只刮痧，刮拭次数可增至 6～7 下，力道、速度略轻或适中，以皮肤出现潮红即可。

第三步：阑尾点穴

用砭石点穴棒，点按阑尾穴至产生酸麻胀痛感时保持 7～8 秒，然后松手，间隔 3～5 秒，再重复点按 6 次左右。

第四步：以同样手法操作对侧穴位。

慢性腹泻

慢性腹泻是临床消化系统疾病中的常见疾病，以排便次数增多、粪便稀薄为主要临床表现。持续或反复超过 2 个月者，称慢性腹泻。

【调理方法】

按背腰部—胸腹部—下肢部的顺序进行全身调理。

背腰部

选用穴位：脾俞、肾俞、大肠俞。

第一步：从脾俞至大肠俞刮痧

取坐位或俯卧位，从脾俞至大肠俞穴的足太阳膀胱经上先涂抹刮痧油，然后用砭石刮痧板或水牛角刮痧板的薄边，与皮肤呈 45°～90°，从上至下刮拭 3～4 下，力道、速度适中，以皮肤出现潮红即可。

第二步：从脾俞至大肠俞拔罐

用真空抽气罐从脾俞至大肠俞穴上进行走罐 3～5 次（来回为 1 次），然后在脾俞、肾俞、大肠俞穴上留罐 5 分钟。

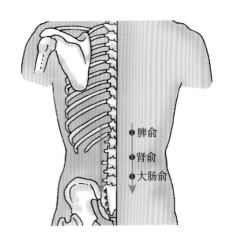

脾俞
肾俞
大肠俞

第三步：脾俞至大肠俞热敷

平时用砭石热敷包加热后热敷（热度以皮肤能忍受为度，注意不要太烫，以免烫伤），重点穴位脾俞、肾俞、大肠俞，每天每个部位可以热敷 10～20 分钟。

第四步：以同样手法操作对侧穴位。

胸腹部

选用穴位：关元。

第一步：关元刮痧

取坐位或仰卧位，涂刮痧油，用砭石刮痧板或水牛角刮痧板的薄边棱角，与皮肤呈 45°～90°，从上至下刮拭 3～4 下，力道、速度适中略轻，以皮肤出现潮红即可。

注：刮拭关元时，腹部应憋气，避免伤及内脏。

第二步：关元拔罐

用真空抽气罐以关元穴为中心进行留罐，时间 3～5 分钟。

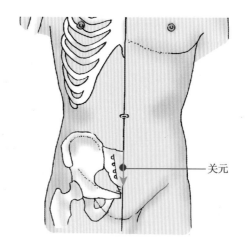

关元

下肢部

选用穴位：足三里。

第一步：足三里刮痧

取坐位或仰卧位，涂刮痧油，用砭石刮痧板或水牛角刮痧板的薄边棱角，与皮肤呈 45°～90°，从上至下刮拭 3～4 下，力道、速度略轻或适中，以皮肤出现潮红即可。

第二步：足三里拔罐

取坐位或仰卧位，用真空抽气罐以足三里穴为中心进行留罐，时间 3～5 分钟。

注：若此处体毛过盛或体形消瘦者可只刮痧，刮拭次数可增至 6～7 下，力道、速度略轻或适中，以皮肤出现潮红即可。

第三步：足三里点穴

用砭石点穴棒，点按足三里至产生酸麻胀痛感时保持 7～8 秒，然后松手，间隔 3～5 秒，再重复点按 6 次左右。

第四步：以同样手法操作对侧穴位。

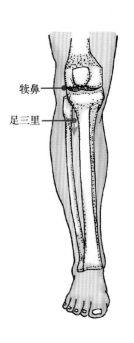

犊鼻

足三里

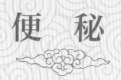

便　秘

便秘是指大便秘结，排便时间延长，或虽有便意但排便困难。

【调理方法】

按背腰部—胸腹部—上肢部—下肢部的顺序进行全身调理。

背腰部

选用穴位：小肠俞、八髎（上髎、次髎、中髎、下髎）。

第一步：从小肠俞至八髎刮痧

取坐位或俯卧位，从小肠俞至八髎穴的足太阳膀胱经上先涂抹刮痧油，然

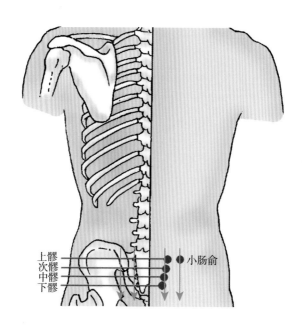

后用砭石刮痧板或水牛角刮痧板的薄边，与皮肤呈45°～90°，从上至下刮拭3～4下，力道、速度适中，以皮肤出现潮红即可。

第二步：从小肠俞至八髎拔罐

用真空抽气罐从小肠俞至八髎穴上进行走罐3～5次（来回为1次），然后在小肠俞、八髎穴上留罐5分钟。

第三步：小肠俞至八髎热敷

平时用砭石热敷包加热后热敷（热度以皮肤能忍受为度，注意不要太烫，以免烫伤），重点穴位小肠俞、八髎，每天每个部位可以热敷10～20分钟。

第四步：以同样手法操作对侧穴位。

胸腹部

选用穴位：天枢。

第一步：天枢刮痧

取坐位或仰卧位，涂刮痧油，用砭石刮痧板或水牛角刮痧板的薄边棱角，与皮肤呈45°～90°，从上至下刮拭3～4下，力道、速度适中略轻，以皮肤出现潮红即可。

注：刮拭天枢穴时，患者应腹部胀气，以免伤及内脏。

第二步：天枢拔罐

用真空抽气罐以天枢穴为中心进行留罐，时间3～5分钟。

第三步：以同样手法操作对侧穴位。

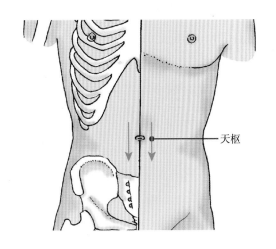

天枢

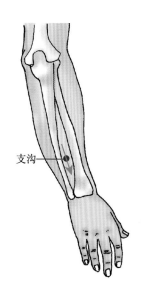

上肢部

选用穴位：支沟。

第一步：支沟刮痧

取坐位或仰卧位，涂刮痧油，用砭石刮痧板或水牛角刮痧板的薄边棱角，与皮肤呈45°～90°，从上至下刮拭3～4下，力道、速度适中，以皮肤出现潮红即可。

第二步：支沟点穴

用砭石点穴棒，点按支沟穴至产生酸麻胀痛感时保持7～8秒，然后松手，间隔3～5秒，再重复点按6次左右。

第三步：以同样手法操作对侧穴位。

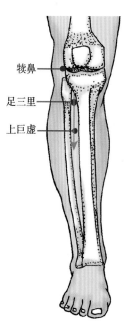

下肢部

选用穴位：足三里、上巨虚。

第一步：足三里、上巨虚刮痧

取坐位或仰卧位，涂刮痧油，用砭石刮痧板或水牛角刮痧板的薄边棱角，与皮肤呈45°～90°，从上至下刮拭3～4下，力道、速度略轻或适中，以皮肤出现潮红即可。

第二步：足三里、上巨虚拔罐

取坐位或仰卧位，用真空抽气罐以足三里、上巨虚穴为中心进行留罐，每个穴位留罐时间3～5分钟。

注：若此处体毛过盛或体形消瘦者可只刮痧，刮拭次数可增至6～7下，力道、速度略轻或适中，以皮肤出现潮红即可。

第三步：足三里、上巨虚点穴

用砭石点穴棒，点按足三里、上巨虚穴至产生酸麻胀痛感时保持7～8秒，然后松手，间隔3～5秒，再重复点按6次左右。

第四步：以同样手法操作对侧穴位。

肠道易激综合征

肠道易激综合征是常见的肠道（大肠或小肠）功能性疾病，是由肠管运动与分泌功能异常所引起。主要表现为腹痛（痛的部位多在左下腹部，少数位于脐旁），便秘（粪便常呈羊粪状或栗子状干硬便，有时粪便外包有透明黏液），腹泻（可为溏、稀、水样便）或交替性腹泻与便秘。此病多发于中年，女性略多于男性。

【调理方法】

按背腰部—胸腹部—下肢部的顺序进行全身调理。

背腰部

选用穴位：大肠俞。

第一步：大肠俞刮痧

取坐位或俯卧位，先涂抹刮痧油，然后用砭石刮痧板或水牛角刮痧板的薄边，与皮肤呈45°～90°，从上至下刮拭3～4下，力道、速度适中，以皮肤出现潮红即可。

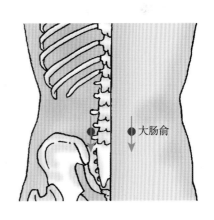

大肠俞

第二步：大肠俞拔罐

用真空抽气罐以大肠俞穴为中心进行留罐，时间 3～5 分钟。

第三步：大肠俞热敷

平时用砭石热敷包加热后热敷（热度以皮肤能忍受为度，注意不要太烫，以免烫伤），重点穴位大肠俞，每天可以热敷 10～20 分钟。

第四步：以同样手法操作对侧穴位。

胸腹部

选用穴位：天枢。

第一步：天枢刮痧

取坐位或仰卧位，涂刮痧油，用砭石刮痧板或水牛角刮痧板的薄边棱角，与皮肤呈 45°～90°，从上至下刮拭 3～4 下，力道、速度适中略轻，以皮肤出现潮红即可。

注：刮拭天枢穴时，患者应腹部腆气，以免伤及内脏。

第二步：天枢拔罐

用真空抽气罐以天枢穴为中心进行留罐，时间 3～5 分钟。

第三步：以同样手法操作对侧穴位。

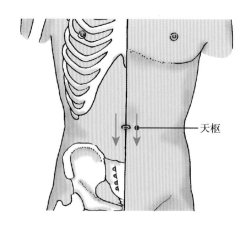

下肢部

选用穴位：足三里。

第一步：足三里刮痧

取坐位或仰卧位，涂刮痧油，用砭石刮痧板或水牛角刮痧板的薄边棱角，与皮肤呈 45°～90°，从上至下刮拭 3～4 下，力道、速度略轻或适中，以皮肤出现潮红即可。

第二步：足三里拔罐

取坐位或仰卧位，用真空抽气罐以足三里穴为中心进行留罐，时间 3～5 分钟。

注： 若此处体毛过盛或体形消瘦者可只刮痧，刮拭次数可增至 6～7 下，力道、速度略轻或适中，以皮肤出现潮红即可。

第三步：足三里点穴

平时用砭石点穴棒，点按足三里穴至产生酸麻胀痛感时保持 7～8 秒，然后松手，间隔 3～5 秒，再重复点按 6 次左右。

第四步： 以同样手法操作对侧穴位。

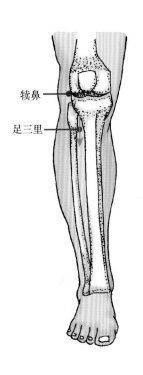

犊鼻

足三里

胆道系统感染和胆石症

胆道系统感染包括急慢性胆囊炎、胆管炎等。胆石症包括胆囊内、胆总管、肝内胆管结石等。此病多发于青壮年，女性多于男性。胆系感染属急性者临床表现以寒战高热，右上腹痛，呈持续性阵发性加重，黄疸、胆囊区触痛，或伴反跳痛，或伴消化不良症状。属慢性者右上腹常呈隐痛或钝痛，脂餐后尤甚。胆石症临床可无症状，但如嵌顿于胆道则可见胆绞痛、阻塞性黄疸，或胆道感染症状。痛剧时常伴恶心、呕吐和饮食减少。

【调理方法】

按背腰部—胸腹部—下肢部的顺序进行全身调理。

背腰部

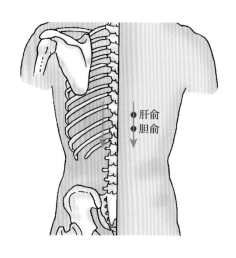

肝俞
胆俞

选用穴位：肝俞、胆俞。

第一步：从肝俞至胆俞刮痧

取坐位或俯卧位，从肝俞至胆俞穴的足太阳膀胱经上先涂抹刮痧油，然后用砭石刮痧板或水牛角刮痧板的薄边，与皮肤呈45°～90°，从上至下刮拭3～4下，力道、速度适中，以皮肤出现潮红即可。

第二步：从肝俞至胆俞拔罐

用真空抽气罐在肝俞至胆俞穴上

进行走罐 3 ~ 5 次（来回为 1 次），然后在肝俞、胆俞穴上留罐 5 分钟。

第三步：肝俞至胆俞热敷

平时用砭石热敷包加热后热敷（热度以皮肤能忍受为度，注意不要太烫，以免烫伤），重点穴位肝俞、胆俞穴，每天可以热敷 10 ~ 20 分钟。

第四步：以同样手法操作对侧穴位。

胸腹部

选用穴位：期门、日月。

第一步：同时刮期门、日月

取坐位或仰卧位，涂刮痧油，用砭石刮痧板或水牛角刮痧板的薄边棱角，与皮肤呈 45° ~ 90°，从内向外刮拭 3 ~ 4 下，力道、速度适中略轻，以皮肤出现潮红即可。

第二步：期门、日月拔罐

用真空抽气罐以期门、日月穴为中心进行留罐，每个穴位留罐时间 3 ~ 5 分钟。

第三步：以同样手法操作对侧穴位。

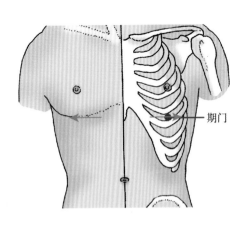
期门

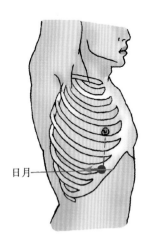
日月

下肢部

选用穴位：阳陵泉、胆囊穴、太冲。

第一步：阳陵泉、胆囊穴刮痧

取坐位或仰卧位，涂刮痧油，用砭石刮痧板或水牛角刮痧板的薄边棱角，与皮肤呈 45°～90°，从上至下刮拭 3～4 下，力道、速度略轻或适中，以皮肤出现潮红即可。

第二步：阳陵泉、胆囊穴拔罐

取坐位或仰卧位，用真空抽气罐以阳陵泉、胆囊穴为中心进行留罐，每个穴位留罐时间 3～5 分钟。

注：若此处体毛过盛或体形消瘦者可只刮痧，刮拭次数可增至 6～7 下，力道、速度略轻或适中，以皮肤出现潮红即可。

第三步：阳陵泉、胆囊穴、太冲点穴

用砭石点穴棒，点按阳陵泉、胆囊、太冲穴至产生酸麻胀痛感时保持 7～8 秒，然后松手，间隔 3～5 秒，再重复点按 6 次左右。

第四步：以同样手法操作对侧穴位。

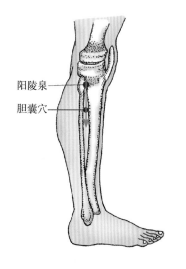
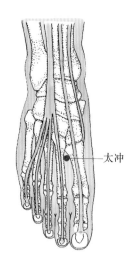

慢性肾小球肾炎

慢性肾小球肾炎简称慢性肾炎，是由多种病因引起的原发于肾小球的慢性炎症性疾病。临床上以尿异常改变（蛋白尿、血尿及管型尿）、水肿、高血压及肾功能损害等为其特征，病程迁延，晚期可出现肾功能衰竭。本病可发生在不同年龄，尤以青壮年为多，男性发病率较女性为高。

【调理方法】

按背腰部—胸腹部—下肢部的顺序进行全身调理。

背腰部

选用穴位：脾俞、肾俞、命门。

第一步：命门刮痧

取坐位或俯卧位，先涂抹刮痧油，然后用砭石刮痧板或水牛角刮痧板的薄边，与皮肤呈45°～90°，从上至下刮拭3～4下，力道、速度适中，以皮肤出现潮红即可。

注：命门穴处肌肉较少，刮痧时力道应轻。

第二步：从脾俞至肾俞刮痧

取坐位或俯卧位，从脾俞至肾俞穴上先涂抹刮痧油，然后用砭石刮痧板或

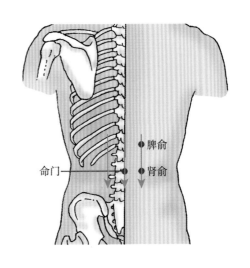

命门——

脾俞

肾俞

水牛角刮痧板的薄边，与皮肤呈45°～90°，从上至下刮拭3～4下，力道、速度适中，以皮肤出现潮红即可。

第三步：从脾俞至肾俞拔罐

用真空抽气罐从脾俞至肾俞穴上进行走罐3～5次（来回为1次），然后在脾俞、肾俞穴上留罐5分钟。

第四步：命门拔罐

用真空抽气罐以命门穴为中心进行留罐，时间3～5分钟。

注：命门穴罐内压力不要太大，轻微吸上即可。

第五步：命门、脾俞至肾俞热敷

平时用砭石热敷包加热后热敷（热度以皮肤能忍受为度，注意不要太烫，以免烫伤），重点穴位命门、脾俞、肾俞，每天每个部位可以热敷10～20分钟。

第六步：以同样手法操作对侧穴位。

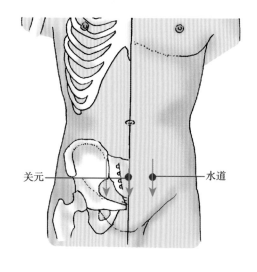

关元　　水道

胸腹部

选用穴位：关元、水道。

第一步：关元、水道刮痧

取坐位或仰卧位，涂刮痧油，用砭石刮痧板或水牛角刮痧板的薄边棱角，与皮肤呈45°～90°，从上至下刮拭3～4下，力道、速度适中略轻，以皮肤出现潮红即可。

注：刮拭关元至中极时，患者应腹部膨气，以免伤及内脏。

第二步：关元、水道拔罐

用真空抽气罐以关元、水道穴为中心进行留罐（罐内压力不要太大，轻微吸上即可），每个穴位留罐时间3～5分钟。

第三步：以同样手法操作对侧穴位。

下肢部

选用穴位：足三里、三阴交、太溪。

第一步：足三里、三阴交刮痧

取坐位或仰卧位，涂刮痧油，用砭石刮痧板或水牛角刮痧板的薄边棱角，与皮肤呈 45°～90°，从上至下刮拭 3～4 下，力道、速度略轻或适中，以皮肤出现潮红即可。

第二步：足三里、三阴交拔罐

取坐位或仰卧位，用真空抽气罐以足三里、三阴交穴为中心进行留罐，每个穴位留罐时间 3～5 分钟。

注：若此处体毛过盛或体形消瘦者可只刮痧，刮拭次数可增至 6～7 下，力道、速度略轻或适中，以皮肤出现潮红即可。

第三步：足三里、三阴交、太溪点穴

用砭石点穴棒，点按足三里、三阴交、太溪穴至产生酸麻胀痛感时保持 7～8 秒，然后松手，间隔 3～5 秒，再重复点按 6 次左右。

第四步：以同样手法操作对侧穴位。

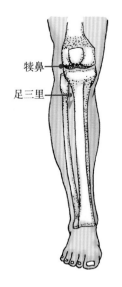
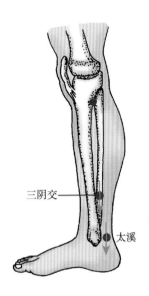

尿道炎

尿道炎是由大肠杆菌、绿脓杆菌、葡萄球菌、粪链球菌等感染所致。男性急性尿道炎的主要症状是出现尿道分泌物，初为黏液性，逐渐变为脓性，数量随之增加；女性则分泌物较少。其他症状有尿痛、尿频和尿急，个别有血尿。耻骨上区及会阴部有钝痛感。慢性尿道炎患者症状不明显，有的无症状，或仅在晨起后见少量浆液性分泌物黏着于尿道外口。

【调理方法】

按背腰部—胸腹部—下肢部的顺序进行全身调理。

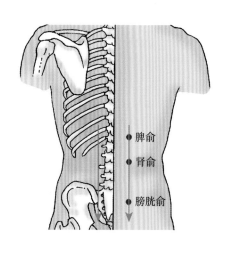

背腰部

选用穴位：脾俞、肾俞、膀胱俞。

第一步：从脾俞至膀胱俞刮痧

取坐位或俯卧位，从脾俞至膀胱俞穴的足太阳膀胱经上先涂抹刮痧油，然后用砭石刮痧板或水牛角刮痧板的薄边，与皮肤呈45°～90°，从上至下刮拭3～4下，力道、速度适中，以皮肤出现潮红即可。

第二步：从脾俞至膀胱俞拔罐

用真空抽气罐从脾俞至膀胱俞穴上进行走罐 3～5 次（来回为 1 次），然后在脾俞、肾俞、膀胱俞穴上留罐 5 分钟。

第三步：脾俞至膀胱俞热敷

平时用砭石热敷包加热后热敷（热度以皮肤能忍受为度，注意不要太烫，以免烫伤），重点穴位脾俞、肾俞、膀胱俞，每天每个部位可以热敷 10～20 分钟。

第四步：以同样手法操作对侧穴位。

胸腹部

选用穴位：关元、中极。

第一步：从关元至中极刮痧

取坐位或仰卧位，涂刮痧油，用砭石刮痧板或水牛角刮痧板的薄边棱角，与皮肤呈 45°～90°，从上至下刮拭 3～4 下，力道、速度适中略轻，以皮肤出现潮红即可。

注：刮拭关元至中极时，腹部应臌气，避免伤及内脏。

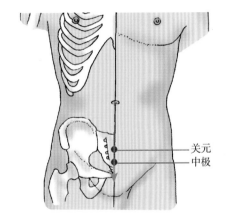

关元
中极

第二步：关元、中极拔罐

用真空抽气罐以关元、中极穴为中心进行留罐，每个穴位留罐时间 3～5 分钟。

下肢部

选用穴位：足三里、阴陵泉、三阴交。

第一步：足三里、阴陵泉、三阴交刮痧

取坐位或仰卧位，涂刮痧油，用砭石刮痧板或水牛角刮痧板的薄边棱角，与皮肤呈 45°～90°，从上至下刮拭 3～4 下，力道、速度略轻或适中，以皮肤出现潮红即可。

第二步：足三里、阴陵泉、三阴交拔罐

取坐位或仰卧位，用真空抽气罐以足三里、阴陵泉、三阴交穴为中心进行留罐，每个穴位留罐时间3~5分钟。

注：若此处体毛过盛或体形消瘦者可只刮痧，刮拭次数可增至6~7下，力道、速度略轻或适中，以皮肤出现潮红即可。

第三步：足三里、阴陵泉、三阴交点穴

平时用砭石点穴棒，点按足三里、阴陵泉、三阴交穴至产生酸麻胀痛感时保持7~8秒，然后松手，间隔3~5秒，再重复点按6次左右。

第四步：以同样手法操作对侧穴位。

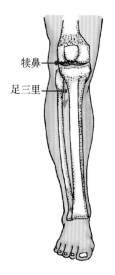
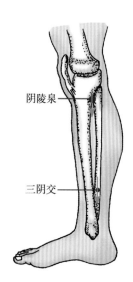

膀胱炎

膀胱炎是因细菌上行感染或由肾脏炎症下行感染等因素引起的一种病症。急性膀胱炎临床表现有尿痛，多在排尿时出现，排尿终末时较重，疼痛部位在会阴部或耻骨上区，如伴有尿潴留时，疼痛多为持续性钝痛；尿频、尿急、尿混浊，排尿终末时可有少许血尿。轻度腰痛，发热（一般在38℃以下）。慢性膀胱炎症状与急性相同，但程度较轻。

【调理方法】

按背腰部—胸腹部—下肢部的顺序进行全身调理。

背腰部

选用穴位：三焦俞、肾俞、膀胱俞、次髎。

第一步：从三焦俞至次髎刮痧

取坐位或俯卧位，从三焦俞至次髎穴的足太阳膀胱经上先涂抹刮痧油，然后用砭石刮痧板或水牛角刮痧板的薄边，与皮肤呈45°~90°，从上至下刮拭3~4下，力道、速度适中，以皮肤出现潮红即可。

第二步：从三焦俞至次髎拔罐

用真空抽气罐从三焦俞至次髎穴上进行走罐3~5次（来回为1次），然后

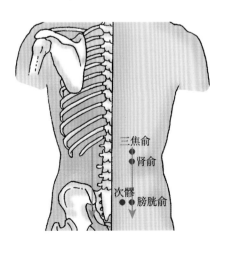

三焦俞
肾俞
次髎
膀胱俞

在三焦俞、肾俞、膀胱俞、次髎穴上留罐 5 分钟。

第三步：三焦俞至次髎热敷

平时用砭石热敷包加热后热敷（热度以皮肤能忍受为度，注意不要太烫，以免烫伤），重点穴位三焦俞、肾俞、膀胱俞、次髎，每天每个部位可以热敷 10～20 分钟。

第四步：以同样手法操作对侧穴位。

胸腹部

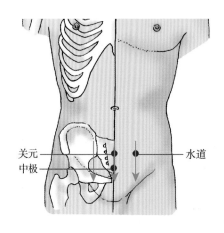

关元 —
中极 —
— 水道

选用穴位：关元、中极、水道。

第一步：从关元至中极、水道刮痧

取坐位或仰卧位，涂刮痧油，用砭石刮痧板或水牛角刮痧板的薄边棱角，与皮肤呈 45°～90°，从上至下刮拭 3～4 下，力道、速度适中略轻，以皮肤出现潮红即可。

注：刮拭关元至中极、水道时，腹部应鼓气，避免伤及内脏。

第二步：关元、中极、水道拔罐

用真空抽气罐以关元、中极、水道穴为中心进行留罐，每个穴位留罐时间 3～5 分钟。

第三步：以同样手法操作对侧穴位。

下肢部

选用穴位：曲泉、阴陵泉、三阴交、中封、然谷。

第一步：曲泉、阴陵泉、三阴交刮痧

取坐位或仰卧位，涂刮痧油，用砭石刮痧板或水牛角刮痧板的薄边棱角，与皮肤呈 45°～90°，从上至下刮拭 3～4 下，力道、速度略轻或适中，以皮肤出现潮红即可。

第二步：曲泉、阴陵泉、三阴交拔罐

取坐位或仰卧位，用真空抽气罐以曲泉、阴陵泉、三阴交穴为中心进行留罐，每个穴位留罐时间3~5分钟。

注：若此处体毛过盛或体形消瘦者可只刮痧，刮拭次数可增至6~7下，力道、速度略轻或适中，以皮肤出现潮红即可。

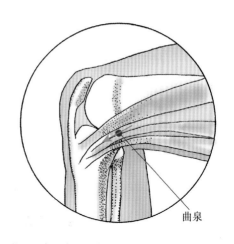

曲泉

第三步：曲泉、阴陵泉、三阴交、中封、然谷点穴

用砭石点穴棒，点按曲泉、阴陵泉、三阴交、中封、然谷穴至产生酸麻胀痛感时保持7~8秒，然后松手，间隔3~5秒，再重复点按6次左右。

第四步：以同样手法操作对侧穴位。

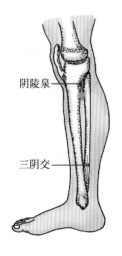
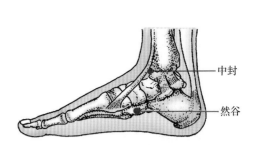

阴陵泉

三阴交

中封

然谷

泌尿系结石

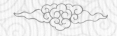

泌尿系结石亦称尿石症，是肾结石、输尿管结石、膀胱结石和尿道结石的总称。其病变为结石形成后在泌尿系造成局部创伤、梗阻或并发感染。肾盏结石主要表现为血尿、腰部钝痛或胀痛。肾盂结石主要表现为肾绞痛并向背、上腹部和输尿管区放射。输尿管结石主要表现为疼痛与肾结石相同并伴尿急、频、痛和排尿困难。膀胱结石主要表现为排尿疼痛。尿道结石主要表现为排尿痛和排尿困难。

【调理方法】

按背腰部—胸腹部—下肢部的顺序进行全身调理。

背腰部

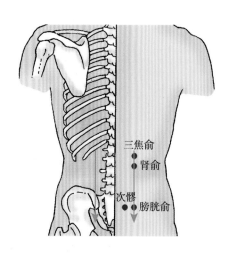

选用穴位：三焦俞、肾俞、膀胱俞、次髎。

第一步：从三焦俞至次髎刮痧

取坐位或俯卧位，从三焦俞至次髎穴的足太阳膀胱经上先涂抹刮痧油，然后用砭石刮痧板或水牛角刮痧板的薄边，与皮肤呈45°～90°，从上至下刮拭3～4下，力道、速度适中，以皮肤出现潮红即可。

第二步：从三焦俞至次髎拔罐

用真空抽气罐从三焦俞至次髎穴上进行走罐 3～5 次（来回为 1 次），然后在三焦俞、肾俞、膀胱俞、次髎穴上留罐 5 分钟。

第三步：三焦俞至次髎热敷

平时用砭石热敷包加热后热敷（热度以皮肤能忍受为度，注意不要太烫，以免烫伤），重点穴位三焦俞、肾俞、膀胱俞、次髎，每天每个部位可以热敷 10～20 分钟。

第四步：以同样手法操作对侧穴位。

胸腹部

选用穴位：中极。

第一步：中极刮痧

取坐位或仰卧位，涂刮痧油，用砭石刮痧板或水牛角刮痧板的薄边棱角，与皮肤呈 45°～90°，从上至下刮拭 3～4 下，力道、速度适中略轻，以皮肤出现潮红即可。

注：刮拭中极穴时，腹部应腆气，避免伤及内脏。

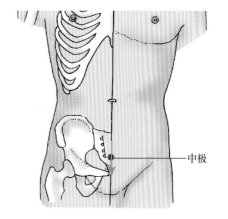

中极

第二步：中极拔罐

用真空抽气罐以中极穴为中心进行留罐，时间 3～5 分钟。

下肢部

选用穴位：交信、太溪。

第一步：交信刮痧

取坐位或仰卧位，涂刮痧油，用砭石刮痧板或水牛角刮痧板的薄边棱角，与皮肤呈 45°～90°，从上至下刮拭 3～4 下，力道、速度略轻或适中，以皮肤

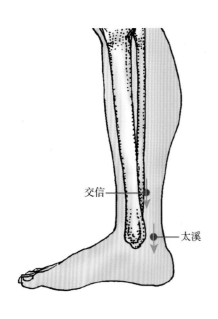

交信

太溪

出现潮红即可。

第二步：交信拔罐

取坐位或仰卧位，用真空抽气罐以交信穴为中心进行留罐，时间 3～5 分钟。

注：若此处体毛过盛或体形消瘦者可只刮痧，刮拭次数可增至 6～7 下，力道、速度略轻或适中，以皮肤出现潮红即可。

第三步：交信、太溪点穴

用砭石点穴棒，点按交信、太溪穴至产生酸麻胀痛感时保持 7～8 秒，然后松手，间隔 3～5 秒，再重复点按 6 次左右。

第四步：以同样手法操作对侧穴位。

第五章

健骨又强筋，疲劳去无踪

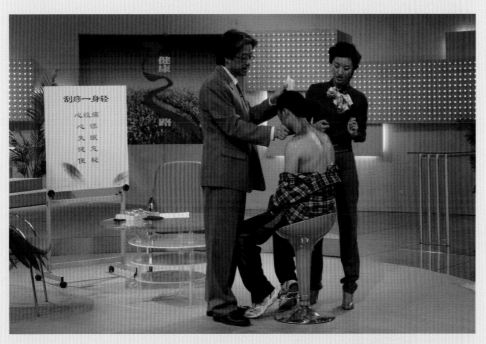

中央电视台《健康之路》栏目，王敬为观众演示刮痧疗法

颈椎病

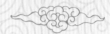

颈椎病又称颈椎综合征，是中老年人的常见病、多发病。本病是由于颈椎增生刺激或压迫颈神经根、颈部脊髓、椎动脉或交感神经而引起的综合征。患者早期常感到颈部难受、僵硬、酸胀、疼痛，有时伴有头痛、头晕、肩背酸痛。以后出现头部不能向某个方向转动，当颈部后仰时可有窜电样的感觉放射至手臂上，伴手指麻木、视力模糊等症状。重者可致肢体酸软无力，甚至大小便失禁、瘫痪。

【调理方法】

按头颈部—背腰部—上肢部—下肢部的顺序进行全身调理。

头颈部

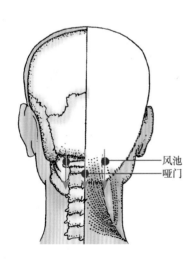

风池
哑门

选用穴位：哑门、大椎、颈百劳、风池、肩井。

第一步：从哑门至大椎刮痧

取坐位，涂刮痧油，用砭石刮痧板或水牛角刮痧板的薄边，与皮肤呈45°～90°，从上至下刮拭6～10下，力道、速度适中，以出痧为宜。

注：大椎皮下肌肉较少，刮痧时力道应轻柔。

第二步：刮颈百劳

涂刮痧油，用砭石刮痧板或水牛角刮痧板的薄边或薄边棱角，与皮肤呈45°～90°，从上至下刮拭3～4下，力道、速度适中，以皮肤出现潮红即可。

第三步：从风池至肩井刮痧

涂刮痧油，用砭石刮痧板或水牛角刮痧板的薄边，与皮肤呈45°～90°，从上至下刮拭3～4下，力道、速度适中，以皮肤出现潮红即可。

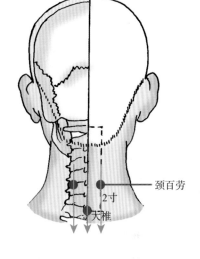

第四步：大椎、颈百劳、肩井拔罐

用真空抽气罐以大椎、颈百劳、肩井穴为中心进行留罐，时间3～5分钟。

第五步：哑门、大椎、颈百劳、风池、肩井点穴

用砭石点穴棒，点按哑门、大椎、颈百劳、风池、肩井穴至产生酸麻胀痛感时保持7～8秒，然后松手，间隔3～5秒，再重复点按6次左右。

第六步：以同样手法操作对侧穴位。

背腰部

选用穴位：天宗、肺俞、心俞、膈俞。

第一步：天宗刮痧

取坐位或俯卧位，涂刮痧油，用砭石刮痧板或水牛角刮痧板的薄边或薄边棱角，与皮肤呈45°～90°，从上至下刮拭3～4下，力道、速度适中，以皮肤出现潮红即可。

第二步：从肺俞至膈俞刮痧

取坐位或俯卧位，从肺俞至膈俞的

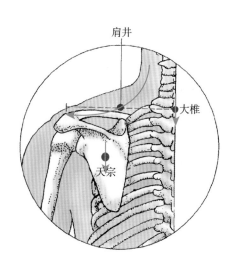

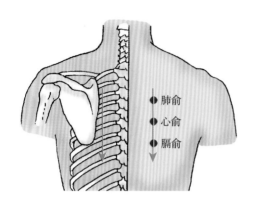

足太阳膀胱经上先涂抹刮痧油，然后用砭石刮痧板或水牛角刮痧板的薄边，与皮肤呈 45°～90°，从上至下刮拭 3～4 下，力道、速度适中，以皮肤出现潮红即可。

第三步：从肺俞至膈俞拔罐

用真空抽气罐从肺俞至膈俞的足太阳膀胱经上进行走罐 3～5 次（来回为 1 次），然后在肺俞、心俞、膈俞穴上留罐 5 分钟。

第四步：天宗拔罐

用真空抽气罐以天宗穴为中心进行留罐，时间 3～5 分钟。

第五步：天宗、肺俞至膈俞热敷

平时用砭石热敷包加热后热敷（热度以皮肤能忍受为度，注意不要太烫，以免烫伤），重点穴位天宗、肺俞、心俞、膈俞，每天每个部位可以热敷 10～20 分钟。

第六步：以同样手法操作对侧穴位。

上肢部

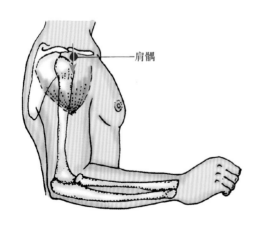

选用穴位：肩髃、曲池、手三里、外关。

第一步：依次刮肩髃、曲池、手三里、外关

取坐位或仰卧位，涂刮痧油，用砭石刮痧板或水牛角刮痧板的薄边棱角，与皮肤呈 45°～90°，从上至下刮拭 3～4 下，力道、速度适中，以皮肤出现潮红即可。

第二步：肩髃、曲池、手三里、外关点穴

用砭石点穴棒，点按肩髃、曲池、手三里、外关至产生酸麻胀痛感时保持7～8秒，然后松手，间隔3～5秒，再重复点按6次左右。

第三步：以同样手法操作对侧穴位。

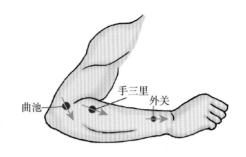

曲池 手三里 外关

下肢部

选用穴位：条口。

第一步：条口刮痧

取坐位或仰卧位，涂刮痧油，用砭石刮痧板或水牛角刮痧板的薄边棱角，与皮肤呈45°～90°，从上至下刮拭3～4下，力道、速度略轻或适中，以皮肤出现潮红即可。

第二步：条口拔罐

取坐位或仰卧位，用真空抽气罐以条口穴为中心进行留罐，时间3～5分钟。

注：若此处体毛过盛或体形消瘦者可只刮痧，刮拭次数可增至6～7下，力道、速度略轻或适中，以皮肤出现潮红即可。

第三步：条口点穴

用砭石点穴棒，点按条口至产生酸麻胀痛感时保持7～8秒，然后松手，间隔3～5秒，再重复点按6次左右。

第四步：以同样手法操作对侧穴位。

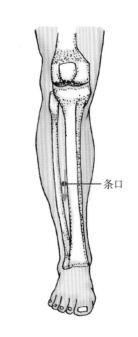

条口

落　枕

落枕又称"失枕"，临床以急性颈部肌肉痉挛、强直、酸胀、疼痛以致转动失灵为主要症状，轻者4~5天自愈，重者疼痛严重并可向头部及上肢放射，可延至数周不愈。落枕为单纯的肌肉痉挛，四季均可发生，多见于成年人。本症多由于体质虚弱劳累过度，睡眠时枕头高低不适、躺卧姿势不良等因素，使一侧肌群在较长时间内处于过度伸展状态，以致发生痉挛。

【调理方法】

按头颈部—背腰部—上肢部的顺序进行全身调理。

头颈部

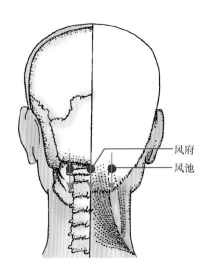

风府

风池

选用穴位：风府、大椎、风池、肩井。

第一步：从风府至大椎刮痧

取坐位，用砭石刮痧板或水牛角刮痧板的薄边，与皮肤呈45°~90°，从上至下刮拭6~10下，力道、速度适中，以出痧为宜。

注：大椎穴皮下肌肉较少，刮痧时力道应轻柔。

第二步：从风池至肩井刮痧

涂刮痧油，用砭石刮痧板或水牛角

刮痧板的薄边，与皮肤呈 45°～90°，从上至下刮拭 3～4 下，力道、速度适中，以皮肤出现潮红即可。

第三步：大椎、肩井拔罐

用真空抽气罐以大椎、肩井穴为中心进行留罐，每个穴位留罐时间 3～5 分钟。

第四步：风府、大椎、风池、肩井点穴

用砭石点穴棒，点按风府、大椎、风池、肩井穴至产生酸麻胀痛感时保持 7～8 秒，然后松手，间隔 3～5 秒，再重复点按 6 次左右。

第五步：以同样手法操作对侧穴位。

背腰部

选用穴位：天宗。

第一步：天宗刮痧

取坐位或俯卧位，涂刮痧油，用砭石刮痧板或水牛角刮痧板的薄边或薄边棱角，与皮肤呈 45°～90°，从上至下刮拭 3～4 下，力道、速度适中，以皮肤出现潮红即可。

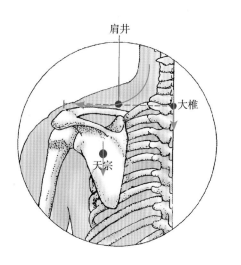

第二步：天宗拔罐

用真空抽气罐以天宗穴为中心进行留罐，时间 3～5 分钟。

第三步：天宗热敷

平时用砭石热敷包加热后热敷（热度以皮肤能忍受为度，注意不要太烫，以免烫伤），重点穴位天宗穴，每天可以热敷 10～20 分钟。

第四步：以同样手法操作对侧穴位。

上肢部

选用穴位：外关。

第一步：外关刮痧

取坐位或仰卧位，涂刮痧油，用砭石刮痧板或水牛角刮痧板的薄边棱角，与皮肤呈 45°～90°，从上至下刮拭 3～4 下，力道、速度适中，以皮肤出现潮红即可。

第二步：外关点穴

用砭石点穴棒，点按外关穴至产生酸麻胀痛感时保持 7～8 秒，然后松手，间隔 3～5 秒，再重复点按 6 次左右。

第三步：以同样手法操作对侧穴位。

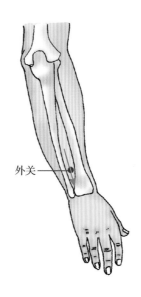

外关

肩周炎

肩周炎又称漏肩风、五十肩、冻结肩。临床主要表现：①疼痛，早期呈阵发性疼痛，常因天气变化及劳累而诱发，以后逐渐发展到持续性疼痛，昼轻夜重，不能向患侧侧卧。②功能活动受限，肩关节各向的主动和被动活动均受限。特别是当肩关节外展时，出现典型的"扛肩"现象。梳头、穿衣服等动作均难以完成。严重时屈肘时手不能摸肩。日久可以发生肌肉萎缩，出现肩峰突起、上臂上举不便、后伸不利等症状。本病的好发年龄在 50 岁左右，女性发病率略高于男性，多见于体力劳动者。

【调理方法】

按头颈部—背腰部—胸腹部—上肢部—下肢部的顺序进行全身调理。

头颈部

选用穴位：哑门、大椎、风池、肩井。

第一步：从哑门至大椎刮痧

取坐位，用砭石刮痧板或水牛角刮痧板的薄边，与皮肤呈 45°～90°，从上至下刮拭 6～10 下，力道、速度适中，以出痧为宜。注：大椎穴皮下肌肉较少，刮痧时力道应轻柔。

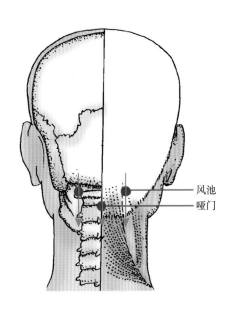

风池
哑门

第二步：从风池至肩井刮痧

涂刮痧油，用砭石刮痧板或水牛角刮痧板的薄边，与皮肤呈 45°～90°，从上至下刮拭 3～4 下，力道、速度适中，以皮肤出现潮红即可。

第三步：大椎、肩井拔罐

用真空抽气罐以大椎、肩井穴为中心进行留罐，时间 3～5 分钟。

第四步：哑门、大椎、风池、肩井点穴

用砭石点穴棒，点按哑门、大椎、风池、肩井至产生酸麻胀痛感时保持 7～8 秒，然后松手，间隔 3～5 秒，再重复点按 6 次左右。

第五步：以同样手法操作对侧穴位。

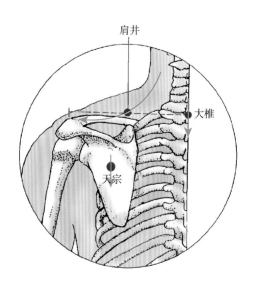

背腰部

选用穴位：天宗。

第一步：天宗刮痧

取坐位或俯卧位，涂刮痧油，用砭石刮痧板或水牛角刮痧板的薄边或薄边棱角，与皮肤呈 45°～90°，从上至下刮拭 3～4 下，力道、速度适中，以皮肤出现潮红即可。

第二步：天宗拔罐

用真空抽气罐以天宗穴为中心留罐 3～5 分钟，重点穴位天宗。

第三步：天宗热敷

平时用砭石热敷包加热后热敷（热度以皮肤能忍受为度，注意不要太烫，以免烫伤），重点穴位天宗，每天可以热敷 10～20 分钟。

第四步：以同样手法操作对侧穴位。

胸腹部

选用穴位：云门、中府。

第一步：同时刮云门、中府

取坐位或仰卧位，涂刮痧油，用砭石刮痧板或水牛角刮痧板的薄边棱角，与皮肤呈45°～90°，从内向外刮拭3～4下，力道、速度适中，以皮肤出现潮红即可。

第二步：云门、中府拔罐

用真空抽气罐以云门、中府穴为中心进行留罐，时间3～5分钟。

第三步：以同样手法操作对侧穴位。

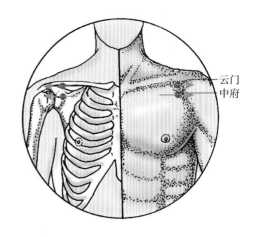

上肢部

选用穴位：肩髎、肩贞、臂臑、臑会、曲池、外关。

第一步：依次刮肩髎、肩贞、臂臑、臑会、曲池、外关

取坐位或仰卧位，涂刮痧油，用砭石刮痧板或水牛角刮痧板的薄边棱角，与皮肤呈45°～90°，从上至下刮拭3～4下，力道、速度适中，以皮肤出现潮红即可。

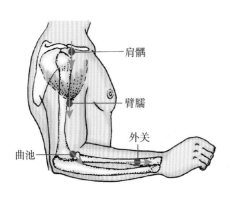

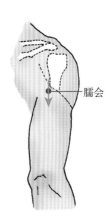

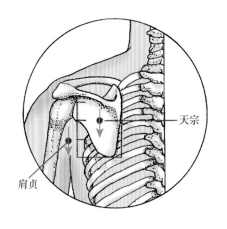

天宗

肩贞

第二步：肩髎、肩贞、臂臑、臑会、曲池、外关点穴

用砭石点穴棒，点按肩髎、肩贞、臂臑、臑会、曲池、外关至产生酸麻胀痛感时保持7～8秒，然后松手，间隔3～5秒，再重复点按6次左右。

第三步：以同样手法操作对侧穴位。

下肢部

选用穴位：足三里、条口。

第一步：足三里、条口刮痧

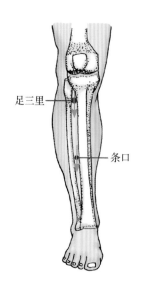

足三里

条口

取坐位或仰卧位，涂刮痧油，用砭石刮痧板或水牛角刮痧板的薄边棱角，与皮肤呈45°～90°，从上至下刮拭3～4下，力道、速度略轻或适中，以皮肤出现潮红即可。

第二步：足三里、条口拔罐

取坐位或仰卧位，用真空抽气罐以足三里、条口穴为中心进行留罐，时间3～5分钟。

注：若此处体毛过盛或体形消瘦者可只刮痧，刮拭次数可增至6～7下，力道、速度略轻或适中，以皮肤出现潮红即可。

第三步：足三里、条口点穴

用砭石点穴棒，点按足三里、条口至产生酸麻胀痛感时保持7～8秒，然后松手，间隔3～5秒，再重复点按6次左右。

第四步：以同样手法操作对侧穴位。

腰椎间盘突出症

腰椎间盘突出症又名"腰椎间盘纤维环破裂症"。本症易发于20～40岁，临床上以腰4～5和腰5～骶1之间的椎间盘最易发生病变。

临床表现：腰部疼痛，严重者可影响翻身和坐立；一般休息后症状减轻，咳嗽、打喷嚏或大便时用力，均可使疼痛加剧；下肢放射痛，凡腰4～5或腰5～骶1椎间盘突出者，多伴一侧下肢坐骨神经区域放射痛；腰部活动障碍，以后伸障碍为明显；脊柱侧弯，侧凸的方向表明突出物的位置和神经根的关系；主观麻木感，患肢温度下降等。

【调理方法】

按背腰部—下肢部的顺序进行全身调理。

背腰部

选用穴位：肾俞、大肠俞、关元俞。

第一步：从肾俞至关元俞刮痧

取坐位或俯卧位，从肾俞至关元俞的足太阳膀胱经上先涂抹刮痧油，然后用砭石刮痧板或水牛角刮痧板的薄边，与皮肤呈45°～90°，从上至下刮拭3～4下，力道、速度适中，以皮肤出现潮红即可。

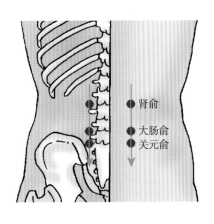

肾俞

大肠俞
关元俞

第二步：从肾俞至关元俞拔罐

用真空抽气罐从肾俞至关元俞的足太阳膀胱经上进行走罐 3～5 次（来回为 1 次），然后在肾俞、大肠俞、关元俞穴上留罐 5 分钟。

第三步：肾俞至关元俞热敷

平时用砭石热敷包加热后热敷（热度以皮肤能忍受为度，注意不要太烫，以免烫伤），重点穴位肾俞、大肠俞、关元俞，每天每个部位可以热敷 10～20 分钟。

第四步：以同样手法操作对侧穴位。

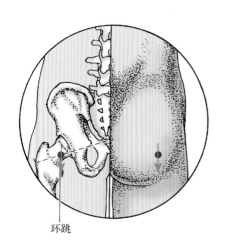

环跳

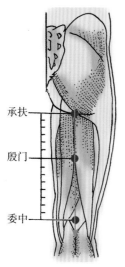

承扶

殷门

委中

下肢部

选用穴位：环跳、承扶、殷门、委中、承山、风市、阳陵泉。

第一步：环跳、承扶、殷门、委中、承山、风市刮痧

取俯卧位，涂刮痧油，用砭石刮痧板或水牛角刮痧板的薄边棱角，与皮肤呈 45°～90°，从上至下刮拭 3～4 下，力道、速度略轻或适中，以皮肤出现潮红即可。

第二步：环跳、承扶、殷门、委中、承山、风市拔罐

取俯卧位，用真空抽气罐以环跳、承扶、殷门、委中、承山、风市穴为中心进行留罐，时间 3～5 分钟。

第三步：阳陵泉刮痧

取坐位或仰卧位，涂刮痧油，用砭石刮痧板或水牛角刮痧板的薄边棱角，与皮肤呈 45°～90°，从上至下刮拭 3～4

下，力道、速度略轻或适中，以皮肤出现潮红即可。

第四步：阳陵泉拔罐

取坐位或仰卧位，用真空抽气罐以阳陵泉穴为中心进行留罐，时间3～5分钟。

注：若此处体毛过盛或体形消瘦者可只刮痧，刮拭次数可增至6～7下，力道、速度略轻或适中，以皮肤出现潮红即可。

第五步：环跳、承扶、殷门、委中、承山、风市、阳陵泉点穴

用砭石点穴棒，点按环跳、承扶、殷门、委中、承山、风市、阳陵泉穴至产生酸麻胀痛感时保持7～8秒，然后松手，间隔3～5秒，再重复点按6次左右。

第六步：以同样手法操作对侧穴位。

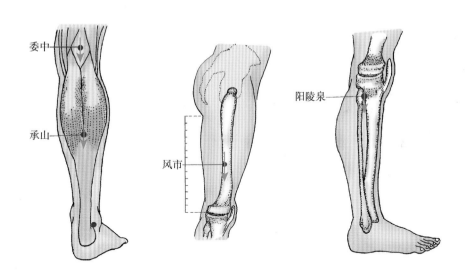

慢性腰肌劳损

慢性腰肌劳损主要是指腰骶部肌肉、筋膜等软组织慢性损伤。在慢性腰痛中，本病占有相当的比重，常因劳动中姿势不良，或急性腰部软组织损伤后未及时治疗或反复多次损伤，或由先天性畸形所致。临床表现以腰骶部一侧或两侧酸痛不舒，时轻时重，缠绵不愈，劳损部位可有较广泛的压痛，压痛一般不甚明显。酸痛在劳累后加剧，休息后减轻，并与气候变化有关。在急性发作时，各种症状均显著加重，并可有肌痉挛、腰脊柱侧弯、下肢牵制作痛等症状出现。

【调理方法】

按背腰部—下肢部的顺序进行全身调理。

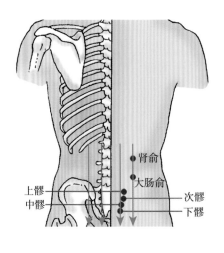

背腰部

选用穴位：肾俞、大肠俞、八髎。

第一步：从肾俞至八髎刮痧

取坐位或俯卧位，从肾俞至八髎的足太阳膀胱经上先涂抹刮痧油，然后用砭石刮痧板或水牛角刮痧板的薄边，与皮肤呈 45°～90°，从上至下刮拭 3～4 下，力道、速度适中，以皮肤出现潮红即可。

第二步：从肾俞至八髎拔罐

用真空抽气罐从肾俞至八髎的足太阳膀胱经上进行走罐 3～5 次（来回为 1 次），然后在肾俞、大肠俞、八髎穴上留罐 5 分钟。

第三步：肾俞至八髎热敷

平时用砭石热敷包加热后热敷（热度以皮肤能忍受为度，注意不要太烫，以免烫伤），重点穴位肾俞、大肠俞、八髎，每天每个部位可以热敷 10～20 分钟。

第四步：以同样手法操作对侧穴位。

下肢部

选用穴位：委中、承山、足三里。

第一步：委中、承山刮痧

取俯卧位，涂刮痧油，用砭石刮痧板或水牛角刮痧板的薄边棱角，与皮肤呈 45°～90°，从上至下刮拭 3～4 下，力道、速度略轻或适中，以皮肤出现潮红即可。

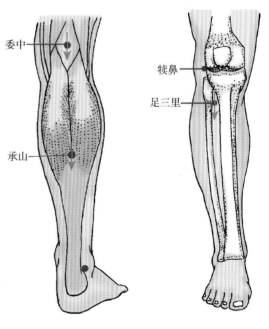

第二步：委中、承山拔罐

取俯卧位，用真空抽气罐以委中、承山穴为中心进行留罐，时间 3～5 分钟。

第三步：足三里刮痧

取坐位或仰卧位，涂刮痧油，用砭石刮痧板或水牛角刮痧板的薄边棱角，与皮肤呈 45°～90°，从上至下刮拭 3～4 下，力道、速度略轻或适中，以皮肤出现潮红即可。

第四步：足三里拔罐

取坐位或仰卧位，用真空抽气罐以足三里穴为中心进行留罐，时间3~5分钟。

注：若此处体毛过盛或体形消瘦者可只刮痧，刮拭次数可增至6~7下，力道、速度略轻或适中，以皮肤出现潮红即可。

第五步：委中、承山、足三里点穴

用砭石点穴棒，点按委中、承山、足三里穴至产生酸麻胀痛感时保持7~8秒，然后松手，间隔3~5秒，再重复点按6次左右。

第六步：以同样手法操作对侧穴位。

退行性脊柱炎

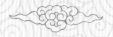

退行性脊柱炎亦称脊椎骨性关节炎、肥大性脊柱炎、增生性脊椎炎等，是中年以后发生的一种慢性退行性病变。一般以负重和活动范围较大的关节常累及，临床上的颈椎和腰椎发病较多。早期症状是腰部僵酸痛，不能久坐，久坐时必须频频更换体位。晨起症状较重，稍活动则症减，但活动稍久，尤其是在疲劳后，症状又加重。少数患者可有脊髓或脊神经根受压症状。

【调理方法】

按背腰部—下肢部的顺序进行全身调理。

背腰部

选用穴位：肺俞、心俞、肝俞、脾俞、肾俞、气海俞、大肠俞、关元俞、命门、腰阳关。

第一步：从肺俞至关元俞刮痧

取坐位或俯卧位，从肺俞至关元俞的足太阳膀胱经上先涂抹刮痧油，然后用砭石刮痧板或水牛角刮痧板的薄边，与皮肤呈 45°~90°，从上至下刮拭 3~4下，力道、速度适中，以皮肤出现潮红即可。

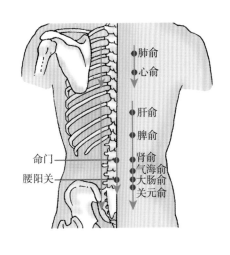

注：从肺俞至关元俞刮拭路线较长，可分段刮拭。

第二步：依次刮命门、腰阳关

取坐位或俯卧位，涂抹刮痧油，用砭石刮痧板或水牛角刮痧板的薄边，与皮肤呈 45°~90°，从上至下刮拭 3~4 下，力道、速度适中，以皮肤出现潮红即可。

注：命门穴处肌肉较少，刮拭时力道应轻。

第三步：从肺俞至关元俞拔罐

用真空抽气罐从肺俞至关元俞的足太阳膀胱经上进行走罐 3~5 次（来回为 1 次），然后在肺俞、心俞、肝俞、脾俞、肾俞、气海俞、大肠俞、关元俞、命门、腰阳关穴上留罐 5 分钟。

第四步：肺俞至关元俞热敷，命门、腰阳关热敷

平时用砭石热敷包加热后热敷（热度以皮肤能忍受为度，注意不要太烫，以免烫伤），重点穴位肺俞、心俞、肝俞、脾俞、肾俞、气海俞、大肠俞、关元俞、命门、腰阳关，每天每个部位可以热敷 10~20 分钟。

第五步：以同样手法操作对侧穴位。

下肢部

选用穴位：委中、承山、阳陵泉。

第一步：委中、承山刮痧

取俯卧位，涂刮痧油，用砭石刮痧板或水牛角刮痧板的薄边棱角，与皮肤呈 45°~90°，从上至下刮拭 3~4 下，力道、速度略轻或适中，以皮肤出现潮红即可。

第二步：委中、承山拔罐

取俯卧位，用真空抽气罐以委中、承山穴为中心进行留罐，时间 3~5 分钟。

第三步：阳陵泉刮痧

取坐位或仰卧位，涂刮痧油，用砭石刮痧板或水牛角刮痧板的薄边棱角，与皮肤呈 45°~90°，从上至下刮拭 3~4 下，力道、速度略轻或适中，以皮肤出现潮红即可。

第四步：阳陵泉拔罐

取坐位或仰卧位，用真空抽气罐以阳陵泉穴为中心进行留罐，时间3～5分钟。

注：若此处体毛过盛或体形消瘦者可只刮痧，刮拭次数可增至6～7下，力道、速度略轻或适中，以皮肤出现潮红即可。

第五步：委中、承山、阳陵泉点穴

用砭石点穴棒，点按委中、承山、阳陵泉穴至产生酸麻胀痛感时保持7～8秒，然后松手，间隔3～5秒，再重复点按6次左右。

第六步：以同样手法操作对侧穴位。

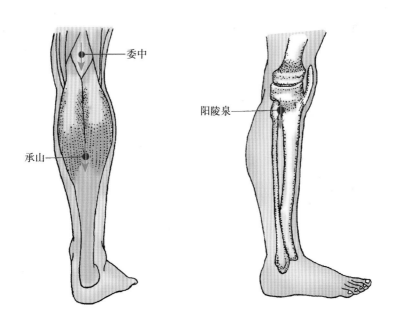

网球肘

网球肘的学名是肱骨外上髁炎，又名肱桡滑囊炎、桡侧伸腕肌腱起点损伤，多因急性扭伤或拉伤而引起，多见于需反复做前臂旋转、用力伸腕的成年人，好发于右侧。本病特点是患者肘后外侧疼痛，尤其在旋转背伸、提、拉、端、推等动作时疼痛更为剧烈，同时沿伸腕肌向下放射，局部可微呈肿胀，前臂旋转及握物无力。

【调理方法】

按上肢部进行调理。

上肢部

选用穴位：臂臑、肘髎、手三里、尺泽、合谷。

第一步：依次刮臂臑、肘髎、手三里、尺泽

取坐位或仰卧位，涂刮痧油，用砭石刮痧板或水牛角刮痧板的薄边棱角，与皮肤呈45°～90°，从上至下刮拭3～4下，力道、速度适中，以皮肤出现潮红即可。

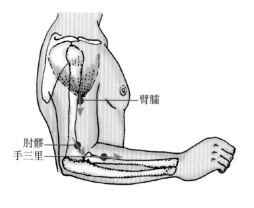

臂臑

肘髎
手三里

第二步：臂臑、肘髎、手三里、尺泽、合谷点穴

用砭石点穴棒，点按臂臑、肘髎、手三里、尺泽、合谷穴至产生酸麻胀痛感时保持7~8秒，然后松手，间隔3~5秒，再重复点按6次左右。

第三步：以同样手法操作对侧穴位。

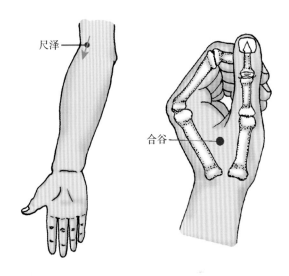

尺泽

合谷

腱鞘炎

腱鞘炎是临床常见病，多因肌腱与腱鞘过度摩擦所致，在现代社会，尤以指部腱鞘炎和桡骨茎突部狭窄性腱鞘炎最为常见。

指部腱鞘炎：又称弹响指、扳机指。本病多见于妇女，任何手指均可发病，但以拇指及中指最为多见，大多由于手指长期快速活动或长期用力活动使肌腱与腱鞘间反复摩擦而形成。临床以患指局部酸痛无力、晨起疼痛较剧、稍活动反而好转，患指伸屈受限、有弹响及"扳机状"现象为特点。严重时手指常绞锁在屈曲或伸直位。

桡骨茎突部狭窄性腱鞘炎：狭窄性腱鞘炎在指、趾、腕、踝等部位均可发生，以桡骨茎突部最为多见。腕指经常活动或短期内活动过度，即腱鞘受到急、慢性劳损或慢性寒冷的刺激是导致桡骨茎突部狭窄性腱鞘炎的主要原因。本病起病一般较缓慢，无明显外伤史。临床以患者桡骨茎突部疼痛，可放射至手或肩、臂部，腕及拇指活动时疼痛加剧为特点；拇指无力，伸拇活动受限；桡骨茎突部可触及硬结节，并有明显压痛。

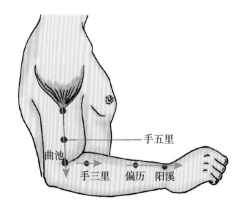

手五里
曲池
手三里　偏历　阳溪

【调理方法】

按上肢部进行调理。

上肢部

选用穴位：手五里、曲池、尺泽、曲泽、少海、手三里、偏历、阳溪、阳池、阳谷、太渊、大陵、

174

神门。

第一步：依次刮手五里、曲池、尺泽、曲泽、少海、手三里、偏历

取坐位或仰卧位，涂刮痧油，用砭石刮痧板或水牛角刮痧板的薄边棱角，与皮肤呈 45°～90°，从上至下刮拭 3～4 下，力道、速度适中，以皮肤出现潮红即可。

第二步：手五里、曲池、尺泽、曲泽、少海、手三里、偏历、阳溪、阳池、阳谷、太渊、大陵、神门点穴

用砭石点穴棒，点按手五里、曲池、尺泽、曲泽、少海、手三里、偏历、阳溪、阳池、阳谷、太渊、大陵、神门穴至产生酸麻胀痛感时保持 7～8 秒，然后松手，间隔 3～5 秒，再重复点按 6 次左右。

第三步：以同样手法操作对侧穴位。

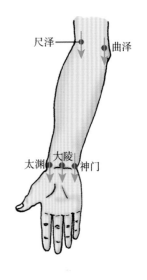

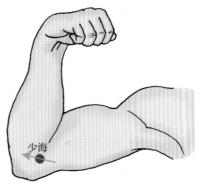

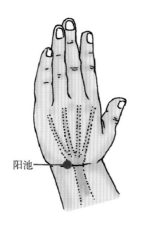

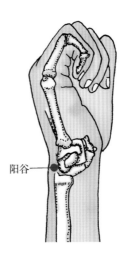

膝关节损伤

　　膝关节不是一个十分稳定的关节，其韧带结构在保持膝关节的正常功能和稳定性上起着很大的作用，因其位于下肢的中部，位于身体两个最大的杠杆臂之间，承受较大的力，易引起扭伤和骨折，以韧带、半月板、脂肪垫的损伤最为常见。膝关节损伤一般都有明确的外伤史或易致病的不良生活习惯，临床表现多为膝关节周围红肿、疼痛、活动受限、放射痛等，半月板损伤者可伴关节内积血。膝关节损伤严重者需手术治疗。

【调理方法】

　　按下肢部的顺序进行调理。

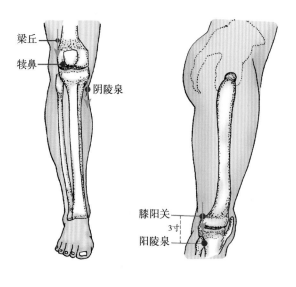

下肢部

　　选用穴位：梁丘、犊鼻、膝阳关、阳陵泉、曲泉、阴陵泉、委中。

　　第一步：梁丘、膝阳关、阳陵泉、曲泉、阴陵泉刮痧

　　取坐位或仰卧位，涂刮痧油，用砭石刮痧板或水牛角刮痧板的薄边棱角，与皮肤呈45°~90°，从上至下刮拭3~4下，力道、速度略轻

或适中，以皮肤出现潮红即可。

第二步：梁丘、膝阳关、阳陵泉、曲泉、阴陵泉拔罐

取坐位或仰卧位，用真空抽气罐以梁丘、膝阳关、阳陵泉、曲泉、阴陵泉穴为中心进行留罐，每个穴位留罐时间3～5分钟。

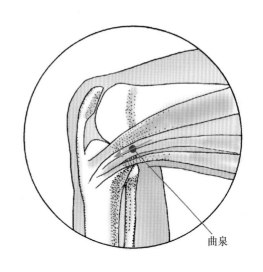

曲泉

注：若此处体毛过盛或体形消瘦者可只刮痧，刮拭次数可增至6～7下，力道、速度略轻或适中，以皮肤出现潮红即可。

第三步：委中刮痧

取俯卧位，涂刮痧油，用砭石刮痧板或水牛角刮痧板的薄边棱角，与皮肤呈45°～90°，从上至下刮拭3～4下，力道、速度略轻或适中，以皮肤出现潮红即可。

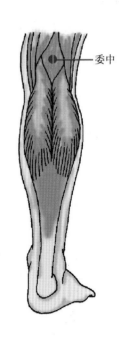

委中

第四步：委中拔罐

取俯卧位，用真空抽气罐以委中穴为中心进行留罐，时间3～5分钟。

第五步：梁丘、犊鼻、膝阳关、阳陵泉、曲泉、阴陵泉、委中点穴

用砭石点穴棒，点按梁丘、犊鼻、膝阳关、阳陵泉、曲泉、阴陵泉、委中穴至产生酸麻胀痛感时保持7～8秒，然后松手，间隔3～5秒，再重复点按6次左右。

第六步：以同样手法操作对侧穴位。

踝关节扭伤

踝关节以关节扭伤为常见，多因在不平的路面行走，跑步，跳跃，或下楼梯时，踝跖屈位足突然向内或向外翻转，踝外侧或内侧韧带受到强大的张力作用所致。临床以踝部出现明显肿胀疼痛，不能着地，内、外踝前下方均有压痛，皮肤呈紫色为特点。外踝扭伤者，将其踝关节内翻则外踝部疼痛加剧。内踝扭伤时，可能伴有外踝骨折，因此，内、外踝均肿胀疼痛时，应仔细检查（若有骨折，需由骨科医生按踝部骨折处理）。

【调理方法】

按下肢部的顺序进行调理。

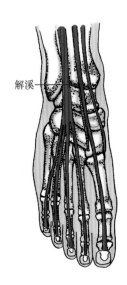

解溪

下肢部

选用穴位：丘墟、解溪、昆仑、申脉、商丘、照海、太溪。

第一步：丘墟、解溪、昆仑、申脉、商丘、照海、太溪点穴

用砭石点穴棒，点按丘墟、解溪、昆仑、申脉、商丘、照海、太溪穴至产生酸麻胀痛感时保持7～8秒，然后松手，间隔3～5秒，再重复点按6次左右。

第二步：以同样手法操作对侧穴位。

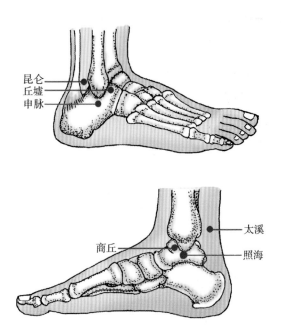

梨状肌综合征

梨状肌位于臀部，起自骶骨前面，经坐骨大孔向外，止于股骨大转子内上方，是髋关节外旋肌的重要部分，并有助外展后伸作用。该肌受骶1、骶2神经支配。多数病人有扛抬重物或"闪""扭"的外伤史或受凉史。伤后臀部后部及大腿后侧疼痛，且疼痛可放射至整个下肢。偶有小腿外侧发麻，重者行走困难伴跛行，腹压增高时疼痛可明显加重。局限性压痛明显，髋内旋、内收受限并加重疼痛。

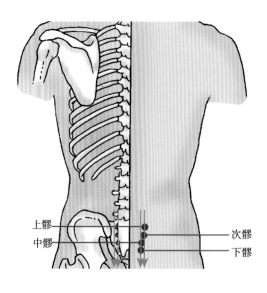

上髎
中髎
次髎
下髎

【调理方法】

按背腰部—下肢部的顺序进行全身调理。

背腰部

选用穴位：八髎。

第一步：八髎刮痧

取坐位或俯卧位，先涂抹刮痧油，然后用砭石刮痧板或水牛角刮痧板的薄边，与皮肤呈45°~90°，从上至下刮拭3~4下，力道、速度适中，以皮肤出现潮红即可。

第二步：八髎拔罐

用真空抽气罐以八髎穴为中心进行留罐，时间 3～5 分钟。

第三步：八髎热敷

平时用砭石热敷包加热后热敷（热度以皮肤能忍受为度，注意不要太烫，以免烫伤），重点穴位八髎，每天每个部位可以热敷 10～20 分钟。

下肢部

选用穴位：环跳、秩边、承扶、殷门、委中、承山、昆仑、阳陵泉、悬钟。

第一步：环跳、秩边、承扶、殷门、委中、承山刮痧

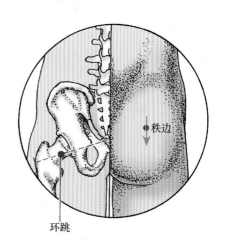

取俯卧位，涂刮痧油，用砭石刮痧板或水牛角刮痧板的薄边棱角，与皮肤呈 45°～90°，从上至下刮拭 3～4 下，力道、速度略轻或适中，以皮肤出现潮红即可。

第二步：环跳、秩边、承扶、殷门、委中、承山拔罐

取俯卧位，用真空抽气罐以环跳、秩边、承扶、殷门、委中、承山穴为中心进行留罐，每个穴位留罐时间 3～5 分钟。

第三步：阳陵泉、悬钟刮痧

取坐位或仰卧位，涂刮痧油，用砭石刮痧板或水牛角刮痧板的薄边棱角，与皮肤呈 45°～90°，从上至下刮拭 3～4 下，力道、速度略轻或适中，以皮肤出现潮红即可。

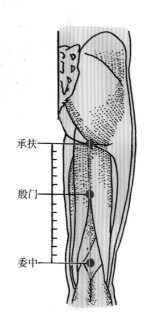

第四步：阳陵泉、悬钟拔罐

取坐位或仰卧位，用真空抽气罐以阳陵泉、悬钟

穴为中心进行留罐，每个穴位留罐时间3~5分钟。

注：若此处体毛过盛或体形消瘦者可只刮痧，刮拭次数可增至6~7下，力道、速度略轻或适中，以皮肤出现潮红即可。

第五步：环跳、秩边、承扶、殷门、委中、承山、昆仑、阳陵泉、悬钟点穴

用砭石点穴棒，点按环跳、秩边、承扶、殷门、委中、承山、昆仑、阳陵泉、悬钟穴至产生酸麻胀痛感时保持7~8秒，然后松手，间隔3~5秒，再重复点按6次左右。

第六步：以同样手法操作对侧穴位。

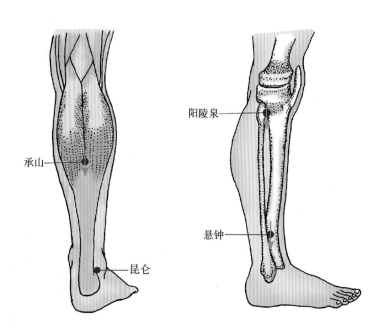

坐骨神经痛

坐骨神经经臀部而分布于整个下肢。沿坐骨神经通路及其分布区的疼痛综合征，称为坐骨神经痛，男性青壮年多见，以单侧性为多，起病多急骤。急性起病的坐骨神经炎常先出现下背部酸痛和腰部僵直感。病侧下肢疼痛由腰部、臀部开始，向大腿后侧、小腿外侧及足背外侧放散，呈"针刺""刀割""触电"样持续或间歇性疼痛。弯腰、咳嗽、喷嚏、大便时均可加重；病侧下肢微屈可减轻疼痛。病久者下肢无力，肌肉松软，伴有小腿或足部麻木感。

【调理方法】

按背腰部—下肢部的顺序进行全身调理。

背腰部

选用穴位：脾俞、肾俞、大肠俞。

第一步：从脾俞至大肠俞刮痧

取坐位或俯卧位，从脾俞至大肠俞的足太阳膀胱经上先涂抹刮痧油，然后用砭石刮痧板或水牛角刮痧板的薄边，与皮肤呈45°～90°，从上至下刮拭3～4下，力道、速度适中，以皮肤出现潮红即可。

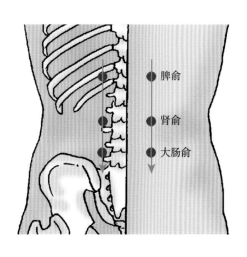

第二步：从脾俞至大肠俞拔罐

用真空抽气罐从脾俞至大肠俞的足太阳膀胱经上进行走罐3~5次（来回为1次），然后在脾俞、肾俞、大肠俞穴上留罐5分钟。

第三步：脾俞至大肠俞热敷

平时用砭石热敷包加热后热敷（热度以皮肤能忍受为度，注意不要太烫，以免烫伤），重点穴位脾俞、肾俞、大肠俞，每天每个部位可以热敷10~20分钟。

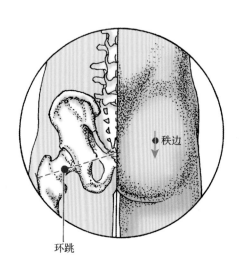

下肢部

选用穴位：环跳、秩边、殷门、委中、承山、风市、阳陵泉、悬钟。

第一步：环跳、秩边、殷门、委中、承山刮痧

取俯卧位，涂刮痧油，用砭石刮痧板或水牛角刮痧板的薄边棱角，与皮肤呈45°~90°，从上至下刮拭3~4下，力道、速度略轻或适中，以皮肤出现潮红即可。

第二步：环跳、秩边、殷门、委中、承山拔罐

取俯卧位，用真空抽气罐以环跳、秩边、承扶、殷门、委中、承山穴为中心进行留罐，每个穴位留罐时间3~5分钟。

第三步：风市、阳陵泉、悬钟刮痧

取坐位或仰卧位，涂刮痧油，用砭石刮痧板或水牛角刮痧板的薄边棱

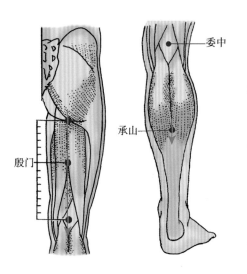

角，与皮肤呈 45°～90°，从上至下刮拭 3～4 下，力道、速度略轻或适中，以皮肤出现潮红即可。

第四步：风市、阳陵泉、悬钟拔罐

取坐位或仰卧位，用真空抽气罐以风市、阳陵泉、悬钟穴为中心进行留罐，每个穴位留罐时间 3～5 分钟。

注：若此处体毛过盛或体形消瘦者可只刮痧，刮拭次数可增至 6～7 下，力道、速度略轻或适中，以皮肤出现潮红即可。

第五步：环跳、秩边、殷门、委中、承山、风市、阳陵泉、悬钟点穴

用砭石点穴棒，点按环跳、秩边、殷门、委中、承山、风市、阳陵泉、悬钟穴至产生酸麻胀痛感时保持 7～8 秒，然后松手，间隔 3～5 秒，再重复点按 6 次左右。

第六步：以同样手法操作对侧穴位。

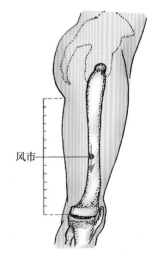

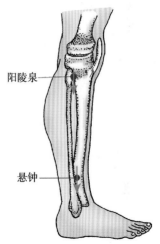

腕关节扭伤

腕关节包括桡腕关节和腕骨间关节。腕关节扭伤多由直接或间接暴力所致：如不慎跌仆，手掌猛力撑地；或因持物而突然旋转及伸屈腕关节；或因暴力直接打击；或因劳累，腕关节长期反复操劳积累。急性损伤临床以腕部肿胀疼痛、功能活动受限、活动时疼痛加剧、局部有明显压痛为特点。慢性劳损症见腕关节疼痛不甚，无明显肿胀，做较大幅度活动时，伤处可有疼痛感，腕部常有"乏力"和"不灵活"感。时轻时重，缠绵不愈，遇劳则加重。

【调理方法】

按上肢部进行调理。

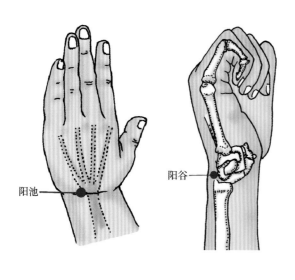

阳池

阳谷

上肢部

选用穴位：阳池、阳谷、阳溪、神门、太渊、大陵。

第一步：阳池、阳谷、阳溪、神门、太渊、大陵点穴

取坐位或仰卧位，用砭石点穴棒，点按阳池、阳谷、阳溪、神门、太渊、大陵穴至产生酸麻胀痛感时保持7～8秒，然后松手，间隔3～5秒，再重复点按6次左右。

第二步：以同样手法操作对侧穴位。

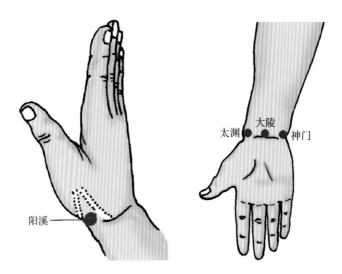

急性腰扭伤

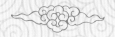

急性腰扭伤多由于突然受暴力损伤而起，搬运重物时负重过大或用力过度，劳动时腰部姿势不正确，以及跌仆或暴力直接打击腰部皆可导致。此病主要以腰部剧痛，活动不便，坐、卧、翻身都有困难，甚至不能起床，连咳嗽、深呼吸都感疼痛加重为主症。也有些患者，在扭、闪腰时，腰部疼痛并不剧烈，还能连续工作，数小时或1～2日后，腰痛才逐渐加剧。

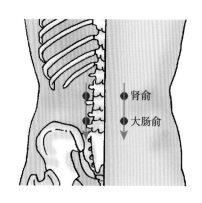

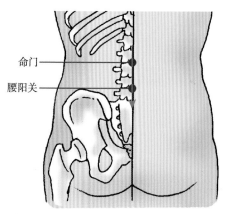

【调理方法】

按背腰部—下肢部的顺序进行全身调理。

背腰部

选用穴位：肾俞、大肠俞、命门、腰阳关。

第一步：从命门至腰阳关刮痧

取坐位或俯卧位，先涂抹刮痧油，然后用砭石刮痧板或水牛角刮痧板的薄边，与皮肤呈45°～90°，从上至下刮拭3～4下，力道、速度适中，以皮肤出现潮红即可。

注：命门至腰阳关穴处肌肉较少，刮痧时力道应轻。

第二步：从肾俞至大肠俞刮痧

取坐位或俯卧位，从肾俞至大肠俞穴上先涂抹刮痧油，然后用砭石刮痧板或水牛角刮痧板的薄边，与皮肤呈45°～90°，从上至下刮拭3～4下，力道、速度适中，以皮肤出现潮红即可。

第三步：从肾俞至大肠俞拔罐

用真空抽气罐从肾俞至大肠俞穴上进行走罐3～5次（来回为1次），然后在肾俞、大肠俞穴上留罐5分钟。

第四步：命门、腰阳关拔罐

用真空抽气罐以命门、腰阳关穴为中心进行留罐，每个穴位留罐时间3～5分钟。

注：命门、腰阳关穴罐内压力不要太大，轻微吸上即可。

第五步：命门至腰阳关、肾俞至大肠俞热敷

平时用砭石热敷包加热后热敷（热度以皮肤能忍受为度，注意不要太烫，以免烫伤），重点穴位命门、腰阳关、肾俞、大肠俞，每天每个部位可以热敷10～20分钟。

第六步：以同样手法操作对侧穴位。

下肢部

选用穴位：环跳、委中、承山。

第一步：环跳、委中、承山刮痧

取坐位或仰卧位，涂刮痧油，用砭石刮痧板或水牛角刮痧板的薄边棱角，与皮肤呈45°～90°，从上至下刮拭3～4下，力道、速度略轻或适中，以皮肤出现潮红即可。

第二步：环跳、委中、承山拔罐

取俯卧位，用真空抽气罐以环跳、委中、承山穴为中心进行留罐，每个

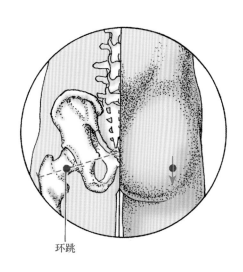

环跳

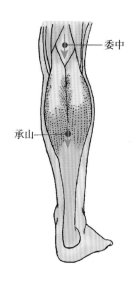

委中

承山

穴位留罐时间3～5分钟。

注：若此处体毛过盛或体形消瘦者可只刮痧，刮拭次数可增至6～7下，力道、速度略轻或适中，以皮肤出现潮红即可。

第三步：环跳、委中、承山点穴

用砭石点穴棒，点按环跳、委中、承山穴至产生酸麻胀痛感时保持7～8秒，然后松手，间隔3～5秒，再重复点按6次左右。

第四步：以同样手法操作对侧穴位。

第六章

疑难杂症不要紧，慢病只怕恒心人

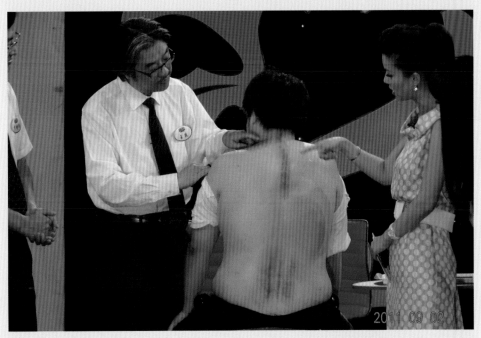

云南卫视《养生汇》栏目，王敬为观众演示刮痧疗法

糖尿病

糖尿病是一种由遗传基因决定的全身慢性代谢性疾病。由于体内胰岛素的相对或绝对不足而引起糖、脂肪和蛋白质代谢的紊乱。其主要特点是高血糖及糖尿。临床表现为早期无症状，发展到症状明显期可出现多尿、多饮、多食、疲乏、消瘦等综合征，严重时发生酮症酸中毒。常见的并发症及伴随症有急性感染、肺结核、动脉粥样硬化、肾和视网膜等微血管病变。各种年龄均可患病，发病高峰期在 50 ~ 70 岁。

【调理方法】

按背腰部—胸腹部—上肢部—下肢部的顺序进行全身调理。

背腰部

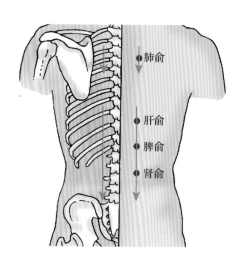

选用穴位：肺俞、肝俞、脾俞、肾俞。

第一步：从肺俞至肾俞刮痧

取坐位或俯卧位，从肺俞至肾俞的足太阳膀胱经上先涂抹刮痧油，然后用砭石刮痧板或水牛角刮痧板的薄边，与皮肤呈 45° ~ 90°，从上至下刮拭 3 ~ 4 下，力道、速度适中，以皮肤出现潮红即可。

注：从肺俞至肾俞的刮拭路线较

长，可分段刮拭。

第二步：从肺俞至肾俞拔罐

用真空抽气罐从肺俞至肾俞上进行走罐 3～5 次（来回为 1 次），然后在肺俞、肝俞、脾俞、肾俞穴上留罐 5 分钟。

第三步：肺俞至肾俞热敷

平时用砭石热敷包加热后热敷（热度以皮肤能忍受为度，注意不要太烫，以免烫伤），重点穴位肺俞、肝俞、脾俞、肾俞，每天每个部位可以热敷 10～20 分钟。

第四步：以同样手法操作对侧穴位。

胸腹部

选用穴位：中脘、天枢、关元。

第一步：中脘、天枢、关元刮痧

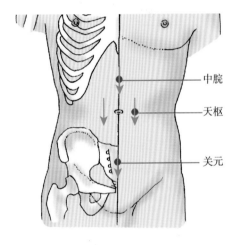

取坐位或仰卧位，涂刮痧油，用砭石刮痧板或水牛角刮痧板的薄边棱角，与皮肤呈 45°～90°，从上至下刮拭 3～4 下，力道、速度适中略轻，以皮肤出现潮红即可。

注：刮拭中脘、天枢、关元穴时，患者应腹部胀气，以免伤及内脏。

第二步：中脘、天枢、关元拔罐

用真空抽气罐以中脘、天枢、关元穴为中心进行留罐，每个穴位留罐时间为 3～5 分钟。

第三步：以同样手法操作对侧穴位。

上肢部

选用穴位：曲池。

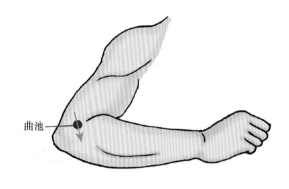

第一步：曲池刮痧

取坐位或仰卧位，涂刮痧油，用砭石刮痧板或水牛角刮痧板的薄边棱角，与皮肤呈45°～90°，从上至下刮拭3～4下，力道、速度适中，以皮肤出现潮红即可。

第二步：曲池点穴

用砭石点穴棒，点按曲池穴至产生酸麻胀痛感时保持7～8秒，然后松手，间隔3～5秒，再重复点按6次左右。

第三步：以同样手法操作对侧穴位。

下肢部

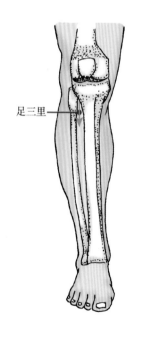

选用穴位：足三里、阴陵泉、三阴交、太溪。

第一步：足三里、阴陵泉、三阴交刮痧

取坐位或仰卧位，涂刮痧油，用砭石刮痧板或水牛角刮痧板的薄边棱角，与皮肤呈45°～90°，从上至下刮拭3～4下，力道、速度略轻或适中，以皮肤出现潮红即可。

第二步：足三里、阴陵泉、三阴交拔罐

取坐位或仰卧位，用真空抽气罐以足三里、阴陵泉、三阴交穴为中心进行留罐，每个穴位留罐时间3～5分钟。

注：若此处体毛过盛或体形消瘦者可只刮痧，刮拭次数可增至6～7下，

力道、速度略轻或适中，以皮肤出现潮红即可。

第三步：足三里、阴陵泉、三阴交、太溪点穴

用砭石点穴棒，点按足三里、阴陵泉、三阴交、太溪穴至产生酸麻胀痛感时保持7～8秒，然后松手，间隔3～5秒，再重复点按6次左右。

第四步：以同样的手法操作对侧穴位。

注：糖尿病患者刮痧只适用于早期，手法宜轻。

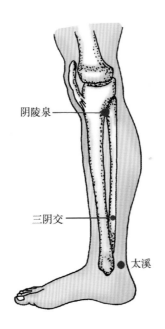

肥胖症

肥胖病又称肥胖症。成人标准体重（kg）＝〔身高（cm）－100〕×0.9。实测体重超过标准体重10%～19%为超重；超过20%为肥胖；超过20%～30%为轻度肥胖；超过30%～50%为中度肥胖；超过50%者为重度肥胖。临床见症有易疲乏无力、气短、嗜睡。肥胖者还易发生心脏扩大、心力衰竭，或出现食欲亢进、容易饥饿，或闭经、阳痿、不育等性功能异常，易出现腰背痛、关节痛、怕热、多汗等。

【调理方法】

按背腰部—胸腹部—下肢部的顺序进行全身调理。

背腰部

选用穴位：肺俞、膀胱俞。

第一步：从肺俞至膀胱俞刮痧

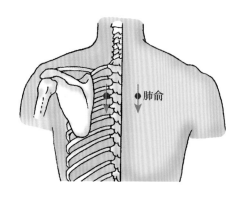

取坐位或俯卧位，从肺俞至膀胱俞的足太阳膀胱经上先涂抹刮痧油，然后用砭石刮痧板或水牛角刮痧板的薄边，与皮肤呈45°～90°，从上至下刮拭3～4下，力道、速度适中，以皮肤出现潮红即可。

注：从肺俞至膀胱俞的刮拭路线较长，可分段刮拭。

第二步：从肺俞至膀胱俞拔罐

用真空抽气罐从肺俞至膀胱俞上进行走罐 3～5 次（来回为 1 次），然后在肺俞、膀胱俞穴上留罐 5 分钟。

第三步：肺俞至膀胱俞热敷

平时用砭石热敷包加热后热敷（热度以皮肤能忍受为度，注意不要太烫，以免烫伤），重点穴位肺俞、膀胱俞，每天每个部位可以热敷 10～20 分钟。

第四步：以同样手法操作对侧穴位。

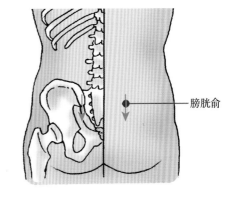

膀胱俞

胸腹部

选用穴位：中脘、天枢。

第一步：中脘、天枢刮痧

取坐位或仰卧位，涂刮痧油，用砭石刮痧板或水牛角刮痧板的薄边棱角，与皮肤呈 45°～90°，从上至下刮拭 3～4 下，力道、速度适中略轻，以皮肤出现潮红即可。

注：刮拭中脘、天枢穴时，患者应腹部臌气，以免伤及内脏。

第二步：中脘、天枢拔罐

用真空抽气罐以中脘、天枢穴为中心进行留罐，时间 3～5 分钟。

第三步：以同样手法操作对侧穴位。

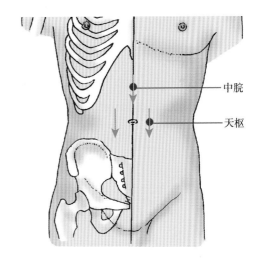

中脘

天枢

下肢部

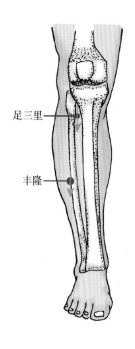

足三里

丰隆

选用穴位：足三里、丰隆。

第一步：足三里、丰隆刮痧

取坐位或仰卧位，涂刮痧油，用砭石刮痧板或水牛角刮痧板的薄边棱角，与皮肤呈45°～90°，从上至下刮拭3～4下，力道、速度略轻或适中，以皮肤出现潮红即可。

第二步：足三里、丰隆拔罐

取坐位或仰卧位，用真空抽气罐以足三里、丰隆穴为中心进行留罐，每个穴位留罐时间3～5分钟。

注：若此处体毛过盛或体形消瘦者可只刮痧，刮拭次数可增至6～7下，力道、速度略轻或适中，以皮肤出现潮红即可。

第三步：足三里、丰隆点穴

用砭石点穴棒，点按足三里、丰隆穴至产生酸麻胀痛感时保持7～8秒，然后松手，间隔3～5秒，再重复点按6次左右。

第四步：以同样手法操作对侧穴位。

高脂血症

血脂乃血浆或血清中脂类的统称，包括许多脂溶性物质，其主要成分为胆固醇、甘油三酯、磷脂、游离脂肪酸等。血中脂类含量超过正常称为高脂血症，又称高脂蛋白血症。

临床表现：①有反复发作的腹痛，有时伴有发热。②出现黄色瘤，在皮肤、黏膜出现黄色丘疹者称为疹型黄瘤；发生于眼睑部称为黄色斑；发生于手肘、跟腱、肌腱、膝肌腱等称为肌腱黄色瘤；发生于皮肤受压部如膝、肘、臀部，手指手掌折皱处，则称皮下结节黄色瘤。③发生动脉粥样硬化，严重者会发生心绞痛。

【调理方法】

按背腰部—上肢部—下肢部的顺序进行全身调理。

背腰部

选用穴位：厥阴俞、心俞、督俞、脾俞、胃俞。

第一步：从厥阴俞至胃俞刮痧

取坐位或俯卧位，从厥阴俞至胃俞穴的足太阳膀胱经上先涂抹刮痧油，然后用砭石刮痧板或水牛角刮痧板的薄边，与皮肤呈45°～90°，从上至下刮拭3～4下，力道、速度适中，

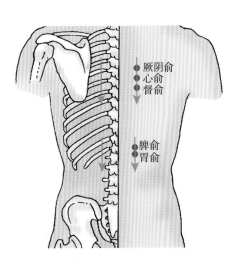

厥阴俞
心俞
督俞

脾俞
胃俞

以皮肤出现潮红即可。

注：从厥阴俞至胃俞的刮拭路线较长，可分段刮拭。

第二步：从厥阴俞至胃俞拔罐

用真空抽气罐从厥阴俞至胃俞穴上进行走罐 3 ~ 5 次（来回为 1 次），然后在厥阴俞、心俞、督俞、脾俞、胃俞穴上留罐 5 分钟。

第三步：厥阴俞至胃俞热敷

平时用砭石热敷包加热后热敷（热度以皮肤能忍受为度，注意不要太烫，以免烫伤），重点穴位厥阴俞、心俞、督俞、脾俞、胃俞，每天每个部位可以热敷 10 ~ 20 分钟。

第四步：以同样手法操作对侧穴位。

上肢部

选用穴位：内关、曲池。

第一步：内关、曲池刮痧

取坐位或仰卧位，涂刮痧油，用砭石刮痧板或水牛角刮痧板的薄边棱角，与皮肤呈 45° ~ 90°，从上至下刮拭 3 ~ 4 下，力道、速度适中，以皮肤出现潮

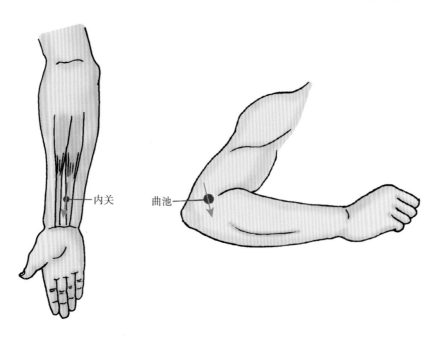

红即可。

第二步：内关、曲池点穴

用砭石点穴棒，点按内关、曲池穴至产生酸麻胀痛感时保持7～8秒，然后松手，间隔3～5秒，再重复点按6次左右。

第三步：以同样手法操作对侧穴位。

下肢部

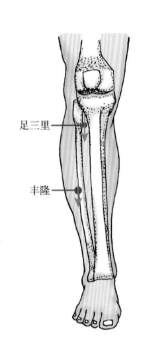

足三里

丰隆

选用穴位：足三里、丰隆。

第一步：足三里、丰隆刮痧

取坐位或仰卧位，涂刮痧油，用砭石刮痧板或水牛角刮痧板的薄边棱角，与皮肤呈45°～90°，从上至下刮拭3～4下，力道、速度略轻或适中，以皮肤出现潮红即可。

第二步：足三里、丰隆拔罐

取坐位或仰卧位，用真空抽气罐以足三里、丰隆穴为中心进行留罐，每个穴位留罐时间3～5分钟。

注：若此处体毛过盛或体形消瘦者可只刮痧，刮拭次数可增至6～7下，力道、速度略轻或适中，以皮肤出现潮红即可。

第三步：足三里、丰隆点穴

用砭石点穴棒，点按足三里、丰隆穴至产生酸麻胀痛感时保持7～8秒，然后松手，间隔3～5秒，再重复点按6次左右。

第四步：以同样手法操作对侧穴位。

高血压病

高血压病又称原发性高血压，是以动脉血压升高，尤其是舒张压持续升高为特点的全身性慢性血管疾病。临床上凡收缩压等于或高于 21.33kPa，舒张压等于或高于 12.66kPa，具有二者之一项者即可诊断为高血压。此病伴有全身症状，如头痛、头晕、头胀、耳鸣、眼花、失眠、心悸等，其中头痛头晕为本病常见症状，也可见头部沉重、颈项板紧感。本病为一种严重危害健康的常见病和多发病，其发病率随年龄的增长而增高，40 岁以上增高迅速。

【调理方法】

按头颈部—背腰部—胸腹部—上肢部—下肢部的顺序进行全身调理。

头颈部

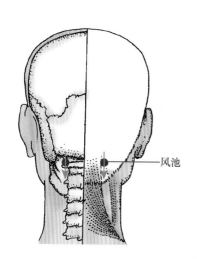

风池

选用穴位：风池、肩井。

第一步：从风池至肩井刮痧

取坐位或俯卧位，用砭石刮痧板或水牛角刮痧板的薄边，与皮肤呈 45°～90°，从上至下刮拭 3～4 下，力道、速度适中，以皮肤出现潮红即可。

第二步：肩井拔罐

用真空抽气罐以肩井穴为中心进行留罐，时间 3～5 分钟。

第三步：风池、肩井点穴

用砭石点穴棒，点按风池、肩井穴至产生酸麻胀痛感时保持7~8秒，然后松手，间隔3~5秒，再重复点按6次左右。

第四步：以同样手法操作对侧穴位。

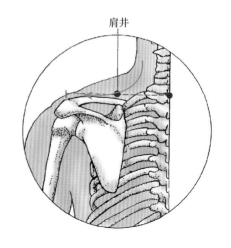

肩井

背腰部

选用穴位：心俞、肝俞、肾俞。

第一步：从心俞至肾俞刮痧

取坐位或俯卧位，从心俞至肾俞穴的足太阳膀胱经上先涂抹刮痧油，然后用砭石刮痧板或水牛角刮痧板的薄边，与皮肤呈45°~90°，从上至下刮拭3~4下，力道、速度适中，以皮肤出现潮红即可。

注：从心俞至肾俞的刮拭路线较长，可分段刮拭。

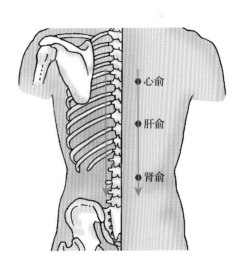

心俞
肝俞
肾俞

第二步：从心俞至肾俞拔罐

用真空抽气罐从心俞至肾俞穴的足太阳膀胱经上进行走罐3~5次（来回为1次），然后在心俞、肝俞、肾俞穴上留罐5分钟。

第三步：心俞至肾俞热敷

平时用砭石热敷包加热后热敷（热度以皮肤能忍受为度，注意不要太烫，以免烫伤），重点穴位心俞、肝俞、肾俞，每天每个部位可以热敷10~20分钟。

第四步：以同样手法操作对侧穴位。

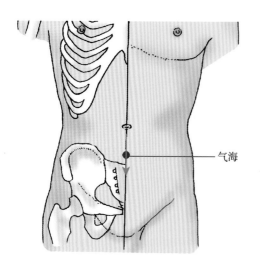

气海

胸腹部

选用穴位：气海。

第一步：气海刮痧

取坐位或仰卧位，涂刮痧油，用砭石刮痧板或水牛角刮痧板的薄边棱角，与皮肤呈 45°~90°，从上至下刮拭 3~4 下，力道、速度适中，以皮肤出现潮红即可。

注：刮拭气海穴时，患者应腹部膨气，以免伤及内脏。

第二步：气海拔罐

用真空抽气罐以气海穴为中心进行留罐，时间 3~5 分钟。

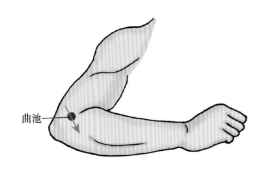

曲池

上肢部

选用穴位：曲池。

第一步：曲池刮痧

取坐位或仰卧位，涂刮痧油，用砭石刮痧板或水牛角刮痧板的薄边棱角，与皮肤呈 45°~90°，从上至下刮拭 3~4 下，力道、速度适中，以皮肤出现潮红即可。

第二步：曲池点穴

取坐位或仰卧位，用砭石点穴棒，点按曲池穴至产生酸麻胀痛感时保持 7~8 秒，然后松手，间隔 3~5 秒，再重复点按 6 次左右。

第三步：以同样手法操作对侧穴位。

下肢部

选用穴位：涌泉、太冲。

第一步：涌泉、太冲穴

取坐位或仰卧位，用砭石点穴棒，点按涌泉、太冲穴至产生酸麻胀痛感时保持7~8秒，然后松手，间隔3~5秒，再重复点按6次左右。

第二步：以同样手法操作对侧穴位。

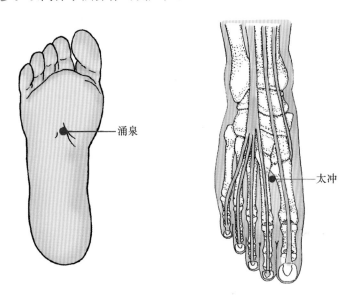

涌泉

太冲

痛　风

痛风是由于长期嘌呤代谢紊乱所致的疾病。早期表现为单关节炎症，以第一跖趾及拇趾关节为多见，其次为踝、手、腕、膝、肘及足部其他关节。受累关节可出现红、肿、热、痛及活动受限。患者多出现痛风石，以沉积于关节和肾脏较为多见，在皮下结缔组织处的痛风石常形成黄白色赘生物，一般以外耳的耳轮、跖趾、指间和掌指关节等处的痛风石易被发现。关节出现肥大、畸形、强硬及活动受限。本病常合并肾结石，伴肾绞痛、血尿。

【调理方法】

按背腰部—上肢部—下肢部的顺序进行全身调理。

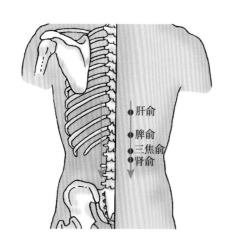

肝俞
脾俞
三焦俞
肾俞

背腰部

选用穴位：肝俞、脾俞、三焦俞、肾俞。

第一步：从肝俞至肾俞刮痧

取坐位或俯卧位，从肝俞至肾俞穴的足太阳膀胱经上先涂抹刮痧油，然后用砭石刮痧板或水牛角刮痧板的薄边，与皮肤呈 45°～90°，从上至下刮拭 3～4下，力道、速度适中，以皮肤出现潮红即可。

第二步：从肝俞至肾俞拔罐

用真空抽气罐从肝俞至肾俞穴上进行走罐 3～5 次（来回为 1 次），然后在肝俞、脾俞、三焦俞、肾俞穴上留罐 5 分钟。

第三步：肝俞至肾俞热敷

平时用砭石热敷包加热后热敷（热度以皮肤能忍受为度，注意不要太烫，以免烫伤），重点穴位肝俞、脾俞、三焦俞、肾俞，每天每个部位可以热敷 10～20 分钟。

第四步：以同样手法操作对侧穴位。

上肢部

选用穴位：曲池、手三里。

第一步：从曲池至手三里刮痧

取坐位或仰卧位，涂刮痧油，用砭石刮痧板或水牛角刮痧板的薄边棱角，与皮肤呈 45°～90°，从上至下刮拭 3～4 下，力道、速度适中，以皮肤出现潮红即可。

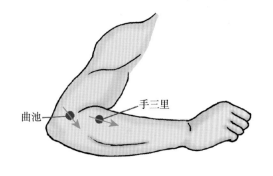

第二步：曲池、手三里点穴

用砭石点穴棒，点按曲池、手三里穴至产生酸麻胀痛感时保持 7～8 秒，然后松手，间隔 3～5 秒，再重复点按 6 次左右。

第三步：以同样手法操作对侧穴位。

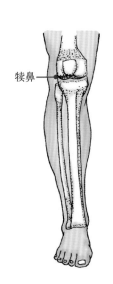

下肢部

选用穴位：犊鼻、中封、解溪、丘墟。

第一步：犊鼻、中封、解溪、丘墟点穴

用砭石点穴棒，点按犊鼻、中封、解溪、丘墟穴至产生酸麻胀痛感时保持 7～8 秒，然后松手，间隔

3～5秒，再重复点按6次左右。

第二步：以同样手法操作对侧穴位。

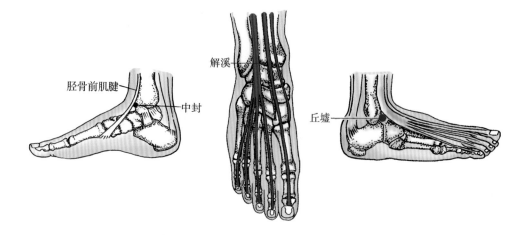

胫骨前肌腱 　中封　解溪　丘墟

荨麻疹

　　荨麻疹是由多种病因引起的皮肤、黏膜小血管扩张及渗透性增强而出现的一种局限性水肿反应。本病可发生于任何年龄，任何季节均可发病。皮损常突然发生，先有皮肤瘙痒，随即起风团，呈鲜红色、苍白色或皮肤色。风团大小不一，形态多样，为圆形、椭圆形、不规则形状，此起彼伏。皮损可随瘙痒而增多，融合成大片。病变累及胃肠道者可伴有恶心、呕吐、腹痛、腹泻，出现全身症状者可有发热。

【调理方法】

按头颈部—背腰部—胸腹部—上肢部—下肢部的顺序进行全身调理。

头颈部

选用穴位：大椎。

第一步：大椎刮痧

　　取坐位或俯卧位，用砭石刮痧板或水牛角刮痧板的薄边，与皮肤呈45°～90°，从上至下刮拭3～4下，力道、速度适中，以皮肤出现潮红即可。

　　注：大椎穴皮下肌肉较少，刮痧时力道应轻柔。

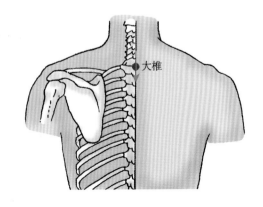

大椎

第二步：大椎拔罐

用真空抽气罐以大椎穴为中心进行留罐，时间 3～5 分钟。

第三步：大椎点穴

用砭石点穴棒，点按大椎穴至产生酸麻胀痛感时保持 7～8 秒，然后松手，间隔 3～5 秒，再重复点按 6 次左右。

背腰部

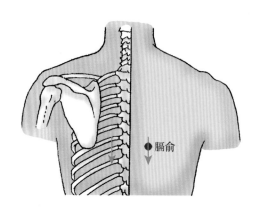

选用穴位：膈俞。

第一步：膈俞刮痧

取坐位或俯卧位，先涂抹刮痧油，然后用砭石刮痧板或水牛角刮痧板的薄边，与皮肤呈 45°～90°，从上至下刮拭 3～4 下，力道、速度适中，以皮肤出现潮红即可。

第二步：膈俞拔罐

用真空抽气罐以膈俞穴为中心进行留罐，时间 3～5 分钟。

第三步：膈俞热敷

平时用砭石热敷包加热后热敷（热度以皮肤能忍受为度，注意不要太烫，以免烫伤），重点穴位膈俞，每天可以热敷 10～20 分钟。

第四步：以同样手法操作对侧穴位。

胸腹部

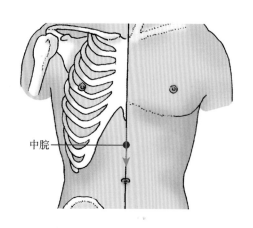

选用穴位：中脘。

第一步：中脘刮痧

取坐位或仰卧位，涂刮痧油，用砭石刮痧板或水牛角刮痧板的薄边棱角，与皮肤呈 45°～90°，从上至下刮拭 3～4 下，力道、速度适中，以皮肤出现潮红即可。

注：刮拭中脘穴时，患者应腹部膨气，以免伤及内脏。

第二步：中脘拔罐

用真空抽气罐以中脘穴为中心进行留罐，时间 3～5 分钟。

上肢部

选用穴位：曲池、合谷。

第一步：曲池刮痧

取坐位或仰卧位，涂刮痧油，用砭石刮痧板或水牛角刮痧板的薄边棱角，与皮肤呈 45°～90°，从上至下刮拭 3～4 下，力道、速度适中，以皮肤出现潮红即可。

第二步：曲池、合谷点穴

取坐位或仰卧位，用砭石点穴棒，点按曲池、合谷穴至产生酸麻胀痛感时保持 7～8 秒，然后松手，间隔 3～5 秒，再重复点按 6 次左右。

第三步：以同样手法操作对侧穴位。

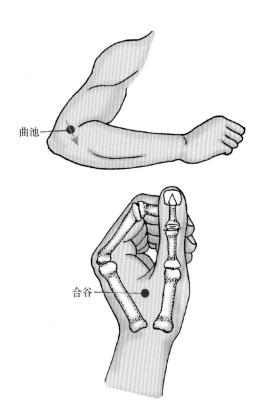

下肢部

选用穴位：血海、足三里。

第一步：血海、足三里刮痧

取坐位或仰卧位，涂刮痧油，用砭石刮痧板或水牛角刮痧板的薄边棱角，与皮肤呈 45°～90°，从上至下刮拭 3～4 下，力道、速度略轻

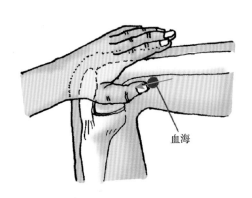

或适中，以皮肤出现潮红即可。

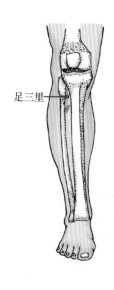

足三里

第二步：血海、足三里拔罐

取坐位或仰卧位，用真空抽气罐以血海、足三里穴为中心进行留罐，每个穴位留罐时间3～5分钟。

注：若此处体毛过盛或体形消瘦者可只刮痧，刮拭次数可增至6～7下，力道、速度略轻或适中，以皮肤出现潮红即可。

第三步：血海、足三里点穴

用砭石点穴棒，点按血海、足三里穴至产生酸麻胀痛感时保持7～8秒，然后松手，间隔3～5秒，再重复点按6次左右。

第四步：以同样手法操作对侧穴位。

甲状腺功能减退症

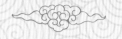

甲状腺功能减退症（简称甲减）是由于甲状腺合成或分泌甲状腺素不足引起的疾病，是一种常见病、多见病。本病的主要症状出现于婴幼儿期，此期症见生长发育迟缓，起坐、行走、语言开始较晚，乳齿发生也迟，体温偏低，少哭笑，反应迟钝，前囟门迟闭，口角流涎，精神呆滞，脸苍白或浮肿等。幼年期症见发育仍迟缓，智力较差；成年期则症见恶寒无汗，乏力懒动，四肢不温，健忘、耳鸣、耳聋、食欲不振、腹胀便秘、面部及胫前黏液性水肿，女子出现性欲淡漠、月经不调等妇科病。

【调理方法】

按背腰部—胸腹部—下肢部的顺序进行全身调理。

背腰部

选用穴位：肝俞、脾俞、肾俞。

第一步：从肝俞至肾俞刮痧

取坐位或俯卧位，从肝俞至肾俞的足太阳膀胱经上先涂抹刮痧油，然后用砭石刮痧板或水牛角刮痧板的薄边，与皮肤呈 45°～90°，从上至下刮拭 3～4下，力道、速度适中，以皮肤出现潮红即可。

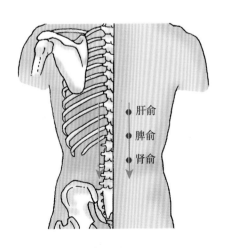

肝俞
脾俞
肾俞

第二步：从肝俞至肾俞拔罐

用真空抽气罐从肝俞至肾俞上进行走罐 3～5 次（来回为 1 次），然后在肝俞、脾俞、肾俞穴上留罐 5 分钟。

第三步：肝俞至肾俞热敷

平时用砭石热敷包加热后热敷（热度以皮肤能忍受为度，注意不要太烫，以免烫伤），重点穴位肝俞、脾俞、肾俞，每天每个部位可以热敷 10～20 分钟。

第四步：以同样手法操作对侧穴位。

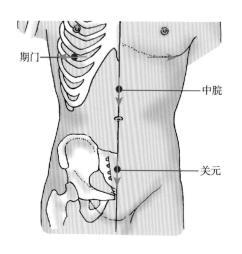

胸腹部

选用穴位：期门、中脘、关元。

第一步：期门刮痧

涂刮痧油，用砭石刮痧板或水牛角刮痧板的薄边棱角，与皮肤呈 45°～90°，从内向外刮拭 3～4 下，力道、速度适中，以皮肤出现潮红即可。

第二步：中脘、关元刮痧

取坐位或仰卧位，涂刮痧油，用砭石刮痧板或水牛角刮痧板的薄边棱角，与皮肤呈 45°～90°，从上至下刮拭 3～4 下，力道、速度适中略轻，以皮肤出现潮红即可。

第三步：期门、中脘、关元拔罐

用真空抽气罐以期门、中脘、关元穴为中心进行留罐，每个穴位留罐时间 3～5 分钟。

第四步：以同样手法操作对侧穴位。

下肢部

选用穴位：足三里、太冲。

第一步：足三里刮痧

取坐位或仰卧位，涂刮痧油，用砭石刮痧板或水牛角刮痧板的薄边棱角，与皮肤呈 45°～90°，从上至下刮拭 3～4 下，力道、速度略轻或适中，以皮肤出现潮红即可。

第二步：足三里拔罐

取坐位或仰卧位，用真空抽气罐以足三里穴为中心进行留罐，时间 3～5 分钟。

注：若此处体毛过盛或体形消瘦者可只刮痧，刮拭次数可增至 6～7 下，力道、速度略轻或适中，以皮肤出现潮红即可。

第三步：足三里、太冲点穴

用砭石点穴棒，点按足三里、太冲穴至产生酸麻胀痛感时保持 7～8 秒，然后松手，间隔 3～5 秒，再重复点按 6 次左右。

第四步：以同样手法操作对侧穴位。

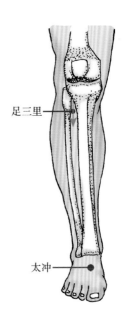

足三里

太冲

甲状腺功能亢进症

　　甲状腺功能亢进症（简称甲亢）是由于多种病因引起的甲状腺激素分泌过多所致的一组常见内分泌疾病。本病多见于女性，男女之比约为1 :（4～6），以20～40岁最为多见。本病表现为神经过敏、急躁、精神紧张、思想不集中等；双手平举伸展时有手指细震颤，腱反射亢进；食欲亢进，多食善饥，体重减轻，乏力；甲状腺肿大，突眼，目光有神，很少瞬眼；心悸、心动过速，收缩压增高，舒张压降低；阳痿、闭经；肌肉无力或萎缩等。

【调理方法】

按背腰部—胸腹部—上肢部—下肢部的顺序进行全身调理。

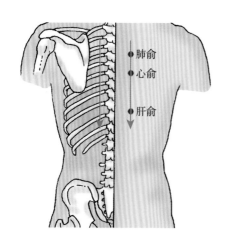

肺俞
心俞
肝俞

背腰部

选用穴位：肺俞、心俞、肝俞。

第一步：从肺俞至肝俞刮痧

取坐位或俯卧位，从肺俞至肝俞的足太阳膀胱经上先涂抹刮痧油，然后用砭石刮痧板或水牛角刮痧板的薄边，与皮肤呈45°～90°，从上至下刮拭3～4下，力道、速度适中，以皮肤出现潮红即可。

第二步：从肺俞至肝俞拔罐

用真空抽气罐从肺俞至肝俞上进行走罐3～5次（来回为1次），然后在肺俞、心俞、肝俞穴上留罐5分钟。

第三步：肺俞至肝俞热敷

平时用砭石热敷包加热后热敷（热度以皮肤能忍受为度，注意不要太烫，以免烫伤），重点穴位肺俞、心俞、肝俞，每天每个部位可以热敷10～20分钟。

第四步：以同样手法操作对侧穴位。

胸腹部

选用穴位：气舍、天突、期门。

第一步：气舍、天突刮痧

取坐位或仰卧位，涂刮痧油，用砭石刮痧板或水牛角刮痧板的薄边棱角，与皮肤呈45°～90°，从上至下刮拭3～4下，力道、速度适中略轻，以皮肤出现潮红即可。

第二步：期门刮痧

涂刮痧油，用砭石刮痧板或水牛角刮痧板的薄边棱角，与皮肤呈45°～90°，从内向外刮拭3～4下，力道、速度适中，以皮肤出现潮红即可。

第三步：气舍、天突、期门拔罐

用真空抽气罐以气舍、天突、期门穴为中心进行留罐，每个穴位留罐时间3～5分钟。

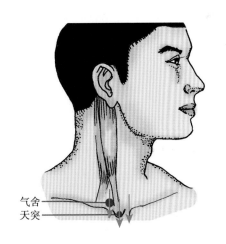

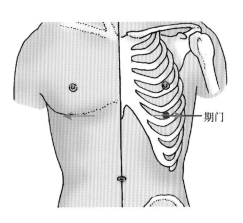

第四步：以同样手法操作对侧穴位。

上肢部

选用穴位：内关、神门、太渊、合谷。

第一步：内关刮痧

取坐位或仰卧位，涂刮痧油，用砭石刮痧板或水牛角刮痧板的薄边棱角，与皮肤呈45°～90°，从上至下刮拭3～4下，力道、速度适中，以皮肤出现潮红即可。

第二步：内关、神门、太渊、合谷点穴

用砭石点穴棒，点按内关、神门、太渊、合谷穴至产生酸麻胀痛感时保持7～8秒，然后松手，间隔3～5秒，再重复点按6次左右。

第三步：以同样手法操作对侧穴位。

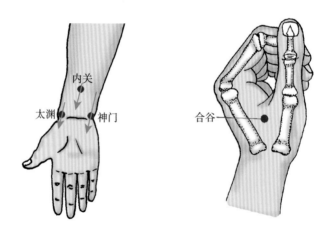

下肢部

选用穴位：足三里、太冲。

第一步：足三里刮痧

取坐位或仰卧位，涂刮痧油，用砭石刮痧板或水牛角刮痧板的薄边棱角，与皮肤呈45°～90°，从上至下刮拭3～4下，力道、速度略轻或适中，以皮肤

出现潮红即可。

第二步：足三里拔罐

取坐位或仰卧位，用真空抽气罐以足三里穴为中心进行留罐，时间3～5分钟。

注：若此处体毛过盛或体形消瘦者可只刮痧，刮拭次数可增至6～7下，力道、速度略轻或适中，以皮肤出现潮红即可。

第三步：足三里、太冲点穴

用砭石点穴棒，点按足三里、太冲穴至产生酸麻胀痛感时保持7～8秒，然后松手，间隔3～5秒，再重复点按6次左右。

第四步：以同样手法操作对侧穴位。

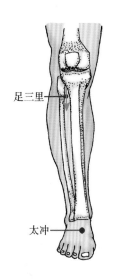

足三里

太冲

盗汗、自汗

盗汗、自汗是由于阴阳失调，腠理不固，而致汗液外泄的病证。不因外界环境影响，日间时时汗出，活动益甚者为自汗；睡时汗出，醒后汗止者为盗汗，又称寝汗。自汗主要属气虚不固或营卫不和；盗汗属阴虚火旺或心脾两亏的心液不藏。

【调理方法】

按背腰部—上肢部—下肢部的顺序进行全身调理。

背腰部

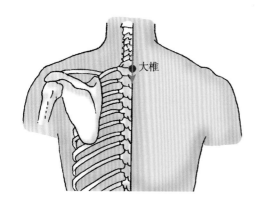

选用穴位：大椎、肺俞、心俞、脾俞。

第一步：大椎刮痧

取坐位或俯卧位，先涂抹刮痧油，然后用砭石刮痧板或水牛角刮痧板的薄边，与皮肤呈45°~90°，从上至下刮拭3~4下，力道、速度适中，以皮肤出现潮红即可。

注：大椎穴皮下肌肉较少，刮拭时力道应轻。

第二步：从肺俞至脾俞刮痧

取坐位或俯卧位，从肺俞至脾俞穴的足太阳膀胱经上先涂抹刮痧油，然后用砭石刮痧板或水牛角刮痧板的薄边，与皮肤呈45°~90°，从上至下刮拭

3～4下，力道、速度适中，以皮肤
出现潮红即可。

第三步：从肺俞至脾俞拔罐

用真空抽气罐从肺俞至脾俞穴
的足太阳膀胱经上进行走罐3～5次
（来回为1次），然后在肺俞、心俞、
脾俞穴上留罐5分钟。

第四步：大椎拔罐

用真空抽气罐以大椎穴为中心
进行留罐，时间3～5分钟。

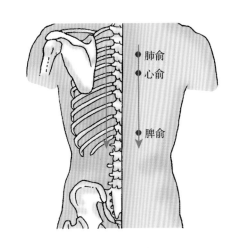

第五步：大椎、肺俞至脾俞热敷

平时用砭石热敷包加热后热敷（热度以皮肤能忍受为度，注意不要太
烫，以免烫伤），重点穴位大椎、肺俞、心俞、脾俞，每天每个部位可以热敷
10～20分钟。

第六步：以同样手法操作对侧
穴位。

上肢部

选用穴位：曲池、内关、神门。

第一步：曲池、内关刮痧

取坐位或仰卧位，涂刮痧油，
用砭石刮痧板或水牛角刮痧板的薄
边棱角，与皮肤呈45°～90°，从上
至下刮拭3～4下，力道、速度适
中，以皮肤出现潮红即可。

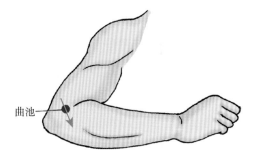

第二步：曲池、内关、神门
点穴

用砭石点穴棒，点按曲池、内

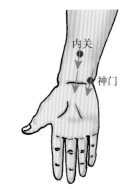

关、神门穴至产生酸麻胀痛感时保持7～8秒，然后松手，间隔3～5秒，再重复点按6次左右。

第三步：以同样手法操作对侧穴位。

下肢部

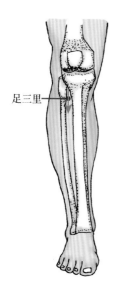

足三里

选用穴位：足三里。

第一步：足三里刮痧

取坐位或仰卧位，涂刮痧油，用砭石刮痧板或水牛角刮痧板的薄边棱角，与皮肤呈45°～90°，从上至下刮拭3～4下，力道、速度略轻或适中，以皮肤出现潮红即可。

第二步：足三里拔罐

取坐位或仰卧位，用真空抽气罐以足三里穴为中心进行留罐，每个穴位留罐时间3～5分钟。

注：若此处体毛过盛或体形消瘦者可只刮痧，刮拭次数可增至6～7下，力道、速度略轻或适中，以皮肤出现潮红即可。

第三步：足三里点穴

用砭石点穴棒，点按足三里穴至产生酸麻胀痛感时保持7～8秒，然后松手，间隔3～5秒，再重复点按6次左右。

第四步：以同样手法操作对侧穴位。

老年性痴呆

本病是一组慢性进行性退化性疾病，以痴呆为主要表现，病理改变以大脑萎缩和变性为主。早期症状为人格改变，患者变得主观、任性、顽固迁执，自私狭隘、不喜与人交往，对家人缺乏感情，情绪不稳、易激惹。有时吵闹，无故打骂家人，缺乏羞耻及道德感等。病加重时，表现低级意向增强，当众裸体，性欲亢进，甚至发生违法行为。另一重要症状是记忆力障碍，以近记忆减退尤为显著，例如忘记刚刚做完的事，忘记吃过饭而又要求进餐，出门后认不出回家的原路，认不出几天前见过的人等。

【调理方法】

按头颈部—背腰部—胸腹部—上肢部—下肢部的顺序进行全身调理。

头颈部

选用穴位：百会、四神聪、哑门、大椎。

第一步：依次刮百会、四神聪

取坐位，用砭石刮痧板或水牛角刮痧板的薄边，与皮肤呈45°～90°，以百会穴为中心呈放射状刮拭6～10下，力道、速度适中，头部不涂抹刮痧油，不要求出痧。

第二步：平时用砭石或水牛角粗齿梳代替砭石刮痧板或水牛角刮痧板按照上面步骤

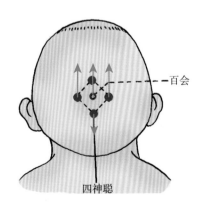

百会

四神聪

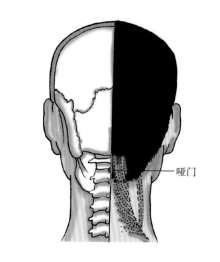

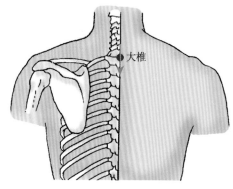

进行梳头。

第三步：哑门刮痧

取坐位，用砭石刮痧板或水牛角刮痧板的薄边，与皮肤呈45°～90°，刮拭6～10下，力道、速度适中，头部不涂抹刮痧油，不要求出痧。以同样手法操作对侧穴位。

第四步：大椎刮痧

取坐位或俯卧位，先涂抹刮痧油，然后用砭石刮痧板或水牛角刮痧板的薄边，与皮肤呈45°～90°，从上至下刮拭3～4下，力道、速度适中，以皮肤出现潮红即可。

注：大椎穴皮下肌肉较少，刮拭时力道应轻。

第五步：大椎拔罐

用真空抽气罐以大椎穴为中心进行留罐，时间3～5分钟。

第六步：百会、四神聪、哑门、大椎点穴

用砭石点穴棒，点按百会、四神聪、哑门、大椎穴至产生酸麻胀痛感时保持7～8秒，然后松手，间隔3～5秒，再重复点按6次左右。

背腰部

选用穴位：肾俞。

第一步：肾俞刮痧

取坐位或俯卧位，先涂抹刮痧油，然后用砭石刮痧板或水牛角刮痧板的薄边，与皮肤呈45°～90°，从上至下刮拭3～4下，力道、速度适中，以皮肤出现潮红即可。

第二步：**肾俞拔罐**

用真空抽气罐以肾俞穴为中心进行留罐，时间 3~5 分钟。

第三步：**肾俞热敷**

平时用砭石热敷包加热后热敷（热度以皮肤能忍受为度，注意不要太烫，以免烫伤），重点穴位肾俞，可以热敷 10~20 分钟。

第四步：**以同样手法操作对侧穴位。**

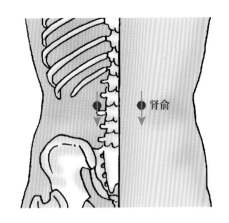

胸腹部

选用穴位：鸠尾。

第一步：**鸠尾刮痧**

取坐位或仰卧位，涂刮痧油，用砭石刮痧板或水牛角刮痧板的薄边棱角，与皮肤呈 45°~90°，从上至下刮拭 3~4 下，力道、速度适中略轻，以皮肤出现潮红即可。

第二步：**鸠尾拔罐**

用真空抽气罐以鸠尾穴为中心进行留罐（罐内压力不要太大，轻微吸上即可），时间 3~5 分钟。

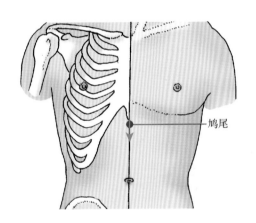

上肢部

选用穴位：手三里、劳宫。

第一步：**手三里刮痧**

取坐位或仰卧位，涂刮痧油，用砭石刮痧板或水牛角刮痧板的薄边棱

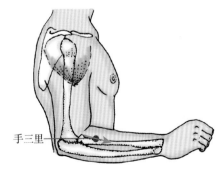

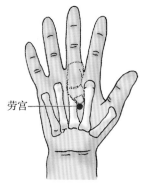

角，与皮肤呈 45°～90°，从上至下刮拭 3～4 下，力道、速度适中，以皮肤出现潮红即可。

第二步：手三里、劳宫点穴

用砭石点穴棒，点按手三里、劳宫穴至产生酸麻胀痛感时保持 7～8 秒，然后松手，间隔 3～5 秒，再重复点按 6 次左右。

第三步：以同样手法操作对侧穴位。

下肢部

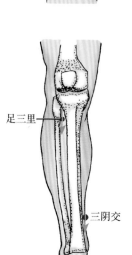

选用穴位：足三里、三阴交、太冲。

第一步：足三里、三阴交刮痧

取坐位或仰卧位，涂刮痧油，用砭石刮痧板或水牛角刮痧板的薄边棱角，与皮肤呈 45°～90°，从上至下刮拭 3～4 下，力道、速度略轻或适中，以皮肤出现潮红即可。

第二步：足三里、三阴交拔罐

取坐位或仰卧位，用真空抽气罐以足三里、三阴交穴为中心进行留罐，时间 3～5 分钟。

注：若此处体毛过盛或体形消瘦者可只刮痧，刮拭次数可增至 6～10 下，力道、速度略轻或适中，以皮肤出现潮红即可。

第三步：足三里、三阴交、太冲点穴

用砭石点穴棒，点按足三里、三阴交、太冲穴至产生酸麻胀痛感时保持 7～8 秒，然后松手，间隔 3～5 秒，再重复点按 6 次左右。

第四步：以同样手法操作对侧穴位。

呃　逆

呃逆是以气逆上冲，出于喉间，呃逆连声，短促而频，不能自止为主症的疾患。呃逆可偶然单独发生，亦可见于他病的兼症，呈连续或间歇性反作。本病多因寒邪、胃火、气郁、食滞，或中焦虚寒，或下元亏损，致使胃气上逆，失于和降所致。

【调理方法】

按背腰部—胸腹部—上肢部—下肢部的顺序进行全身调理。

背腰部

选用穴位：膈俞、肝俞、胃俞、胃仓。

第一步：从膈俞至胃俞刮痧

取坐位或俯卧位，从膈俞至胃俞的足太阳膀胱经上先涂抹刮痧油，然后用砭石刮痧板或水牛角刮痧板的薄边，与皮肤呈 45°～90°，从上至下刮拭 3～4下，力道、速度适中，以皮肤出现潮红即可。

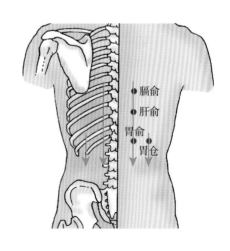

膈俞
肝俞
胃俞
胃仓

第二步：胃仓刮痧

取坐位或仰卧位，涂刮痧油，用砭石刮痧板或水牛角刮痧板的薄边棱角，与皮肤呈 45°～90°，从上至下刮拭 3～4下，力道、速度适中略轻，以皮肤出现潮红即可。

第三步：从膈俞至胃俞拔罐

用真空抽气罐从膈俞至胃俞上进行走罐 3～5 次（来回为 1 次），然后在膈俞、肝俞、胃俞穴上留罐 5 分钟。

第四步：胃仓拔罐

用真空抽气罐以胃仓穴为中心进行留罐，时间 3～5 分钟。

第五步：膈俞至胃俞、胃仓热敷

平时用砭石热敷包加热后热敷（热度以皮肤能忍受为度，注意不要太烫，以免烫伤），重点穴位膈俞、肝俞、胃俞、胃仓，每天每个部位可以热敷10～20 分钟。

第六步：以同样手法操作对侧穴位。

胸腹部

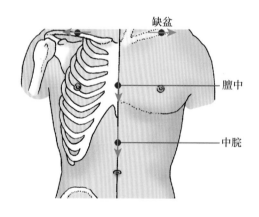

选用穴位：缺盆、膻中、中脘。

第一步：缺盆、膻中、中脘刮痧

取坐位或仰卧位，涂刮痧油，用砭石刮痧板或水牛角刮痧板的薄边棱角，与皮肤呈 45°～90°，从上至下刮拭 3～4 下，力道、速度适中略轻，以皮肤出现潮红即可。

注：刮拭中脘穴时，患者应腹部胀气，以免伤及内脏。

第二步：缺盆、膻中、中脘拔罐

用真空抽气罐以缺盆、膻中、中脘穴为中心进行留罐（膻中穴拔罐时罐内压力不要太大，轻微吸上即可），每个穴位留罐时间 3～5 分钟。

第三步：以同样手法操作对侧穴位。

上肢部

选用穴位：内关。

第一步：内关刮痧

取坐位或仰卧位，涂刮痧油，用砭石刮痧板或水牛角刮痧板的薄边棱角，与皮肤呈45°～90°，从上至下刮拭3～4下，力道、速度适中，以皮肤出现潮红即可。

第二步：内关点穴

用砭石点穴棒，点按内关穴至产生酸麻胀痛感时保持7～8秒，然后松手，间隔3～5秒，再重复点按6次左右。

第三步：以同样手法操作对侧穴位。

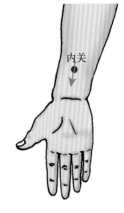

下肢部

选用穴位：足三里、丰隆。

第一步：足三里、丰隆刮痧

取坐位或仰卧位，涂刮痧油，用砭石刮痧板或水牛角刮痧板的薄边棱角，与皮肤呈45°～90°，从上至下刮拭3～4下，力道、速度略轻或适中，以皮肤出现潮红即可。

第二步：足三里、丰隆拔罐

取坐位或仰卧位，用真空抽气罐以足三里、丰隆穴为中心进行留罐，每个穴位留罐时间3～5分钟。

注：若此处体毛过盛或体形消瘦者可只刮痧，刮拭次数可增至6～7下，力道、速度略轻或适中，以皮肤出现潮红即可。

第三步：足三里、丰隆点穴

用砭石点穴棒，点按足三里、丰隆穴至产生酸麻胀痛感时保持7～8秒，然后松手，间隔3～5秒，再重复点按6次左右。

第四步：以同样手法操作对侧穴位。

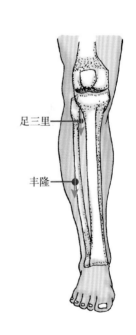

反 酸

反酸又称吐酸、噫醋，凡酸水由胃中上泛，随即咽下者，称为吞酸；不咽入而吐出者，则称吐酸。一般来说，吐酸是指泛吐酸水的症状，轻者又称泛酸。本病常与胃痛兼见，但亦可单独出现，多由肝火内郁、胃气不和而发；亦可因脾胃虚寒，不能运化而成。

【调理方法】

按背腰部—胸腹部—下肢部的顺序进行全身调理。

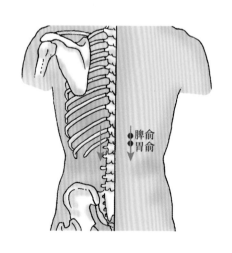

脾俞
胃俞

背腰部

选用穴位：脾俞、胃俞。

第一步：从脾俞至胃俞刮痧

取坐位或俯卧位，从脾俞至胃俞的足太阳膀胱经上先涂抹刮痧油，然后用砭石刮痧板或水牛角刮痧板的薄边，与皮肤呈45°～90°，从上至下刮拭3～4下，力道、速度适中，以皮肤出现潮红即可。

第二步：从脾俞至胃俞拔罐

用真空抽气罐从脾俞至胃俞上进行走罐3～5次（来回为1次），然后在脾俞、胃俞穴上留罐5分钟。

第三步：脾俞至胃俞热敷

平时用砭石热敷包加热后热敷（热度以皮肤能忍受为度，注意不要太烫，以免烫伤），重点穴位脾俞、胃俞，每天每个部位可以热敷 10～20 分钟。

第四步：以同样手法操作对侧穴位。

胸腹部

选用穴位：膻中、期门、中脘、章门。

第一步：期门刮痧

涂刮痧油，用砭石刮痧板或水牛角刮痧板的薄边棱角，与皮肤呈 45°～90°，从内向外刮拭 3～4 下，力道、速度适中，以皮肤出现潮红即可。

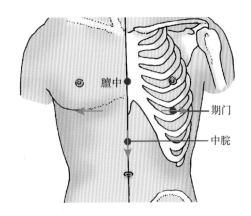

第二步：依次刮膻中、中脘、章门

取坐位或仰卧位，涂刮痧油，用砭石刮痧板或水牛角刮痧板的薄边棱角，与皮肤呈 45°～90°，从上至下刮拭 3～4 下，力道、速度适中略轻，以皮肤出现潮红即可。

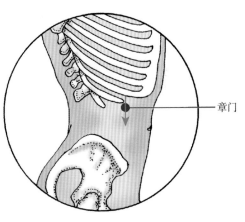

注：刮拭中脘、章门时，腹部应鼓气，避免伤及内脏。

第三步：膻中、期门、中脘、章门拔罐

用真空抽气罐以膻中、期门、中脘、章门穴为中心进行留罐（膻中穴拔罐时罐内压力不要太大，轻微吸上即可），每个穴位留罐时间 3～5 分钟。

第四步：以同样手法操作对侧穴位。

下肢部

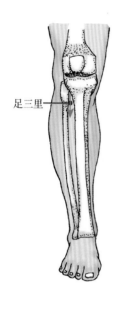

足三里

选用穴位：足三里。

第一步：足三里刮痧

取坐位或仰卧位，涂刮痧油，用砭石刮痧板或水牛角刮痧板的薄边棱角，与皮肤呈45°～90°，从上至下刮拭3～4下，力道、速度略轻或适中，以皮肤出现潮红即可。

第二步：足三里拔罐

取坐位或仰卧位，用真空抽气罐以足三里穴为中心进行留罐，每个穴位留罐时间3～5分钟。

注：若此处体毛过盛或体形消瘦者可只刮痧，刮拭次数可增至6～7下，力道、速度略轻或适中，以皮肤出现潮红即可。

第三步：足三里点穴

用砭石点穴棒，点按足三里穴至产生酸麻胀痛感时保持7～8秒，然后松手，间隔3～5秒，再重复点按6次左右。

第四步：以同样手法操作对侧穴位。

痹　证

当人体肌表感受风寒湿热等外邪，导致气血失于通畅，而引起肌肉、筋骨、关节等处发生酸楚疼痛、重着、麻木、屈伸不利、关节肿大，甚至红肿热痛等为主要临床表现，均称为痹证。

【调理方法】

按背腰部—上肢部—下肢部的顺序进行全身调理。

背腰部

选用穴位：大杼、膏肓、膈俞、筋缩、肾俞、关元俞。

第一步：从大杼至关元俞刮痧

取坐位或俯卧位，从大杼至关元俞的足太阳膀胱经上先涂抹刮痧油，然后用砭石刮痧板或水牛角刮痧板的薄边，与皮肤呈 45°～90°，从上至下刮拭 3～4 下，力道、速度适中，以皮肤出现潮红即可。

注：从大杼至关元俞的刮拭路线较长，可分段刮拭。

第二步：依次刮膏肓、筋缩

取坐位或仰卧位，涂刮痧油，用砭石刮痧板或水牛角刮痧板的薄边棱角，

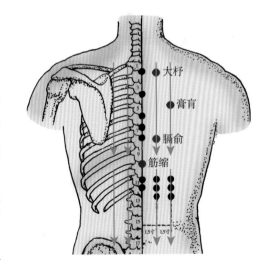

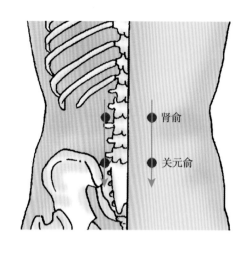

与皮肤呈 45°～90°，从上至下刮拭 3～4 下，力道、速度适中，以皮肤出现潮红即可。

注：筋缩穴皮下肌肉较少，刮拭时力道应轻。

第三步：从大杼至关元俞拔罐

用真空抽气罐从大杼至关元俞上进行走罐 3～5 次（来回为 1 次），然后在大杼、膈俞、肾俞、关元俞穴上留罐 5 分钟。

第四步：膏肓、筋缩拔罐

取坐位或仰卧位，用真空抽气罐以膏肓、筋缩穴为中心进行留罐（筋缩穴拔罐时罐内压力不要太大，轻微吸上即可），每个穴位留罐时间 3～5 分钟。

第五步：大杼至关元俞、膏肓、筋缩热敷

平时用砭石热敷包加热后热敷（热度以皮肤能忍受为度，注意不要太烫，以免烫伤），重点穴位大杼、膏肓、膈俞、筋缩、肾俞、关元俞，每天每个部位可以热敷 10～20 分钟。

第六步：以同样手法操作对侧穴位。

上肢部

选用穴位：肩井、肩髃、肩贞、肩髎、曲池、尺泽、手三里、阳池、大陵、合谷。

第一步：依次刮肩井、肩髃、肩贞、肩髎、曲池、尺泽、手三里

取坐位或仰卧位，涂刮痧油，用砭石刮痧板或水牛角刮痧板的薄边棱角，与皮肤呈 45°～90°，从上至下刮

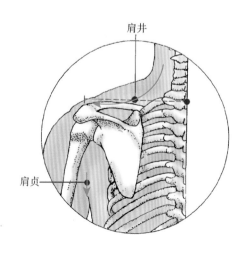

拭 3～4 下，力道、速度适中，以皮肤出现潮红即可。

　　第二步：肩井、肩髃、肩贞、肩髎、曲池、尺泽、手三里、阳池、大陵、合谷点穴

　　用砭石点穴棒，点按肩井、肩髃、肩贞、肩髎、曲池、尺泽、手三里、阳池、大陵、合谷穴至产生酸麻胀痛感时保持 7～8 秒，然后松手，间隔 3～5 秒，再重复点按 6 次左右。

　　第三步：以同样手法操作对侧穴位。

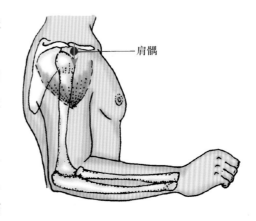

肩髃

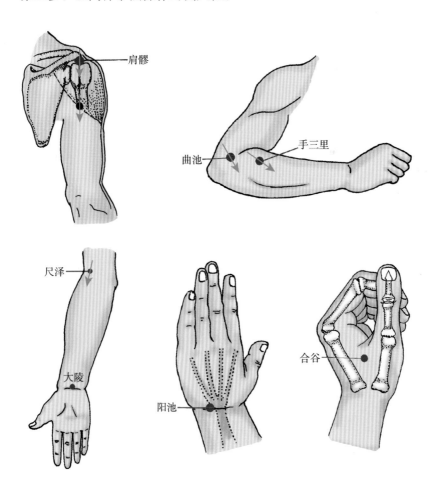

肩髎

曲池　　手三里

尺泽

大陵

阳池

合谷

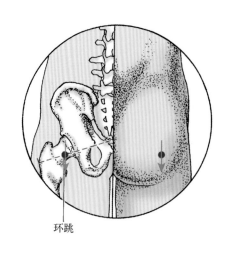

环跳

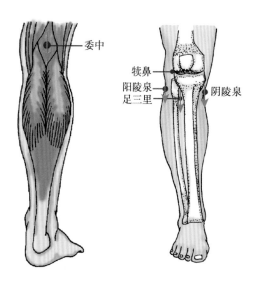

委中

犊鼻
阳陵泉
足三里
阴陵泉

下肢部

选用穴位：环跳、委中、犊鼻、足三里、阳陵泉、阴陵泉、解溪、昆仑、太溪。

第一步：环跳、委中刮痧

取俯卧位，涂刮痧油，用砭石刮痧板或水牛角刮痧板的薄边棱角，与皮肤呈 45°～90°，从上至下刮拭 3～4 下，力道、速度略轻或适中，以皮肤出现潮红即可。

第二步：环跳、委中拔罐

取俯卧位，用真空抽气罐以环跳、委中穴为中心进行留罐，每个穴位留罐时间 3～5 分钟。

第三步：足三里、阳陵泉、阴陵泉刮痧

取坐位或仰卧位，涂刮痧油，用砭石刮痧板或水牛角刮痧板的薄边棱角，与皮肤呈 45°～90°，从上至下刮拭 3～4 下，力道、速度略轻或适中，以皮肤出现潮红即可。

第四步：足三里、阳陵泉、阴陵泉拔罐

取坐位或仰卧位，用真空抽气罐以足三里、阳陵泉、阴陵泉穴为中心进行留罐，每个穴位留罐时间 3～5 分钟。

注：若此处体毛过盛或体形消瘦者可只刮痧，刮拭次数可增至 6～7 下，力道、速度略轻或适中，以皮肤出现潮红即可。

第五步：环跳、委中、犊鼻、足三里、阳陵泉、阴陵泉、解溪、昆仑、太溪点穴

用砭石点穴棒，点按环跳、委中、犊鼻、足三里、阳陵泉、阴陵泉、解溪、昆仑、太溪穴至产生酸麻胀痛感时保持7~8秒，然后松手，间隔3~5秒，再重复点按6次左右。

第六步：以同样手法操作对侧穴位。

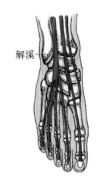

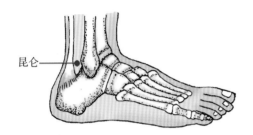

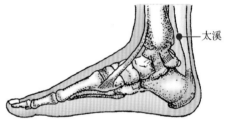

痿　证

　　痿证是指肢体筋脉弛缓，四肢痿软无力、日久因不能随意活动而致肌肉萎缩的一种病证。临床以下肢痿弱较多见，故又称"痿躄"，主要表现为手不能握，足不能行，肌肉消瘦，呈枯萎状态。痿证的形成外因以感受温热毒邪和湿热浸淫为主，内因以气血阴精亏损为主，使筋脉失于濡养而致。

【调理方法】

按背腰部—胸腹部—下肢部的顺序进行全身调理。

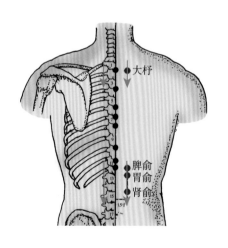

背腰部

　　选用穴位：大杼、脾俞、胃俞、肾俞。

　　第一步：从大杼至肾俞刮痧

　　取坐位或俯卧位，从大杼至肾俞的足太阳膀胱经上先涂抹刮痧油，然后用砭石刮痧板或水牛角刮痧板的薄边，与皮肤呈45°~90°，从上至下刮拭3~4下，力道、速度适中，以皮肤出现潮红即可。

　　注：从大杼至肾俞的刮拭路线较长，可分段刮拭。

　　第二步：从大杼至肾俞拔罐

　　用真空抽气罐从大杼至肾俞上进行走罐3~5次（来回为1次），然后在大杼、脾俞、胃俞、肾俞穴上留罐5分钟。

第三步：大杼至肾俞热敷

平时用砭石热敷包加热后热敷（热度以皮肤能忍受为度，注意不要太烫，以免烫伤），重点穴位大杼、脾俞、胃俞、肾俞，每天每个部位可以热敷10～20分钟。

第四步：以同样手法操作对侧穴位。

胸腹部

选用穴位：中脘、天枢。

第一步：中脘、天枢刮痧

取坐位或仰卧位，涂刮痧油，用砭石刮痧板或水牛角刮痧板的薄边棱角，与皮肤呈45°～90°，从上至下刮拭3～4下，力道、速度适中略轻，以皮肤出现潮红即可。

注：刮拭中脘、天枢穴时，患者应腹部臌气，以免伤及内脏。

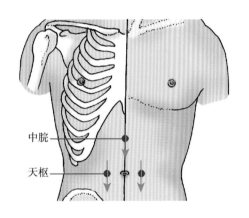

第二步：中脘、天枢拔罐

用真空抽气罐以中脘、天枢穴为中心进行留罐，每个穴位留罐时间3～5分钟。

第三步：以同样手法操作对侧穴位。

下肢部

选用穴位：足三里、阳陵泉、悬钟、环跳、秩边、殷门、委中、承山。

第一步：环跳、秩边、殷门、委中、承山刮痧

取俯卧位，涂刮痧油，用砭石刮痧板或水牛角刮痧板的薄边棱角，与皮肤呈45°～90°，从上至下刮拭3～4下，力道、速度略轻或适中，以皮肤出现潮红即可。

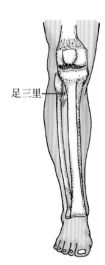

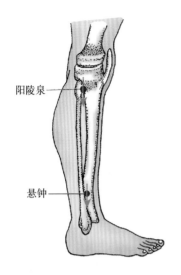

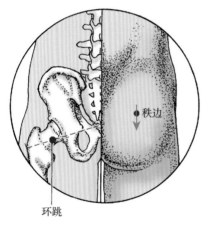

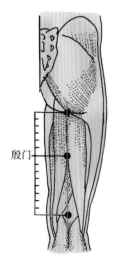

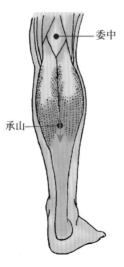

第二步：环跳、秩边、殷门、委中、承山拔罐

取俯卧位，用真空抽气罐以环跳、秩边、殷门、委中、承山穴为中心进行留罐，每个穴位留罐时间3～5分钟。

第三步：足三里、阳陵泉、悬钟刮痧

取坐位或仰卧位，涂刮痧油，用砭石刮痧板或水牛角刮痧板的薄边棱角，与皮肤呈45°～90°，从上至下刮拭3～4下，力道、速度略轻或适中，以皮肤出现潮红即可。

第四步：足三里、阳陵泉、悬钟拔罐

取坐位或仰卧位，用真空抽气罐以足三里、阳陵泉、悬钟穴为中心进行留罐，每个穴位留罐时间3～5分钟。

注：若此处体毛过盛或体形消瘦者可只刮痧，刮拭次数可增至6～7下，力道、速度略轻或适中，以皮肤出现潮红即可。

第五步：足三里、阳陵泉、悬钟、环跳、秩边、殷门、委中、承山点穴

用砭石点穴棒，点按足三里、阳陵泉、悬钟、环跳、秩边、殷门、委中、承山穴至产生酸麻胀痛感时保持7～8秒，然后松手，间隔3～5秒，再重复点按6次左右。

第六步：以同样手法操作对侧穴位。

带状疱疹

带状疱疹是由带状疱疹病毒引起，由鼻黏膜进入人体，侵犯外胚层结构及感觉神经系统的组织而发病，常有轻度发热、倦怠、食欲不振等全身症状。将要发疹的部位出现痒感、感觉过敏、灼热及疼痛。经1～3日局部发生红斑，继之出现簇集性粟粒至绿豆大小的丘疱疹，迅速变为一个或数个水疱群，数日后疱液破裂后表面干燥结痂，留有暂时性淡红色斑或色素沉着斑。附近淋巴结肿大。皮疹多发生于身体的一侧，一般不超过体表正中线。本病常见于胸部、面部、颈部、腹部皮肤，眼、鼻、口腔黏膜及耳部。神经痛为本病的又一特征。发疹同时伴有程度不同的疼痛。

【调理方法】

按头颈部—上肢部—下肢部的顺序进行全身调理。

头颈部

选用穴位：头维、翳风。

第一步：头维刮痧

取坐位，用砭石刮痧板或水牛角刮痧板的薄边，与皮肤呈45°～90°，刮拭6～10下，力道、速度适中，头部不涂抹刮痧油，不要求出痧。

第二步：翳风刮痧

取坐位或仰卧位，涂刮痧油，用砭石

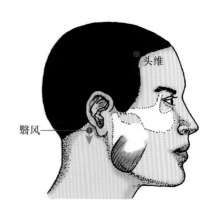

刮痧板或水牛角刮痧板的薄边棱角，与皮肤呈 45°～90°，从上至下刮拭 6～10 下，力道、速度适中，以皮肤出现潮红即可。

第三步：头维、翳风点穴

用砭石点穴棒，点按头维、翳风穴至产生酸麻胀痛感时保持 7～8 秒，然后松手，间隔 3～5 秒，再重复点按 6 次左右。

第四步：以同样手法操作对侧穴位。

上肢部

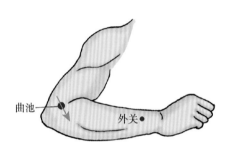

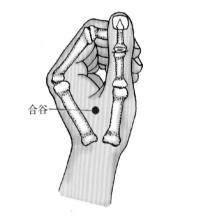

选用穴位：曲池、外关、合谷。

第一步：曲池、外关刮痧

取坐位或仰卧位，涂刮痧油，用砭石刮痧板或水牛角刮痧板的薄边棱角，与皮肤呈 45°～90°，从上至下刮拭 3～4 下，力道、速度适中，以皮肤出现潮红即可。

第二步：曲池、外关、合谷点穴

用砭石点穴棒，点按曲池、外关、合谷穴至产生酸麻胀痛感时保持 7～8 秒，然后松手，间隔 3～5 秒，再重复点按 6 次左右。

第三步：以同样手法操作对侧穴位。

下肢部

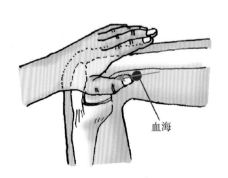

选用穴位：血海、足三里、三阴交、阳陵泉。

第一步：血海、足三里、三阴交、阳陵泉刮痧

取坐位或仰卧位，涂刮痧油，用砭

石刮痧板或水牛角刮痧板的薄边棱角，与皮肤呈45°～90°，从上至下刮拭3～4下，力道、速度略轻或适中，以皮肤出现潮红即可。

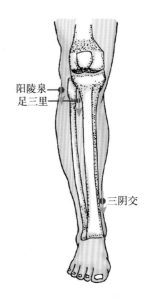

第二步：血海、足三里、三阴交、阳陵泉拔罐

取坐位或仰卧位，用真空抽气罐以阳陵泉穴为中心进行留罐，时间3～5分钟。

注：若此处体毛过盛或体形消瘦者可只刮痧，刮拭次数可增至6～7下，力道、速度略轻或适中，以皮肤出现潮红即可。

第三步：血海、足三里、三阴交、阳陵泉点穴

用砭石点穴棒，点按血海、足三里、三阴交、阳陵泉穴至产生酸麻胀痛感时保持7～8秒，然后松手，间隔3～5秒，再重复点按6次左右。

第四步：以同样手法操作对侧穴位。

湿 疹

　　湿疹是由多种内外因素引起的皮肤炎症反应性疾病，可发生于任何年龄。其基本特点是皮疹的多形性、对称性，易反复发作，剧烈瘙痒。皮疹多形性，如红斑、小丘疹、小水疱、丘疱疹、糜烂、渗出、结痂、皲裂、鳞屑、肥厚、苔藓样变、色素沉着、抓痕。这些皮损在某一时期以某些皮损为主。急性期皮损可有红斑、丘疹、水疱、丘疱疹、糜烂、渗出及结痂，病程较短。亚急性湿疹以小丘疹、鳞屑、结痂为主，偶有丘疱疹、小水疱。慢性湿疹皮损多表现为干燥、鳞屑、肥厚、皲裂、苔藓样变，可见色素沉着或脱失。

【调理方法】

按背腰部—上肢部—下肢部的顺序进行全身调理。

背腰部

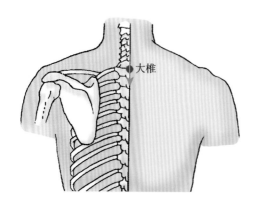

选用穴位：大椎、肺俞、脾俞。

第一步：大椎刮痧

取坐位或俯卧位，先涂抹刮痧油，然后用砭石刮痧板或水牛角刮痧板的薄边，与皮肤呈 45°～90°，从上至下刮拭 3～4 下，力道、速度适中，以皮肤出现潮红即可。

注：大椎穴皮下肌肉较少，刮

拭时力道应轻。

第二步：从肺俞至脾俞刮痧

取坐位或俯卧位，从肺俞至脾俞的足太阳膀胱经上先涂抹刮痧油，然后用砭石刮痧板或水牛角刮痧板的薄边，与皮肤呈45°~90°，从上至下刮拭3~4下，力道、速度适中，以皮肤出现潮红即可。

注：从肺俞至脾俞的刮拭路线较长，可分段刮拭。

第三步：大椎拔罐

用真空抽气罐以大椎穴为中心进行留罐，时间3~5分钟。

第四步：从肺俞至脾俞拔罐

用真空抽气罐从肺俞至脾俞上进行走罐3~5次（来回为1次），然后在肺俞、脾俞穴上留罐5分钟。

第五步：大椎、肺俞至脾俞热敷

平时用砭石热敷包加热后热敷（热度以皮肤能忍受为度，注意不要太烫，以免烫伤），重点穴位大椎、肺俞、脾俞，每天每个部位可以热敷10~20分钟。

第六步：以同样手法操作对侧穴位。

上肢部

选用穴位：曲池、内关、合谷。

第一步：曲池、内关刮痧

取坐位或仰卧位，涂刮痧油，用砭石刮痧板或水牛角刮痧板的薄边棱角，与皮肤呈45°~90°，从上至下刮拭3~4下，力道、速度适中，以皮

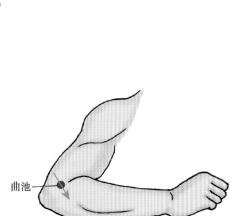
曲池

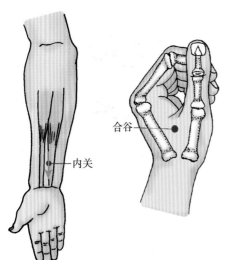

肤出现潮红即可。

第二步：曲池、内关、合谷点穴

用砭石点穴棒，点按曲池、内关、合谷穴至产生酸麻胀痛感时保持7～8秒，然后松手，间隔3～5秒，再重复点按6次左右。

第三步：以同样手法操作对侧穴位。

下肢部

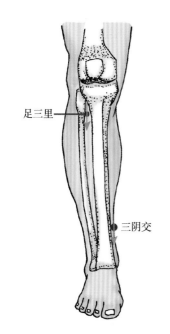

选用穴位：足三里、三阴交。

第一步：足三里、三阴交刮痧

取坐位或仰卧位，涂刮痧油，用砭石刮痧板或水牛角刮痧板的薄边棱角，与皮肤呈45°～90°，从上至下刮拭3～4下，力道、速度略轻或适中，以皮肤出现潮红即可。

第二步：足三里、三阴交拔罐

取坐位或仰卧位，用真空抽气罐以足三里、三阴交穴为中心进行留罐，每个穴位留罐时间3～5分钟。

注：若此处体毛过盛或体形消瘦者可只刮痧，刮拭次数可增至6～7下，力道、速度略轻或适中，以皮肤出现潮红即可。

第三步：足三里、三阴交点穴

用砭石点穴棒，点按足三里、三阴交穴至产生酸麻胀痛感时保持7～8秒，然后松手，间隔3～5秒，再重复点按6次左右。

第四步：以同样手法操作对侧穴位。

痤　疮

　　痤疮是一种毛囊与皮脂腺的慢性炎症性皮肤病。因为其初起损害多有粉刺，所以本病又称为粉刺。本病为常见病、多发病，总发病率为20%～24%，尤其好发于青春期男女，有30%～50%的青年都患有不同程度的痤疮，一般男性的比例略高于女性，病程长久，发病缓慢，30岁以后病情逐渐减轻或自愈。痤疮以面、上胸、背部等处的粉刺、丘疹、脓疱等皮损为主要症状。

【调理方法】

按背腰部—上肢部—下肢部的顺序进行全身调理。

背腰部

　　选用穴位：肺俞、心俞、肝俞、脾俞、肾俞。

　　第一步：从肺俞至肾俞刮痧

　　取坐位或俯卧位，从肺俞至肾俞穴的足太阳膀胱经上先涂抹刮痧油，然后用砭石刮痧板或水牛角刮痧板的薄边，与皮肤呈45°～90°，从上至下刮拭3～4下，力道、速度适中，以皮肤出现潮红即可。

　　注：从肺俞至肾俞的刮拭路线较长，可分段刮拭。

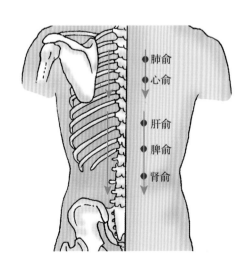

肺俞
心俞

肝俞
脾俞
肾俞

第二步：从肺俞至肾俞拔罐

用真空抽气罐从肺俞至肾俞穴的足太阳膀胱经上进行走罐 3～5 次（来回为 1 次），然后在肺俞、心俞、肝俞、脾俞、肾俞穴上留罐 5 分钟。

第三步：肺俞至肾俞热敷

平时用砭石热敷包加热后热敷（热度以皮肤能忍受为度，注意不要太烫，以免烫伤），重点穴位肺俞、心俞、肝俞、脾俞、肾俞，每天可以热敷 10～20 分钟。

第四步：以同样手法操作对侧穴位。

上肢部

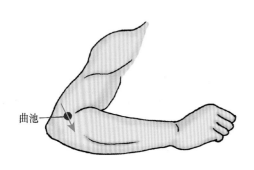

曲池

选用穴位：曲池。

第一步：曲池刮痧

取坐位或仰卧位，涂刮痧油，用砭石刮痧板或水牛角刮痧板的薄边棱角，与皮肤呈 45°～90°，从上至下刮拭 3～4 下，力道、速度适中，以皮肤出现潮红即可。

第二步：曲池点穴

取坐位或仰卧位，用砭石点穴棒，点按曲池穴至产生酸麻胀痛感时保持 7～8 秒，然后松手，间隔 3～5 秒，再重复点按 6 次左右。

第三步：以同样手法操作对侧穴位。

下肢部

选用穴位：足三里、丰隆、三阴交、内庭。

第一步：足三里、丰隆、三阴交刮痧

取坐位或仰卧位，涂刮痧油，用砭石刮痧板或水牛角刮痧板的薄边棱角，与皮肤呈 45°～90°，从上至下刮拭 3～4 下，力道、速度略轻或适中，以皮肤出现潮红即可。

第二步：足三里、丰隆、三阴交拔罐

取坐位或仰卧位，用真空抽气罐以足三里、丰隆、三阴交穴为中心进行留罐，每个穴位留罐时间3～5分钟。

注：若此处体毛过盛或体形消瘦者可只刮痧，刮拭次数可增至6～7下，力道、速度略轻或适中，以皮肤出现潮红即可。

第三步：足三里、丰隆、三阴交、内庭点穴

用砭石点穴棒，点按足三里、丰隆、三阴交、内庭穴至产生酸麻胀痛感时保持7～8秒，然后松手，间隔3～5秒，再重复点按6次左右。

第四步：以同样手法操作对侧穴位。

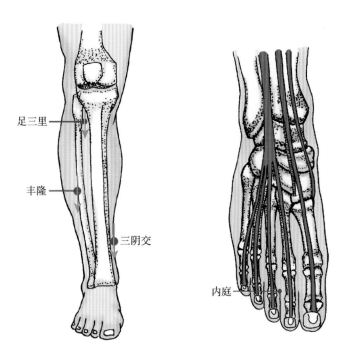

银屑病

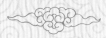

　　银屑病是一种常见的、容易复发的慢性皮肤病。本病的损害，初期时为点滴状棕红色斑点或斑丘疹，表皮覆盖着多层银白色鳞屑，以后逐渐扩展，境界清楚。损害可发生在身体任何部位，尤以四肢伸侧、肘膝关节、头皮和骶骨部位为常见。头皮部损害为斑丘疹，有银白色鳞屑覆盖，边缘清楚，头发聚成束状，但不脱落。指（趾）甲也可发生变化，甲板上有针头大小的凹坑，甲板发生沟纹或甲板增厚，污褐，表面平，呈钩甲。在手掌及足底，偶然引起角化过度及皲裂。阴茎龟头也可发生境界明显的红色斑块，鳞屑往往很少。

【调理方法】

按背腰部—胸腹部—上肢部—下肢部的顺序进行全身调理。

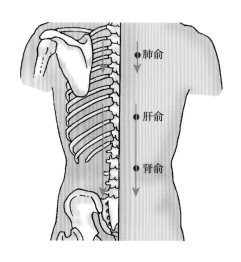

背腰部

　　选用穴位：肺俞、肝俞、肾俞。

第一步：从肺俞至肾俞刮痧

　　取坐位或俯卧位，从肺俞至肾俞的足太阳膀胱经上先涂抹刮痧油，然后用砭石刮痧板或水牛角刮痧板的薄边，与皮肤呈45°～90°，从上至下刮拭3～4下，力道、速度适中，以皮肤出现潮红即可。

　　注：从肺俞至肾俞的刮拭路线较

长，可分段刮拭。

第二步：从肺俞至肾俞拔罐

用真空抽气罐从肺俞至肾俞上进行走罐 3～5 次（来回为 1 次），然后在肺俞、肝俞、肾俞穴上留罐 5 分钟。

第三步：肺俞至肾俞热敷

平时用砭石热敷包加热后热敷（热度以皮肤能忍受为度，注意不要太烫，以免烫伤），重点穴位肺俞、肝俞、肾俞，每天每个部位可以热敷 10～20 分钟。

第四步：以同样手法操作对侧穴位。

胸腹部

选用穴位：中脘、天枢、关元。

第一步：中脘、天枢、关元刮痧

取坐位或仰卧位，涂刮痧油，用砭石刮痧板或水牛角刮痧板的薄边棱角，与皮肤呈 45°～90°，从上至下刮拭 3～4 下，力道、速度适中略轻，以皮肤出现潮红即可。

注：刮拭中脘、天枢、关元穴时，患者应腹部臌气，以免伤及内脏。

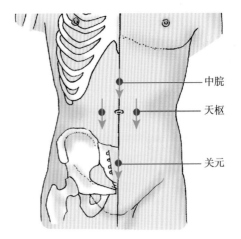

第二步：中脘、天枢、关元拔罐

用真空抽气罐以中脘、天枢、关元穴为中心进行留罐，每个穴位留罐时间 3～5 分钟。

第三步：以同样手法操作对侧穴位。

上肢部

选用穴位：曲池、内关、神门。

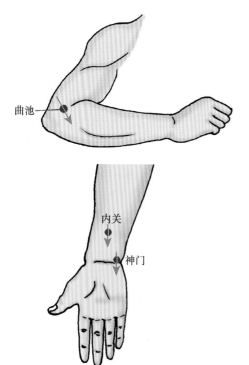

曲池

内关

神门

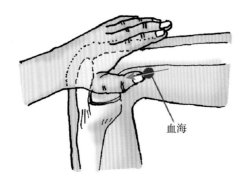

血海

第一步：曲池、内关刮痧

取坐位或仰卧位，涂刮痧油，用砭石刮痧板或水牛角刮痧板的薄边棱角，与皮肤呈45°～90°，从上至下刮拭3～4下，力道、速度适中，以皮肤出现潮红即可。

第二步：曲池、内关、神门点穴

用砭石点穴棒，点按曲池、内关、神门穴至产生酸麻胀痛感时保持7～8秒，然后松手，间隔3～5秒，再重复点按6次左右。

第三步：以同样手法操作对侧穴位。

下肢部

选用穴位：血海、足三里、三阴交、飞扬。

第一步：飞扬刮痧

取俯卧位，涂刮痧油，用砭石刮痧板或水牛角刮痧板的薄边棱角，与皮肤呈45°～90°，从上至下刮拭3～4下，力道、速度略轻或适中，以皮肤出现潮红即可。

第二步：飞扬拔罐

取俯卧位，用真空抽气罐以飞扬穴为中心进行留罐，留罐时间3～5分钟。

第三步：血海、足三里、三阴交刮痧

取坐位或仰卧位，涂刮痧油，用砭石刮痧板或水牛角刮痧板的薄边棱角，与皮肤呈45°～90°，从上至下刮拭3～4下，力道、速度略轻或适中，以皮肤

出现潮红即可。

第四步：血海、足三里、三阴交拔罐

取坐位或仰卧位，用真空抽气罐以血海、足三里、三阴交穴为中心进行留罐，每个穴位留罐时间3～5分钟。

注：若此处体毛过盛或体形消瘦者可只刮痧，刮拭次数可增至6～7下，力道、速度略轻或适中，以皮肤出现潮红即可。

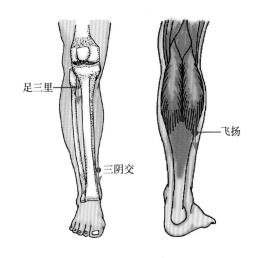

第五步：血海、足三里、三阴交、飞扬点穴

用砭石点穴棒，点按血海、足三里、三阴交、飞扬穴至产生酸麻胀痛感时保持7～8秒，然后松手，间隔3～5秒，再重复点按6次左右。

第六步：以同样手法操作对侧穴位。

皮肤瘙痒症

皮肤瘙痒症是指皮肤无原发性损害，只有瘙痒及因瘙痒而引起的继发性损害的一种皮肤病。本病好发于老年及成年人，多见于冬季，可分为全身性和局限性两类：①全身性皮肤瘙痒症：患者周身皆可发痒，部位不定，常为阵发性的，多以夜间为重。②局限性皮肤瘙痒症：指瘙痒感仅局限于某一部位，以肛门、外阴为多见，主要分为三种。其中，肛门瘙痒症多见于中年男性，瘙痒感局限于肛门及周围皮肤；阴囊瘙痒症多见于中年男性，局部皮肤浸润、肥厚、苔藓样变及继发湿疹化，瘙痒剧烈；女阴瘙痒症多见于中年女性，痒感主要在大小阴唇、阴阜、阴蒂及阴道黏膜，患处浸润肥厚、苔藓样变，呈灰白色，黏膜处红肿、糜烂。

【调理方法】

按背腰部—胸腹部—上肢部—下肢部的顺序进行全身调理。

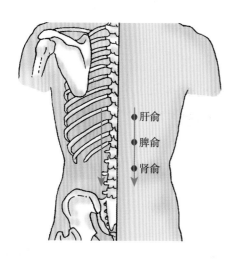

背腰部

选用穴位：肝俞、脾俞、肾俞。

第一步：从肝俞至肾俞刮痧

取坐位或俯卧位，从肝俞至肾俞穴的足太阳膀胱经上先涂抹刮痧油，然后用砭石刮痧板或水牛角刮痧板的薄边，与皮肤呈45°～90°，从上至下刮拭3～4下，力道、速度适中，以皮肤出现潮红即可。

第二步：从肝俞至肾俞拔罐

用真空抽气罐从肝俞至肾俞穴的足太阳膀胱经上进行走罐 3 ~ 5 次（来回为 1 次），然后在肝俞、脾俞、肾俞穴上留罐 5 分钟。

第三步：肝俞至肾俞热敷

平时用砭石热敷包加热后热敷（热度以皮肤能忍受为度，注意不要太烫，以免烫伤），重点穴位肝俞、脾俞、肾俞，每天可以热敷 10 ~ 20 分钟。

第四步：以同样手法操作对侧穴位。

胸腹部

选用穴位：期门。

第一步：期门刮痧

取坐位或仰卧位，涂刮痧油，用砭石刮痧板或水牛角刮痧板的薄边棱角，与皮肤呈 45°~ 90°，从内向外刮拭 3 ~ 4 下，力道、速度适中略轻，以皮肤出现潮红即可。

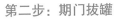

期门

第二步：期门拔罐

用真空抽气罐以期门穴为中心进行留罐，留罐时间 3 ~ 5 分钟。

第三步：以同样手法操作对侧穴位。

上肢部

选用穴位：曲池。

第一步：曲池刮痧

取坐位或仰卧位，涂刮痧油，用砭石刮痧板或水牛角刮痧板的薄边棱角，与皮肤呈 45°~ 90°，从上至下刮拭 3 ~ 4 下，力道、速度适中，以皮

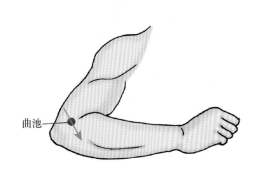

曲池

肤出现潮红即可。

第二步：曲池点穴

取坐位或仰卧位，用砭石点穴棒，点按曲池穴至产生酸麻胀痛感时保持7～8秒，然后松手，间隔3～5秒，再重复点按6次左右。

第三步：以同样手法操作对侧穴位。

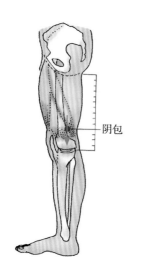

阴包

下肢部

选用穴位：阴包、血海、足三里、委中、承山。

第一步：阴包、血海、足三里刮痧

取坐位或仰卧位，涂刮痧油，用砭石刮痧板或水牛角刮痧板的薄边棱角，与皮肤呈45°～90°，从上至下刮拭3～4下，力道、速度略轻或适中，以皮肤出现潮红即可。

第二步：阴包、血海、足三里拔罐

取坐位或仰卧位，用真空抽气罐以阴包、血海、足三里穴为中心进行留罐，每个穴位留罐时间3～5分钟。

注：若此处体毛过盛或体形消瘦者可只刮痧，刮拭次数可增至6～7下，力道、速度略轻或适中，以皮肤出现潮红即可。

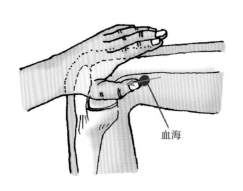

血海

第三步：委中、承山刮痧

取坐位或仰卧位，涂刮痧油，用砭石刮痧板或水牛角刮痧板的薄边棱角，与皮肤呈45°～90°，从上至下刮拭3～4下，力道、速度略轻或适中，以皮肤

出现潮红即可。

第四步：委中、承山拔罐

取俯卧位，用真空抽气罐以委中、承山穴为中心进行留罐，每个穴位留罐时间3～5分钟。

第五步：阴包、血海、足三里、委中、承山点穴

用砭石点穴棒，点按阴包、血海、足三里、委中、承山穴至产生酸麻胀痛感时保持7～8秒，然后松手，间隔3～5秒，再重复点按6次左右。

第六步：以同样手法操作对侧穴位。

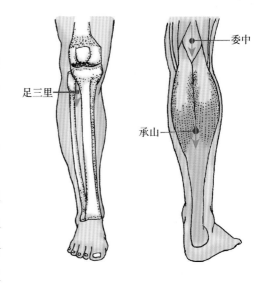

足三里

委中

承山

白癜风

白癜风是一种以皮肤上出现后天性色素脱失斑为特征的疾病。皮损可发生于任何部位，但以指背、腕、前臂、面、颈、生殖器附近为多，皮损色素脱失处呈乳白色。白斑面积可大可小，大者可泛及全身。本病一般可以分为炎症型、神经型、自体免疫型三种类型。

【调理方法】

按头颈部—背腰部—胸腹部—上肢部—下肢部的顺序进行全身调理。

头颈部

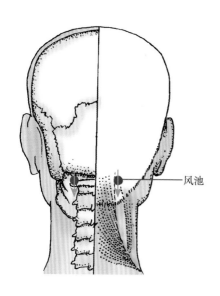

风池

选用穴位：风池。

第一步：风池刮痧

取坐位或俯卧位，用砭石刮痧板或水牛角刮痧板的薄边，与皮肤呈45°～90°，从上至下刮拭3～4下，力道、速度适中，头部不涂抹刮痧油，不要求出痧。

第二步：风池点穴

用砭石点穴棒，点按风池穴至产生酸麻胀痛感时保持7～8秒，然后松手，间隔3～5秒，再重复点按6次左右。

第三步：以同样手法操作对侧穴位。

背腰部

选用穴位：肺俞。

第一步：肺俞刮痧

取坐位或俯卧位，先涂抹刮痧油，然后用砭石刮痧板或水牛角刮痧板的薄边，与皮肤呈 45°～90°，从上至下刮拭 3～4 下，力道、速度适中，以皮肤出现潮红即可。

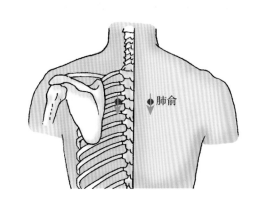

第二步：肺俞拔罐

用真空抽气罐以肺俞穴为中心进行留罐，时间 3～5 分钟。

第三步：肺俞热敷

平时用砭石热敷包加热后热敷（热度以皮肤能忍受为度，注意不要太烫，以免烫伤），重点穴位肺俞，每天可以热敷 10～20 分钟。

第四步：以同样手法操作对侧穴位。

胸腹部

选用穴位：中脘。

第一步：中脘刮痧

取坐位或仰卧位，涂刮痧油，用砭石刮痧板或水牛角刮痧板的薄边棱角，与皮肤呈 45°～90°，从上至下刮拭 3～4 下，力道、速度适中，以皮肤出现潮红即可。

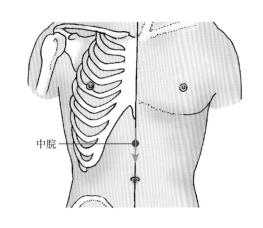

注：刮拭中脘穴时，患者应腹部胀气，以免伤及内脏。

第二步：中脘拔罐

用真空抽气罐以中脘穴为中心进行留罐，时间 3～5 分钟。

上肢部

选用穴位：曲池。

第一步：曲池刮痧

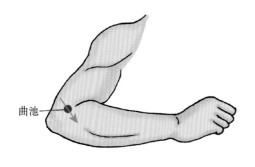

曲池

取坐位或仰卧位，涂刮痧油，用砭石刮痧板或水牛角刮痧板的薄边棱角，与皮肤呈45°~90°，从上至下刮拭3~4下，力道、速度适中，以皮肤出现潮红即可。

第二步：曲池点穴

取坐位或仰卧位，用砭石点穴棒，点按曲池穴至产生酸麻胀痛感时保持7~8秒，然后松手，间隔3~5秒，再重复点按6次左右。

第三步：以同样手法操作对侧穴位。

下肢部

选用穴位：血海、三阴交。

第一步：血海、三阴交刮痧

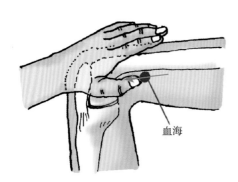

血海

取坐位或仰卧位，涂刮痧油，用砭石刮痧板或水牛角刮痧板的薄边棱角，与皮肤呈45°~90°，从上至下刮拭3~4下，力道、速度略轻或适中，以皮肤出现潮红即可。

第二步：血海、三阴交拔罐

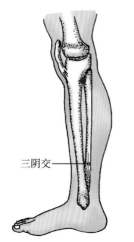

三阴交

取坐位或仰卧位，用真空抽气罐以血海、三阴交穴为中心进行留罐，每个穴位留罐时间3~5分钟。

注：若此处体毛过盛或体形消瘦

者可只刮痧，刮拭次数可增至 6～7 下，力道、速度略轻或适中，以皮肤出现潮红即可。

第三步：血海、三阴交点穴

用砭石点穴棒，点按血海、三阴交穴至产生酸麻胀痛感时保持 7～8 秒，然后松手，间隔 3～5 秒，再重复点按 6 次左右。

第四步：以同样手法操作对侧穴位。

健　忘

健忘是指记忆力减退、遇事善忘的一种病症。健忘又称"喜忘""善忘""多忘"，主要由于肾气亏虚、心肾不交、心脾两虚、痰浊扰心、瘀血痹阻等因素所致。

【调理方法】

按头颈部—背腰部—下肢部的顺序进行全身调理。

头颈部

选用穴位：百会、四神聪、哑门、天柱。

第一步：依次刮百会、四神聪

取坐位，用砭石刮痧板或水牛角刮痧板的薄边，与皮肤呈45°～90°，以百会穴为中心呈放射状刮拭6～10下，力道、速度适中，头部不涂抹刮痧油，不要求出痧。

第二步：平时用砭石或水牛角粗齿梳代替砭石刮痧板或水牛角刮痧板按照上面步骤进行梳头。

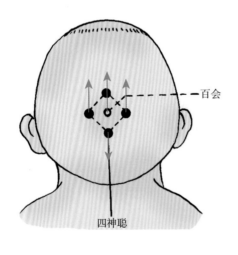

百会

四神聪

第三步：依次刮哑门、天柱

取坐位，用砭石刮痧板或水牛角刮痧板的薄边，与皮肤呈45°～90°，刮拭

6～10下，力道、速度适中，头部
不涂抹刮痧油，不要求出痧。

第四步：百会、四神聪、哑
门、天柱点穴

用砭石点穴棒，点按百会、四
神聪、哑门、天柱穴至产生酸麻胀
痛感时保持7～8秒，然后松手，
间隔3～5秒，再重复点按6次
左右。

第五步：以同样手法操作对侧
穴位。

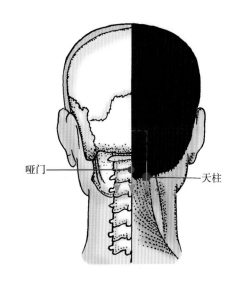

背腰部

选用穴位：心俞、肾俞、膏肓、志室。

第一步：从心俞至肾俞刮痧

取坐位或俯卧位，从心俞至肾俞穴的足太阳膀胱经上先涂抹刮痧油，然
后用砭石刮痧板或水牛角刮痧板的薄边，与皮肤呈45°～90°，从上至下刮拭

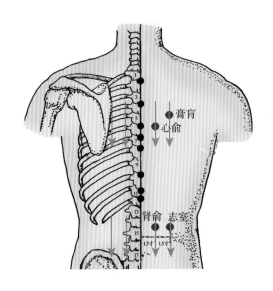

3～4下，力道、速度适中，以皮肤出现潮红即可。

注：从心俞至肾俞的刮拭路线较长，可分段刮拭。

第二步：从膏肓至志室刮痧

取坐位或俯卧位，从膏肓至志室穴的足太阳膀胱经上先涂抹刮痧油，然后用砭石刮痧板或水牛角刮痧板的薄边，与皮肤呈45°～90°，从上至下刮拭3～4下，力道、速度适中，以皮肤出现潮红即可。

注：从膏肓至志室的刮拭路线较长，可分段刮拭。

第三步：从心俞至肾俞拔罐

用真空抽气罐从心俞至肾俞穴的足太阳膀胱经上进行走罐3～5次（来回为1次），然后在心俞、肾俞穴上留罐5分钟。

第四步：从膏肓至志室拔罐

用真空抽气罐从膏肓至志室穴的足太阳膀胱经上进行走罐3～5次（来回为1次），然后在膏肓、志室穴上留罐5分钟。

第五步：心俞至肾俞、膏肓至志室热敷

平时用砭石热敷包加热后热敷（热度以皮肤能忍受为度，注意不要太烫，以免烫伤），重点穴位心俞、肾俞、膏肓、志室，每天可以热敷10～20分钟。

第六步：以同样手法操作对侧穴位。

下肢部

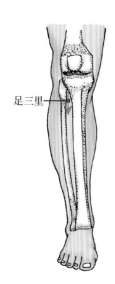

足三里

选用穴位：足三里、太溪。

第一步：足三里刮痧

取坐位或仰卧位，涂刮痧油，用砭石刮痧板或水牛角刮痧板的薄边棱角，与皮肤呈45°～90°，从上至下刮拭3～4下，力道、速度略轻或适中，以皮肤出现潮红即可。

第二步：足三里拔罐

取坐位或仰卧位，用真空抽气罐以足三里穴为中心进行留罐，时间3～5分钟。

注：若此处体毛过盛或体形消瘦者可只刮痧，刮拭次

数可增至6~7下，力道、速度略轻或适中，以皮肤出现潮红即可。

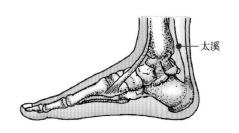

第三步：足三里、太溪点穴

用砭石点穴棒，点按足三里、太溪穴至产生酸麻胀痛感时保持7~8秒，然后松手，间隔3~5秒，再重复点按6次左右。

第四步：以同样手法操作对侧穴位。

多 寐

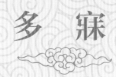

多寐的特征为不分昼夜，时时欲睡，呼之能醒，醒后又睡，也称为"嗜眠"，主要由于脾气不足、脾肾阳虚、痰湿阻滞、肝胆热盛、瘀血阻窍等因素所致。

【调理方法】

按头颈部—胸腹部—下肢部的顺序进行全身调理。

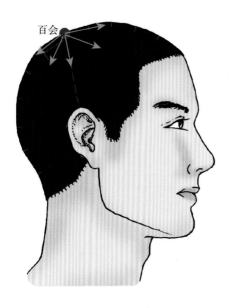

头颈部

选用穴位：百会。

第一步：百会刮痧

取坐位，用砭石刮痧板或水牛角刮痧板的薄边，与皮肤呈45°～90°，以百会穴为中心呈放射状刮拭6～10下，力道、速度适中，头部不涂抹刮痧油，不要求出痧。

第二步：平时用砭石或水牛角粗齿梳代替砭石刮痧板或水牛角刮痧板按照上面步骤进行梳头。

第三步：百会点穴

取坐位，用砭石点穴棒，点按百会穴至产生酸麻胀痛感时保持7～8秒，然后松手，间隔3～5秒，再重复点按6次左右。

胸腹部

选用穴位：中脘、天枢、大横、梁门。

第一步：依次刮中脘、天枢、大横、梁门

取坐位或仰卧位，涂刮痧油，用砭石刮痧板或水牛角刮痧板的薄边棱

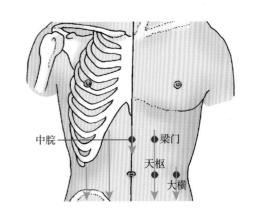

角，与皮肤呈 45°～90°，从上至下刮拭 3～4 下，力道、速度适中略轻，以皮肤出现潮红即可。

注：刮拭中脘、天枢、大横、梁门时，腹部应腆气，避免伤及内脏。

第二步：中脘、天枢、大横、梁门拔罐

用真空抽气罐以中脘、天枢、大横、梁门穴为中心进行留罐，时间 3～5 分钟。

第三步：以同样手法操作对侧穴位。

下肢部

选用穴位：足三里、上巨虚、丰隆。

第一步：足三里、上巨虚、丰隆刮痧

取坐位或仰卧位，涂刮痧油，用砭石刮痧板或水牛角刮痧板的薄边棱角，与皮肤呈 45°～90°，从上至下刮拭 3～4 下，力道、速度略轻或适中，以皮肤出现潮红即可。

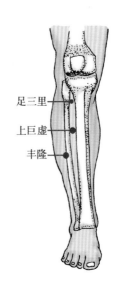

第二步：足三里、上巨虚、丰隆拔罐

取坐位或仰卧位，用真空抽气罐以足三里、上巨虚、丰隆穴为中心进行留罐，时间3~5分钟。

注：若此处体毛过盛或体形消瘦者可只刮痧，刮拭次数可增至6~7下，力道、速度略轻或适中，以皮肤出现潮红即可。

第三步：足三里、上巨虚、丰隆点穴

用砭石点穴棒，点按足三里、上巨虚、丰隆穴至产生酸麻胀痛感时保持7~8秒，然后松手，间隔3~5秒，再重复点按6次左右。

第四步：以同样手法操作对侧穴位。

癫　痫

癫痫是反复发作的神经元异常放电所致的暂时性发作性脑功能失调。发作形式最常见的为大发作、小发作、局限性癫痫发作和精神运动性发作。大发作以意识丧失和全身抽搐为特征。小发作以短暂性意识障碍为特征，多见于儿童和少年。局限性癫痫发作历时较大发作更长，有的局部抽动可达数小时、数日，称为连续性部分性癫痫。精神运动性发作也称颞叶癫痫，多发于成人，属于继发性癫痫，可出现自动症、错觉症、精神感觉性发作、思维障碍发作、情感障碍思维等。

【调理方法】

按头颈部—胸腹部—上肢部—下肢部的顺序进行全身调理。

头颈部

选用穴位：百会、风府、风池、大椎。

第一步：百会刮痧

取坐位，用砭石刮痧板或水牛角刮痧板的薄边，与皮肤呈45°～90°，以百会穴为中心呈放射状刮拭6～10下，力道、速度适中，头部不涂抹刮痧油，不要求出痧。

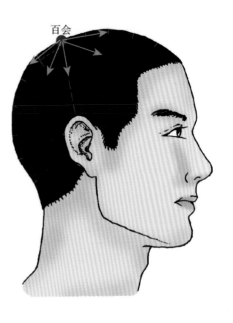

百会

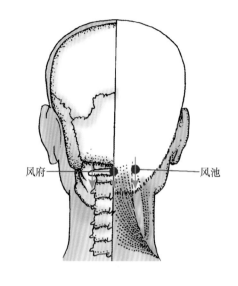

风府　　风池

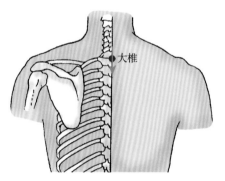

大椎

第二步：平时用砭石或水牛角粗齿梳代替砭石刮痧板或水牛角刮痧板按照上面步骤进行梳头。

第三步：依次刮风府、风池

取坐位，用砭石刮痧板或水牛角刮痧板的薄边，与皮肤呈45°～90°，刮拭6～10下，力道、速度适中，头部不涂抹刮痧油，不要求出痧。以同样手法操作对侧穴位。

第四步：大椎刮痧

取坐位或俯卧位，先涂抹刮痧油，然后用砭石刮痧板或水牛角刮痧板的薄边，与皮肤呈45°～90°，从上至下刮拭3～4下，力道、速度适中，以皮肤出现潮红即可。

注：大椎穴皮下肌肉较少，刮拭时力道应轻。

第五步：大椎拔罐

用真空抽气罐以大椎穴为中心进行留罐，时间3～5分钟。

第六步：百会、风府、风池、大椎点穴

用砭石点穴棒，点按百会、风府、风池、大椎穴至产生酸麻胀痛感时保持7～8秒，然后松手，间隔3～5秒，再重复点按6次左右。

第七步：以同样手法操作对侧穴位。

胸腹部

选用穴位：巨阙、关元。

第一步：依次刮巨阙、关元

取坐位或仰卧位，涂刮痧油，用砭石刮痧板或水牛角刮痧板的薄边棱角，

与皮肤呈 45°～90°，从上至下刮拭
3～4 下，力道、速度适中略轻，以皮
肤出现潮红即可。

注：刮拭巨阙、关元时，腹部应
臌气，避免伤及内脏。

第二步：巨阙、关元拔罐

用真空抽气罐以巨阙、关元穴
为中心进行留罐，每个穴位留罐时间
3～5 分钟。

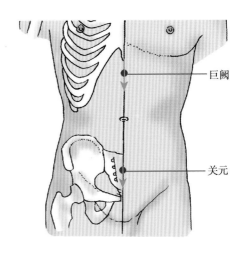

上肢部

选用穴位：间使、内关、大陵、
神门。

第一步：间使、内关刮痧

取坐位或仰卧位，涂刮痧油，用
砭石刮痧板或水牛角刮痧板的薄边棱
角，与皮肤呈 45°～90°，从上至下刮
拭 3～4 下，力道、速度适中，以皮
肤出现潮红即可。

第二步：间使、内关、大陵、神
门点穴

用砭石点穴棒，点按间使、内
关、大陵、神门穴至产生酸麻胀痛
感时保持 7～8 秒，然后松手，间隔
3～5 秒，再重复点按 6 次左右。

第三步：以同样手法操作对侧穴位。

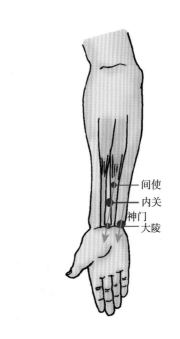

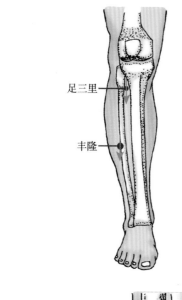

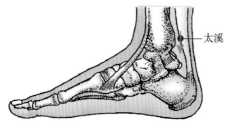

下肢部

选用穴位：足三里、丰隆、太溪。

第一步：足三里、丰隆刮痧

取坐位或仰卧位，涂刮痧油，用砭石刮痧板或水牛角刮痧板的薄边棱角，与皮肤呈45°~90°，从上至下刮拭3~4下，力道、速度略轻或适中，以皮肤出现潮红即可。

第二步：足三里、丰隆拔罐

取坐位或仰卧位，用真空抽气罐以足三里、丰隆穴为中心进行留罐，每个穴位留罐时间3~5分钟。

注：若此处体毛过盛或体形消瘦者可只刮痧，刮拭次数可增至6~7下，力道、速度略轻或适中，以皮肤出现潮红即可。

第三步：足三里、丰隆、太溪点穴

用砭石点穴棒，点按足三里、丰隆、太溪穴至产生酸麻胀痛感时保持7~8秒，然后松手，间隔3~5秒，再重复点按6次左右。

第四步：以同样手法操作对侧穴位。

第七章

难言之隐不用愁，自有妙方解纷忧

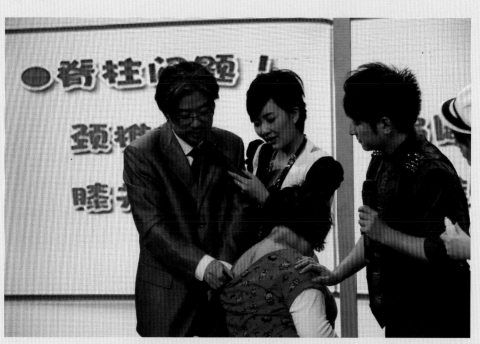

湖南卫视《百科全说》栏目，王敬为观众演示刮痧疗法

月经不调

月经不调是指月经的期、量、色、质的异常，并伴有其他症状者，包括月经周期提前、推后和无规律，月经经量过多、过少，月经淋漓不尽以及月经色质的改变。此病主要表现为经期不定，经量时多时少，经水淋漓不尽，心烦易怒，食欲不振，夜寐不安，小腹胀满，头晕眼花，大便时秘时溏。

【调理方法】

按背腰部—胸腹部—下肢部的顺序进行全身调理。

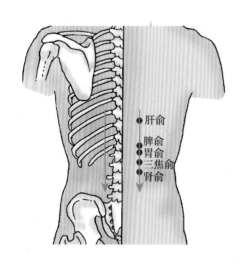

背腰部

选用穴位：肝俞、脾俞、胃俞、三焦俞、肾俞。

第一步：从肝俞至肾俞刮痧

取坐位或俯卧位，从肝俞至肾俞穴的足太阳膀胱经上先涂抹刮痧油，然后用砭石刮痧板或水牛角刮痧板的薄边，与皮肤呈45°～90°，从上至下刮拭3～4下，力道、速度适中，以皮肤出现潮红即可。

第二步：从肝俞至肾俞拔罐

用真空抽气罐从肝俞至肾俞穴的足太阳膀胱经上进行走罐3～5次（来回为1次），然后在肝俞、脾俞、胃俞、三焦俞、肾俞穴上留罐5分钟。

第三步：肝俞至肾俞热敷

平时用砭石热敷包加热后热敷（热度以皮肤能忍受为度，注意不要太烫，以免烫伤），重点穴位肝俞、脾俞、胃俞、三焦俞、肾俞，每天每个部位可以热敷 10～20 分钟。

第四步：以同样手法操作对侧穴位。

胸腹部

选用穴位：关元、子宫。

第一步：关元、子宫刮痧

取坐位或仰卧位，涂刮痧油，用砭石刮痧板或水牛角刮痧板的薄边棱角，与皮肤呈 45°～90°，从上至下刮拭 3～4 下，力道、速度适中，以皮肤出现潮红即可。

注：刮拭关元、子宫穴时，患者应腹部膨气，以免伤及内脏。

第二步：关元、子宫拔罐

用真空抽气罐以关元、子宫穴为中心进行留罐，每个穴位留罐时间 3～5 分钟。

第三步：以同样手法操作对侧穴位。

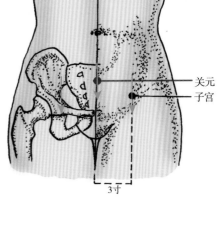

下肢部

选用穴位：血海、三阴交、太溪。

第一步：血海、三阴交刮痧

取坐位或仰卧位，涂刮痧油，用砭石刮痧板或水牛角刮痧板的薄边棱角，与皮肤呈 45°～90°，从上至下刮

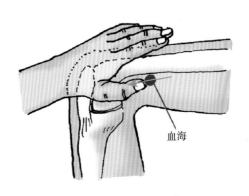

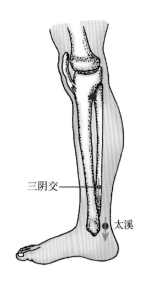

拭3～4下，力道、速度略轻或适中，以皮肤出现潮红即可。

第二步：血海、三阴交拔罐

取坐位或仰卧位，用真空抽气罐以血海、三阴交穴为中心进行留罐，每个穴位留罐时间3～5分钟。

注：若此处体毛过盛或体形消瘦者可只刮痧，刮拭次数可增至6～7下，力道、速度略轻或适中，以皮肤出现潮红即可。

第三步：血海、三阴交、太溪点穴

用砭石点穴棒，点按血海、三阴交、太溪穴至产生酸麻胀痛感时保持7～8秒，然后松手，间隔3～5秒，再重复点按6次左右。

第四步：以同样手法操作对侧穴位。

痛 经

痛经是指妇女在行经期间或经期前后数日内，出现以小腹及腰部为主的疼痛，甚至剧痛难忍，常可伴有面色苍白、冷汗淋漓、手足厥冷、恶心呕吐等症，并随着月经周期发作，亦称"经行腹痛"，为青年妇女常见病之一。

【调理方法】

按背腰部—胸腹部—下肢部的顺序进行全身调理。

背腰部

选用穴位：八髎。

第一步：八髎刮痧

取坐位或俯卧位，先涂抹刮痧油，然后用砭石刮痧板或水牛角刮痧板的薄边，与皮肤呈 45°~90°，从上至下刮拭 3~4 下，力道、速度适中，以皮肤出现潮红即可。

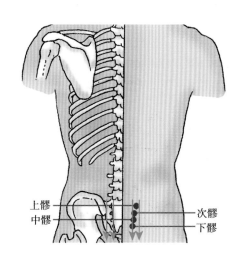

上髎　　中髎　　次髎　　下髎

第二步：八髎拔罐

用真空抽气罐以八髎穴为中心进行留罐，时间 3~5 分钟。

第三步：八髎热敷

平时用砭石热敷包加热后热敷（热度以皮肤能忍受为度，注意不要太烫，以免烫伤），重点穴位八髎，每天每个部位可以热敷 10~20 分钟。

第四步：以同样手法操作对侧穴位。

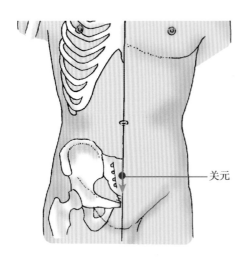

关元

第二步：关元拔罐

用真空抽气罐以关元穴为中心进行留罐，时间3～5分钟。

胸腹部

选用穴位：关元。

第一步：关元刮痧

取坐位或仰卧位，涂刮痧油，用砭石刮痧板或水牛角刮痧板的薄边棱角，与皮肤呈45°～90°，从上至下刮拭3～4下，力道、速度适中，以皮肤出现潮红即可。

注：刮拭关元穴时，患者应腹部膨气，以免伤及内脏。

下肢部

选用穴位：血海、地机、三阴交、太冲。

第一步：血海、地机、三阴交刮痧

取坐位或仰卧位，涂刮痧油，用砭石刮痧板或水牛角刮痧板的薄边棱角，与皮肤呈45°～90°，从上至下刮拭3～4下，力道、速度略轻或适中，以皮肤出现潮红即可。

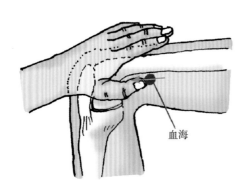

血海

第二步：血海、地机、三阴交拔罐

取坐位或仰卧位，用真空抽气罐以血海、地机、三阴交穴为中心进行留罐，每个穴位留罐时间3～5分钟。

注：若此处体毛过盛或体形消瘦者可只刮痧，刮拭次数可增至6~7下，力道、速度略轻或适中，以皮肤出现潮红即可。

第三步：血海、地机、三阴交、太冲点穴

用砭石点穴棒，点按血海、地机、三阴交、太冲穴至产生酸麻胀痛感时保持7~8秒，然后松手，间隔3~5秒，再重复点按6次左右。

第四步：以同样手法操作对侧穴位。

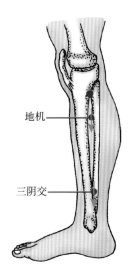
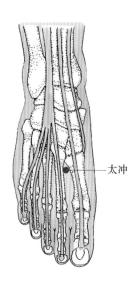

乳腺增生

乳腺增生是由于人体内分泌功能紊乱而引起乳腺结构异常的一种疾病。临床表现为乳房肿痛，具有周期性，常发生或加重于月经前期或月经期。乳房肿块常为多发性，扁平性，或呈串珠状结节，大小不一，质韧不硬，周界不清，推之可动，经前增大，经后缩小，病程长，发展缓慢，此病多发于30～40岁妇女。

【调理方法】

按背腰部—胸腹部—上肢部—下肢部的顺序进行全身调理。

背腰部

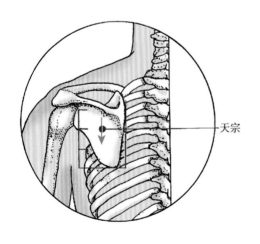

天宗

选用穴位：天宗、心俞、肝俞。

第一步：天宗刮痧

取坐位或俯卧位，涂刮痧油，用砭石刮痧板或水牛角刮痧板的薄边或薄边棱角，与皮肤呈45°～90°，从上至下刮拭3～4下，力道、速度适中，以皮肤出现潮红即可。

第二步：从心俞至肝俞刮痧

取坐位或俯卧位，从心俞至肝俞穴的足太阳膀胱经上先涂抹刮痧油，然后用砭石刮痧板或水牛角刮痧板的薄边，与皮肤呈45°～90°，从上至下刮拭3～4下，力道、速度适中，以皮肤出现潮红即可。

第三步：天宗拔罐

用真空抽气罐以天宗穴为中心进行留罐，时间 3～5 分钟。

第四步：从心俞至肝俞拔罐

用真空抽气罐从心俞至肝俞穴的足太阳膀胱经上进行走罐 3～5 次（来回为 1 次），然后在心俞、肝俞穴上留罐 5 分钟。

第五步：天宗、心俞至肝俞热敷

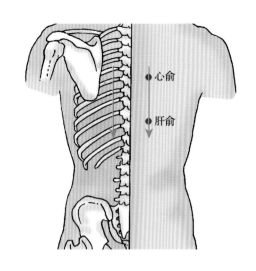

平时用砭石热敷包加热后热敷（热度以皮肤能忍受为度，注意不要太烫，以免烫伤），重点穴位天宗、心俞、肝俞，每天每个部位可以热敷 10～20 分钟。

第六步：以同样手法操作对侧穴位。

胸腹部

选用穴位：膻中、期门。

第一步：膻中刮痧

取坐位或仰卧位，涂刮痧油，用砭石刮痧板或水牛角刮痧板的薄边棱角，与皮肤呈 45°～90°，从上至下刮拭 3～4 下，力道、速度适中略轻，以皮肤出现潮红即可。

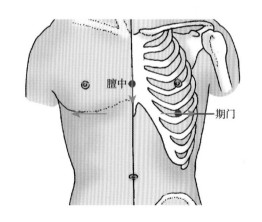

第二步：膻中拔罐

用真空抽气罐以膻中穴为中心进行留罐（罐内压力不要太大，轻微吸上即可），时间 3～5 分钟。

第三步：期门刮痧

取坐位或仰卧位，涂刮痧油，用砭石刮痧板或水牛角刮痧板的薄边，与皮肤呈 45°~90°，由内向外刮拭 3~4 下，力道、速度适中，以皮肤出现潮红即可。

第四步：期门拔罐

用真空抽气罐以期门穴为中心进行留罐，时间 3~5 分钟。

第五步：以同样手法操作对侧穴位。

上肢部

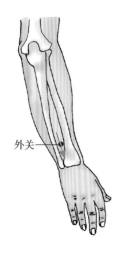

外关

选用穴位：外关。

第一步：外关刮痧

取坐位或仰卧位，涂刮痧油，用砭石刮痧板或水牛角刮痧板的薄边棱角，与皮肤呈 45°~90°，从上至下刮拭 3~4 下，力道、速度适中，以皮肤出现潮红即可。

第二步：外关点穴

用砭石点穴棒，点按外关穴至产生酸麻胀痛感时保持 7~8 秒，然后松手，间隔 3~5 秒，再重复点按 6 次左右。

第三步：以同样手法操作对侧穴位。

下肢部

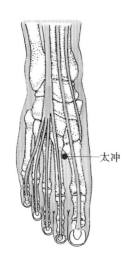

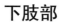
太冲

选用穴位：太冲。

第一步：太冲点穴

取坐位或仰卧位，用砭石点穴棒，点按太冲穴至产生酸麻胀痛感时保持 7~8 秒，然后松手，间隔 3~5 秒，再重复点按 6 次左右。

第二步：以同样手法操作对侧穴位。

盆腔炎

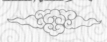

盆腔炎是指内生殖器官的炎症（包括子宫、输卵管及卵巢炎）、盆腔结缔组织炎及盆腔腹膜炎。临床主要表现为高热、恶寒、头痛、下腹疼痛，阴道分泌物增多，脓样，有臭味，月经失调，尿频或排尿困难，腰腹部坠胀，便秘、恶心、呕吐等症。

【调理方法】

按背腰部—胸腹部—下肢部的顺序进行全身调理。

背腰部

选用穴位：肾俞、八髎。

第一步：从肾俞至八髎刮痧

取坐位或俯卧位，从肾俞至八髎穴的足太阳膀胱经上先涂抹刮痧油，然后用砭石刮痧板或水牛角刮痧板的薄边，与皮肤呈 45°～90°，从上至下刮拭 3～4 下，力道、速度适中，以皮肤出现潮红即可。

第二步：从肾俞至八髎拔罐

用真空抽气罐从肾俞至八髎穴的足太阳膀胱经上进行走罐 3～5 次（来回为 1 次），然后在肾俞、八髎穴上留罐 5 分钟。

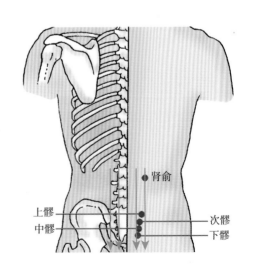

肾俞

上髎
中髎

次髎
下髎

第三步：肾俞至八髎热敷

平时用砭石热敷包加热后热敷（热度以皮肤能忍受为度，注意不要太烫，以免烫伤），重点穴位肾俞、八髎，每天每个部位可以热敷 10～20 分钟。

第四步：以同样手法操作对侧穴位。

胸腹部

选用穴位：中极、子宫。

第一步：中极、子宫刮痧

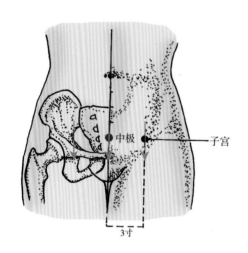

取坐位或仰卧位，涂刮痧油，用砭石刮痧板或水牛角刮痧板的薄边棱角，与皮肤呈 45°～90°，从上至下刮拭 3～4 下，力道、速度适中，以皮肤出现潮红即可。

注：刮拭中极、子宫穴时，患者应腹部胀气，以免伤及内脏。

第二步：中极、子宫拔罐

用真空抽气罐以中极、子宫穴为中心进行留罐，每个穴位留罐时间 3～5 分钟。

第三步：以同样手法操作对侧穴位。

下肢部

选用穴位：足三里、三阴交。

第一步：足三里、三阴交刮痧

取坐位或仰卧位，涂刮痧油，用砭石刮痧板或水牛角刮痧板的薄边棱角，与皮肤呈 45°～90°，从上

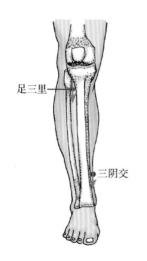

至下刮拭 3 ~ 4 下，力道、速度略轻或适中，以皮肤出现潮红即可。

第二步：足三里、三阴交拔罐

取坐位或仰卧位，用真空抽气罐以足三里、三阴交穴为中心进行留罐，每个穴位留罐时间 3 ~ 5 分钟。

注：若此处体毛过盛或体形消瘦者可只刮痧，刮拭次数可增至 6 ~ 7 下，力道、速度略轻或适中，以皮肤出现潮红即可。

第三步：足三里、三阴交点穴

用砭石点穴棒，点按足三里、三阴交穴至产生酸麻胀痛感时保持 7 ~ 8 秒，然后松手，间隔 3 ~ 5 秒，再重复点按 6 次左右。

第四步：以同样手法操作对侧穴位。

子宫肌瘤

子宫肌瘤全称为子宫平滑肌瘤，是女性生殖器官中最常见的良性肿瘤，诱因可能与过多雌激素刺激有关。发生率：30 岁以上的妇女约为 20%，以 40～50 岁发生率最高，占 51.2%～60.9%。

临床表现：常随肌瘤生长的部位、大小、生长速度、有无继发性及合并症等各异。临床常见子宫出血，腹部包块，邻近器官的压迫症状，白带增多，不孕，贫血和心脏功能障碍等。

【调理方法】

按背腰部—胸腹部—下肢部的顺序进行全身调理。

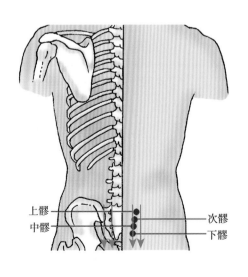

上髎　　中髎　　次髎　　下髎

背腰部

选用穴位：八髎。

第一步：八髎刮痧

取坐位或俯卧位，先涂抹刮痧油，然后用砭石刮痧板或水牛角刮痧板的薄边，与皮肤呈 45°～90°，从上至下刮拭 3～4 下，力道、速度适中，以皮肤出现潮红即可。

第二步：八髎拔罐

用真空抽气罐以八髎穴为中心进行留罐，时间 3～5 分钟。

第三步：八髎热敷

平时用砭石热敷包加热后热敷（热度以皮肤能忍受为度，注意不要太烫，以免烫伤），重点穴位八髎，每天每个部位可以热敷 10 ~ 20 分钟。

第四步：以同样手法操作对侧穴位。

胸腹部

选用穴位：子宫。

第一步：子宫刮痧

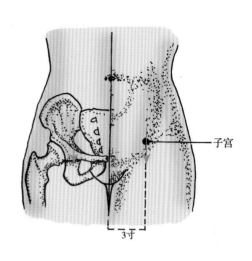

取坐位或仰卧位，涂刮痧油，用砭石刮痧板或水牛角刮痧板的薄边棱角，与皮肤呈 45° ~ 90°，从上至下刮拭 3 ~ 4 下，力道、速度适中，以皮肤出现潮红即可。

注：刮拭子宫穴时，患者应腹部膨气，以免伤及内脏。

第二步：子宫拔罐

用真空抽气罐以子宫穴为中心进行留罐，时间 3 ~ 5 分钟。

第三步：以同样手法操作对侧穴位。

下肢部

选用穴位：三阴交。

第一步：三阴交刮痧

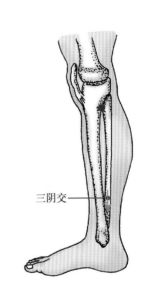

取坐位或仰卧位，涂刮痧油，用砭石刮痧板或水牛角刮痧板的薄边棱角，与皮肤呈 45° ~ 90°，从上至下刮拭 3 ~ 4 下，力道、速度略轻或适中，以皮肤出现潮红即可。

第二步：三阴交拔罐

取坐位或仰卧位，用真空抽气罐以三阴交穴为中心进行留罐，时间3～5分钟。

注：若此处体毛过盛或体形消瘦者可只刮痧，刮拭次数可增至6～7下，力道、速度略轻或适中，以皮肤出现潮红即可。

第三步：三阴交穴

用砭石点穴棒，点按三阴交穴至产生酸麻胀痛感时保持7～8秒，然后松手，间隔3～5秒，再重复点按6次左右。

第四步：以同样手法操作对侧穴位。

带下病

带下是指健康女子从阴道内流出的质清而黏稠的液体，如涕如唾，绵绵不断来润泽阴道，此即生理带下。如果量多，持续不断，或颜色、性质、气味等见异常变化，并伴有面色萎黄、精神疲倦、乏力、腰酸腹冷、小腹坠胀、阴部瘙痒、小便短黄等症，即为带下病。

【调理方法】

按背腰部—胸腹部—下肢部的顺序进行全身调理。

背腰部

选用穴位：脾俞、肾俞、八髎。

第一步：从脾俞至八髎刮痧

取坐位或俯卧位，从脾俞至八髎穴的足太阳膀胱经上先涂抹刮痧油，然后用砭石刮痧板或水牛角刮痧板的薄边，与皮肤呈 45°~90°，从上至下刮拭 3~4 下，力道、速度适中，以皮肤出现潮红即可。

第二步：从脾俞至八髎拔罐

用真空抽气罐从脾俞至八髎穴的足太阳膀胱经上进行走罐 3~5 次（来回为 1 次），然后在脾俞、肾俞、八髎穴上留罐 5 分钟。

第三步：脾俞至八髎热敷

平时用砭石热敷包加热后热敷（热度以皮肤能忍受为度，注意不要太烫，以免烫伤），重点穴位脾俞、肾俞、八髎，每天每个部位可以热敷10～20分钟。

第四步：以同样手法操作对侧穴位。

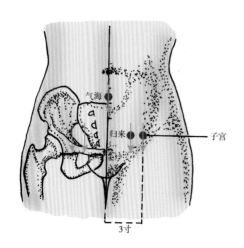

胸腹部

选用穴位：气海、归来、子宫。

第一步：气海、归来、子宫刮痧

取坐位或仰卧位，涂刮痧油，用砭石刮痧板或水牛角刮痧板的薄边棱角，与皮肤呈45°～90°，从上至下刮拭3～4下，力道、速度适中，以皮肤出现潮红即可。

注：刮拭气海、归来、子宫穴时，患者应腹部膨气，以免伤及内脏。

第二步：气海、归来、子宫拔罐

用真空抽气罐以气海、归来、子宫穴为中心进行留罐，每个穴位留罐时间3～5分钟。

第三步：以同样手法操作对侧穴位。

下肢部

选用穴位：足三里、三阴交、太溪。

第一步：足三里、三阴交刮痧

取坐位或仰卧位，涂刮痧油，用砭石刮痧板或水牛角刮痧板的薄边棱角，与皮肤呈45°～90°，从上至下刮拭3～4下，力道、速度略轻或适中，以皮肤出现潮红即可。

第二步：足三里、三阴交拔罐

取坐位或仰卧位，用真空抽气罐以足三里、三阴交穴为中心进行留罐，每个穴位留罐时间3～5分钟。

注：若此处体毛过盛或体形消瘦者可只刮痧，刮拭次数可增至6～7下，力道、速度略轻或适中，以皮肤出现潮红即可。

第三步：足三里、三阴交、太溪点穴

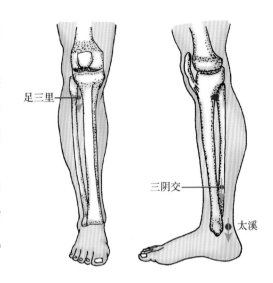

用砭石点穴棒，点按足三里、三阴交、太溪穴至产生酸麻胀痛感时保持7～8秒，然后松手，间隔3～5秒，再重复点按6次左右。

第四步：以同样手法操作对侧穴位。

功能性子宫出血

功能性子宫出血指妇女卵巢功能失调引起的子宫异常出血，简称"功血"，中医称为"崩漏"。主要表现为月经周期紊乱，出血时间延长，经量增多，甚至大量出血或淋漓不止。兼见面红口干、心中烦躁、精神疲倦、头晕目眩等症。

【调理方法】

按背腰部—胸腹部—下肢部的顺序进行全身调理。

背腰部

选用穴位：肝俞、脾俞、肾俞。

第一步：从肝俞至肾俞刮痧

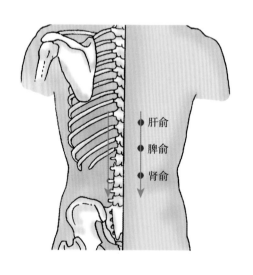

取坐位或俯卧位，从肝俞至肾俞穴的足太阳膀胱经上先涂抹刮痧油，然后用砭石刮痧板或水牛角刮痧板的薄边，与皮肤呈45°～90°，从上至下刮拭3～4下，力道、速度适中，以皮肤出现潮红即可。

第二步：从肝俞至肾俞拔罐

用真空抽气罐从肝俞至肾俞穴

的足太阳膀胱经上进行走罐 3 ~ 5 次（来回为 1 次），然后在肝俞、脾俞、肾俞穴上留罐 5 分钟。

第三步：肝俞至肾俞热敷

平时用砭石热敷包加热后热敷（热度以皮肤能忍受为度，注意不要太烫，以免烫伤），重点穴位肝俞、脾俞、肾俞，每天每个部位可以热敷 10 ~ 20 分钟。

第四步：以同样手法操作对侧穴位。

胸腹部

选用穴位：关元。

第一步：关元刮痧

取坐位或仰卧位，涂刮痧油，用砭石刮痧板或水牛角刮痧板的薄边棱角，与皮肤呈 45° ~ 90°，从上至下刮拭 3 ~ 4 下，力道、速度适中，以皮肤出现潮红即可。

注：刮拭关元穴时，患者应腹部膨气，以免伤及内脏。

第二步：关元拔罐

用真空抽气罐以关元穴为中心进行留罐，时间 3 ~ 5 分钟。

下肢部

选用穴位：血海、足三里、三阴交、太冲。

第一步：血海、足三里、三阴交刮痧

取坐位或仰卧位，涂刮痧油，用砭石刮痧板或水牛角刮痧板的薄

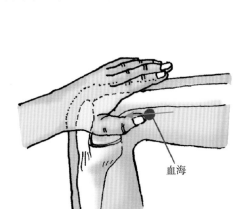

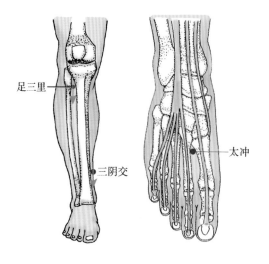

边棱角，与皮肤呈45°～90°，从上至下刮拭3～4下，力道、速度略轻或适中，以皮肤出现潮红即可。

第二步：血海、足三里、三阴交拔罐

取坐位或仰卧位，用真空抽气罐以血海、足三里、三阴交穴为中心进行留罐，每个穴位留罐时间3～5分钟。

注：若此处体毛过盛或体形消瘦者可只刮痧，刮拭次数可增至6～7下，力道、速度略轻或适中，以皮肤出现潮红即可。

第三步：血海、足三里、三阴交、太冲点穴

用砭石点穴棒，点按血海、足三里、三阴交、太冲穴至产生酸麻胀痛感时保持7～8秒，然后松手，间隔3～5秒，再重复点按6次左右。

第四步：以同样手法操作对侧穴位。

外阴瘙痒

外阴瘙痒是妇科病中较常见的一种症状。瘙痒多发生在阴蒂及小阴唇区，严重者可波及整个外阴部及肛门周围。婴幼儿、成年人及老年妇女均可发生，但绝大多数为更年期妇女。瘙痒程度不一，轻者为间断性、阵发性，重者可持续发生，坐卧不安以致影响生活、工作和休息，使人变得衰弱、憔悴、急躁和高度神经质。患处皮肤由于反复刺激和搔抓可继发病变。

【调理方法】

按胸腹部—下肢部的顺序进行全身调理。

胸腹部

选用穴位：期门、中极、子宫。

第一步：期门刮痧

涂刮痧油，用砭石刮痧板或水牛角刮痧板的薄边棱角，与皮肤呈45°～90°，从内向外刮拭3～4下，力道、速度适中，以皮肤出现潮红即可。

——期门

第二步：依次刮中极、子宫

取坐位或仰卧位，涂刮痧油，用砭石刮痧板或水牛角刮痧板的薄边棱角，与皮肤呈45°～90°，从上至下刮拭3～4下，力道、速度适中略轻，以皮肤出现潮红即可。

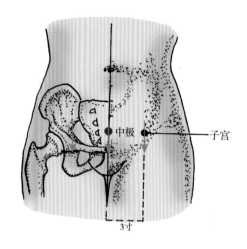

中极

子宫

3寸

注：刮拭中极、子宫时，腹部应膙气，避免伤及内脏。

第三步：期门、中极、子宫拔罐

用真空抽气罐以期门、中极、子宫穴为中心进行留罐，每个穴位留罐时间3～5分钟。

第四步：以同样手法操作对侧穴位。

下肢部

选用穴位：血海、足三里、阴廉、三阴交、太冲。

第一步：血海、足三里、阴廉、三阴交刮痧

取坐位或仰卧位，涂刮痧油，用砭石刮痧板或水牛角刮痧板的薄

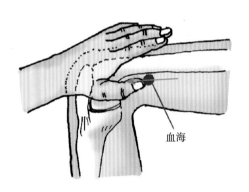

血海

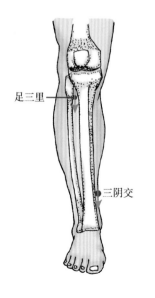

足三里

三阴交

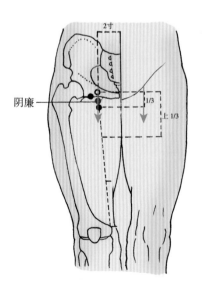

2寸

阴廉

1/3

上1/3

边棱角，与皮肤呈 45°～90°，从上至下刮拭 3～4 下，力道、速度略轻或适中，以皮肤出现潮红即可。

第二步：血海、足三里、阴廉、三阴交拔罐

取坐位或仰卧位，用真空抽气罐以血海、足三里、阴廉、三阴交穴为中心进行留罐，每个穴位留罐时间 3～5 分钟。

注：若此处体毛过盛或体形消瘦者可只刮痧，刮拭次数可增至 6～7 下，力道、速度略轻或适中，以皮肤出现潮红即可。

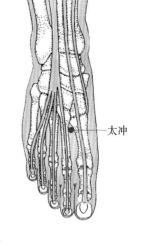

太冲

第三步：血海、足三里、阴廉、三阴交、太冲点穴

用砭石点穴棒，点按血海、足三里、阴廉、三阴交、太冲穴至产生酸麻胀痛感时保持 7～8 秒，然后松手，间隔 3～5 秒，再重复点按 6 次左右。

第四步：以同样手法操作对侧穴位。

更年期综合征

更年期妇女（年龄一般在 45 ~ 52 岁之间），因卵巢功能衰退直至消失，引起内分泌失调和植物神经紊乱的症状，称为更年期综合征。临床表现往往因人而异，轻重不一，但多伴有月经紊乱，烦躁易怒，烘热汗出，心悸失眠，头晕耳鸣，健忘，多疑，感觉异常，性欲减退，或面目、下肢浮肿，倦怠无力，纳呆，便溏，甚则情志失常。此征为妇科常见病，约85%更年期妇女出现该征。

【调理方法】

按头颈部—背腰部—胸腹部—下肢部的顺序进行全身调理。

头颈部

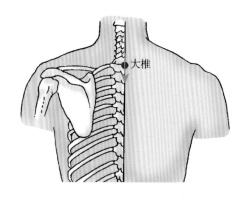

选用穴位：大椎。

第一步：大椎刮痧

取坐位或俯卧位，用砭石刮痧板或水牛角刮痧板的薄边，与皮肤呈45°~ 90°，从上至下刮拭3 ~ 4下，力道、速度适中，以皮肤出现潮红即可。

注：大椎穴皮下肌肉较少，刮痧时力道应轻柔。

第二步：大椎拔罐

用真空抽气罐以大椎穴为中心进行留罐，时间3 ~ 5分钟。

第三步：大椎点穴

用砭石点穴棒，点按大椎穴至产生酸麻胀痛感时保持 7～8 秒，然后松手，间隔 3～5 秒，再重复点按 6 次左右。

背腰部

选用穴位：天宗、脾俞、肾俞。

第一步：天宗刮痧

取坐位或俯卧位，涂刮痧油，用砭石刮痧板或水牛角刮痧板的薄边或薄边棱角，与皮肤呈 45°～90°，从上至下刮拭 3～4 下，力道、速度适中，以皮肤出现潮红即可。

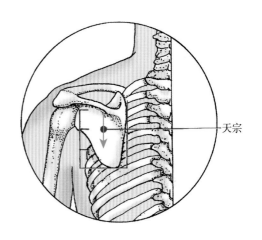

天宗

第二步：从脾俞至肾俞刮痧

取坐位或俯卧位，从脾俞至肾俞穴的足太阳膀胱经上先涂抹刮痧油，然后用砭石刮痧板或水牛角刮痧板的薄边，与皮肤呈 45°～90°，从上至下刮拭 3～4 下，力道、速度适中，以皮肤出现潮红即可。

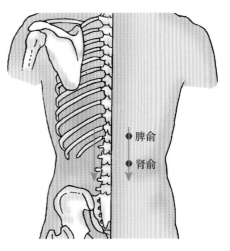

脾俞

肾俞

第三步：天宗拔罐

用真空抽气罐以天宗穴为中心进行留罐，时间 3～5 分钟。

第四步：从脾俞至肾俞拔罐

用真空抽气罐从脾俞至肾俞穴的足太阳膀胱经上进行走罐 3～5 次（来回为 1 次），然后在脾俞、肾俞穴上留罐 5 分钟。

第五步：天宗、心俞至肝俞热敷

平时用砭石热敷包加热后热敷（热度以皮肤能忍受为度，注意不要太烫，以免烫伤），重点穴位天宗、脾俞、肾俞，每天每个部位可以热敷 10～20

分钟。

第六步：以同样手法操作对侧穴位。

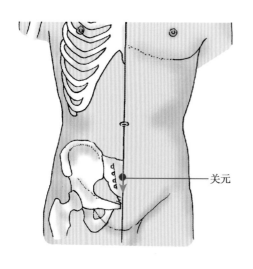

关元

胸腹部

选用穴位：关元。

第一步：关元刮痧

取坐位或仰卧位，涂刮痧油，用砭石刮痧板或水牛角刮痧板的薄边棱角，与皮肤呈 45°～90°，从上至下刮拭 3～4 下，力道、速度适中，以皮肤出现潮红即可。

注：刮拭关元穴时，患者应腹部腹气，以免伤及内脏。

第二步：关元拔罐

用真空抽气罐以关元穴为中心进行留罐，时间 3～5 分钟。

下肢部

选用穴位：三阴交、太冲。

第一步：三阴交刮痧

取坐位或仰卧位，涂刮痧油，用砭石刮痧板或水牛角刮痧板的薄边棱角，与皮肤呈 45°～90°，从上至下刮拭 3～4 下，力道、速度略轻或适中，以皮肤出现潮红即可。

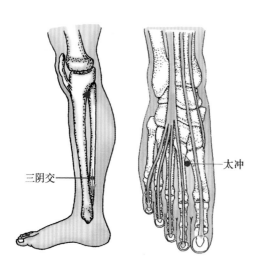

三阴交

太冲

第二步：三阴交拔罐

取坐位或仰卧位，用真空抽气罐以三阴交穴为中心进行留罐，每个穴位留罐时间 3~5 分钟。

注：若此处体毛过盛或体形消瘦者可只刮痧，刮拭次数可增至 6~7 下，力道、速度略轻或适中，以皮肤出现潮红即可。

第三步：三阴交、太冲点穴

用砭石点穴棒，点按三阴交、太冲穴至产生酸麻胀痛感时保持 7~8 秒，然后松手，间隔 3~5 秒，再重复点按 6 次左右。

第四步：以同样手法操作对侧穴位。

不孕症

凡婚后夫妇同居 3 年以上（男子无病且双方均未采取避孕措施）而未受孕者，称原发性不孕。婚后曾有过妊娠，经分娩或流产后相距 3 年以上未避孕而不再受孕者，称继发性不孕。

【调理方法】
按背腰部—胸腹部—下肢部的顺序进行全身调理。

背腰部

选用穴位：肝俞、脾俞、肾俞。

第一步：从肝俞至肾俞刮痧

取坐位或俯卧位，从肝俞至肾俞穴的足太阳膀胱经上先涂抹刮痧油，然后用砭石刮痧板或水牛角刮痧板的薄边，与皮肤呈 45°～90°，从上至下刮拭 3～4 下，力道、速度适中，以皮肤出现潮红即可。

第二步：从肝俞至肾俞拔罐

用真空抽气罐从肝俞至肾俞穴的足太阳膀胱经上进行走罐 3～5 次

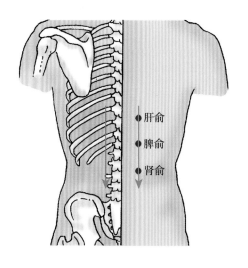

肝俞

脾俞

肾俞

（来回为 1 次），然后在肝俞、脾俞、肾俞穴上留罐 5 分钟。

第三步：肝俞至肾俞热敷

平时用砭石热敷包加热后热敷（热度以皮肤能忍受为度，注意不要太烫，以免烫伤），重点穴位肝俞、脾俞、肾俞，每天每个部位可以热敷 10 ~ 20 分钟。

第四步：以同样手法操作对侧穴位。

胸腹部

选用穴位：气海、关元、子宫。

第一步：气海、关元、子宫刮痧

取坐位或仰卧位，涂刮痧油，用砭石刮痧板或水牛角刮痧板的薄边棱角，与皮肤呈 45° ~ 90°，从上至下刮拭 3 ~ 4 下，力道、速度适中，以皮肤出现潮红即可。

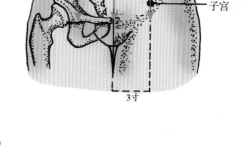

注：刮拭气海、关元、子宫穴时，患者应腹部膨气，以免伤及内脏。

第二步：气海、关元、子宫拔罐

用真空抽气罐以气海、关元、子宫穴为中心进行留罐，每个穴位留罐时间 3 ~ 5 分钟。

第三步：以同样手法操作对侧穴位。

下肢部

选用穴位：阳陵泉、足三里、三阴交、然谷。

第一步：阳陵泉、足三里、三阴交刮痧

取坐位或仰卧位，涂刮痧油，用砭石刮痧板或水牛角刮痧板的薄边棱角，与皮肤呈 45° ~ 90°，从上至下刮拭 3 ~ 4 下，力道、速度略轻或适中，以皮肤

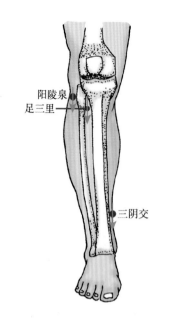

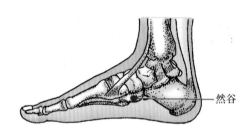

出现潮红即可。

第二步：阳陵泉、足三里、三阴交拔罐

取坐位或仰卧位，用真空抽气罐以阳陵泉、足三里、三阴交穴为中心进行留罐，每个穴位留罐时间3～5分钟。

注：若此处体毛过盛或体形消瘦者可只刮痧，刮拭次数可增至6～7下，力道、速度略轻或适中，以皮肤出现潮红即可。

第三步：阳陵泉、足三里、三阴交、然谷点穴

用砭石点穴棒，点按阳陵泉、足三里、三阴交、然谷穴至产生酸麻胀痛感时保持7～8秒，然后松手，间隔3～5秒，再重复点按6次左右。

第四步：以同样手法操作对侧穴位。

阳　痿

阳痿是指男性在有性欲的状态下，阴茎不能勃起进行正常性交；或阴茎虽能勃起，但不能维持足够的时间和硬度，无法完成正常性生活。若平素性生活正常，偶尔由于一时性疲劳、重病、焦虑、醉酒等原因发生不能勃起或起而不坚现象不属病态。

【调理方法】

按背腰部—胸腹部—下肢部的顺序进行全身调理。

背腰部

选用穴位：心俞、肝俞、脾俞、肾俞、次髎。

第一步：从心俞至次髎刮痧

取坐位或俯卧位，从心俞至次髎穴的足太阳膀胱经上先涂抹刮痧油，然后用砭石刮痧板或水牛角刮痧板的薄边，与皮肤呈45°～90°，从上至下刮拭3～4下，力道、速度适中，以皮肤出现潮红即可。

注：从心俞至次髎的刮拭路线较长，可分段刮拭。

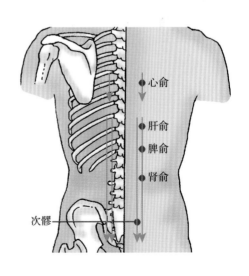

心俞

肝俞
脾俞
肾俞

次髎

第二步：从心俞至次髎拔罐

用真空抽气罐从心俞至次髎穴的足太阳膀胱经上进行走罐 3~5 次（来回为 1 次），然后在心俞、肝俞、脾俞、肾俞、次髎穴上留罐 5 分钟。

第三步：心俞至次髎热敷

平时用砭石热敷包加热后热敷（热度以皮肤能忍受为度，注意不要太烫，以免烫伤），重点穴位心俞、肝俞、脾俞、肾俞、次髎，每天每个部位可以热敷 10~20 分钟。

第四步：以同样手法操作对侧穴位。

胸腹部

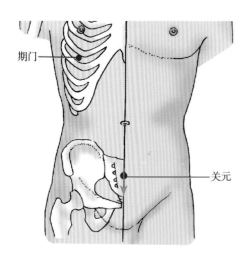

期门

关元

选用穴位：期门、关元。

第一步：期门刮痧

取坐位或仰卧位，涂刮痧油，用砭石刮痧板或水牛角刮痧板的薄边，与皮肤呈 45°~90°，由内向外刮拭 3~4 下，力道、速度适中，以皮肤出现潮红即可。

第二步：期门拔罐

用真空抽气罐以期门穴为中心进行留罐，时间 3~5 分钟。

第三步：关元刮痧

取坐位或仰卧位，涂刮痧油，用砭石刮痧板或水牛角刮痧板的薄边棱角，与皮肤呈 45°~90°，从上至下刮拭 3~4 下，力道、速度适中略轻，以皮肤出现潮红即可。

第四步：关元拔罐

用真空抽气罐以关元穴为中心进行留罐（罐内压力不要太大，轻微吸上即可），时间 3~5 分钟。

第五步：以同样手法操作对侧穴位。

下肢部

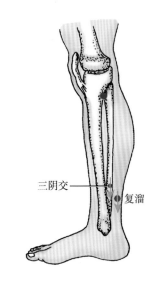

三阴交

复溜

选用穴位：三阴交、复溜。

第一步：三阴交、复溜刮痧

取坐位或仰卧位，涂刮痧油，用砭石刮痧板或水牛角刮痧板的薄边棱角，与皮肤呈 45°～90°，从上至下刮拭 3～4 下，力道、速度略轻或适中，以皮肤出现潮红即可。

第二步：三阴交、复溜拔罐

取坐位或仰卧位，用真空抽气罐以三阴交、复溜穴为中心进行留罐，每个穴位留罐时间 3～5 分钟。

注：若此处体毛过盛或体形消瘦者可只刮痧，刮拭次数可增至 6～7 下，力道、速度略轻或适中，以皮肤出现潮红即可。

第三步：三阴交、复溜点穴

用砭石点穴棒，点按三阴交、复溜穴至产生酸麻胀痛感时保持 7～8 秒，然后松手，间隔 3～5 秒，再重复点按 6 次左右。

第四步：以同样手法操作对侧穴位。

遗 精

遗精是指不因性生活或手淫、口淫等其他直接刺激而发生精液自发外泄的一种现象。其中夜梦纷纭、梦见淫事而遗精的，称为"梦遗"，亦称"滑精"。一般体健男性，每月遗精 1～2 次属正常现象，所谓精满自溢，不属病态。本病所论述的是指精液不正常的频繁遗泄，或梦遗，或不梦而遗，甚至清醒时亦滑漏，并伴有精神委顿，腰酸腿软，头昏、失眠等全身症状。

【调理方法】

按背腰部—胸腹部—上肢部—下肢部的顺序进行全身调理。

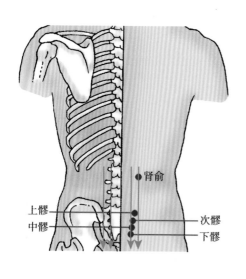

肾俞

上髎
中髎

次髎
下髎

背腰部

选用穴位：肾俞、八髎。

第一步：从肾俞至八髎刮痧

取坐位或俯卧位，从肾俞至八髎穴的足太阳膀胱经上先涂抹刮痧油，然后用砭石刮痧板或水牛角刮痧板的薄边，与皮肤呈 45°～90°，从上至下刮拭 3～4 下，力道、速度适中，以皮肤出现潮红即可。

第二步：从肾俞至八髎拔罐

用真空抽气罐从肾俞至八髎穴的足太阳膀胱经上进行走罐 3～5 次（来回为 1 次），然后在肾俞、八髎穴上留罐 5 分钟。

第三步：肾俞至八髎热敷

平时用砭石热敷包加热后热敷（热度以皮肤能忍受为度，注意不要太烫，以免烫伤），重点穴位肾俞、八髎，每天每个部位可以热敷 10～20 分钟。

第四步：以同样手法操作对侧穴位。

胸腹部

选用穴位：关元。

第一步：关元刮痧

取坐位或仰卧位，涂刮痧油，用砭石刮痧板或水牛角刮痧板的薄边棱角，与皮肤呈 45°～90°，从上至下刮拭 3～4 下，力道、速度适中略轻，以皮肤出现潮红即可。

第二步：关元拔罐

用真空抽气罐以关元穴为中心进行留罐（罐内压力不要太大，轻微吸上即可），时间 3～5 分钟。

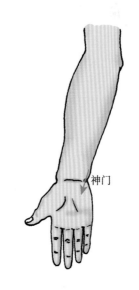

关元

上肢部

选用穴位：神门。

第一步：神门点穴

取坐位或仰卧位，用砭石点穴棒，点按神门穴至产生酸麻胀痛感时保持 7～8 秒，然后松手，间隔 3～5 秒，再重复点按 6 次左右。

第二步：以同样手法操作对侧穴位。

神门

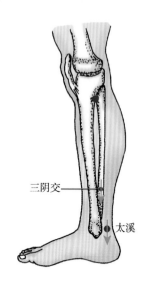

三阴交

太溪

下肢部

选用穴位：三阴交、太溪。

第一步：三阴交刮痧

取坐位或仰卧位，涂刮痧油，用砭石刮痧板或水牛角刮痧板的薄边棱角，与皮肤呈 45°～90°，从上至下刮拭 3～4 下，力道、速度略轻或适中，以皮肤出现潮红即可。

第二步：三阴交拔罐

取坐位或仰卧位，用真空抽气罐以三阴交穴为中心进行留罐，每个穴位留罐时间 3～5 分钟。

注：若此处体毛过盛或体形消瘦者可只刮痧，刮拭次数可增至 6～7 下，力道、速度略轻或适中，以皮肤出现潮红即可。

第三步：三阴交、太溪点穴

用砭石点穴棒，点按三阴交、太溪穴至产生酸麻胀痛感时保持 7～8 秒，然后松手，间隔 3～5 秒，再重复点按 6 次左右。

第四步：以同样手法操作对侧穴位。

早　泄

早泄一般指性交时过早射精的现象。轻者当阴茎插入阴道内半分钟至 2 分钟，双方均没有达到性满足时即射出精液；重者则表现为男女身体刚刚接触，阴茎还没插入阴道，或刚进入，或进入阴道仅抽送数次即射精，而不能进行正常性生活，并伴有头晕耳鸣、腰膝酸软，精神萎靡，失眠多梦，或口苦胁痛、烦闷纳呆等症状。若因新婚激动，疲劳酒后偶尔发生早泄，不属病态。

【调理方法】

按背腰部—胸腹部—下肢部的顺序进行全身调理。

背腰部

选用穴位：命门、肾俞。

第一步：依次刮命门、肾俞

取坐位或俯卧位，先涂抹刮痧油，然后用砭石刮痧板或水牛角刮痧板的薄边，与皮肤呈45°～90°，从上至下刮拭 3～4 下，力道、速度适中，以皮肤出现潮红即可。

注：命门穴处肌肉较少，刮痧时力道应轻。

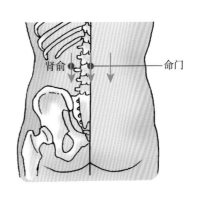

第二步：命门、肾俞拔罐

用真空抽气罐以命门、肾俞穴为中心进行留罐（命门穴罐内压力不要太大，轻微吸上即可），每个穴位留罐时间 3~5 分钟。

第三步：命门、肾俞热敷

平时用砭石热敷包加热后热敷（热度以皮肤能忍受为度，注意不要太烫，以免烫伤），重点穴位命门、肾俞，每天每个部位可以热敷 10~20 分钟。

第四步：以同样手法操作对侧穴位。

胸腹部

选用穴位：关元、中极。

第一步：关元、中极刮痧

取坐位或仰卧位，涂刮痧油，用砭石刮痧板或水牛角刮痧板的薄边棱角，与皮肤呈 45°~90°，从上至下刮拭 3~4 下，力道、速度适中略轻，以皮肤出现潮红即可。

注：刮拭关元至中极时，患者应腹部膨气，以免伤及内脏。

第二步：关元、中极拔罐

用真空抽气罐以关元、中极穴为中心进行留罐（罐内压力不要太大，轻微吸上即可），每个穴位留罐时间 3~5 分钟。

下肢部

选用穴位：足三里、三阴交、太溪。

第一步：足三里、三阴交刮痧

取坐位或仰卧位，涂刮痧油，用砭石刮痧板或水牛角刮痧板的薄

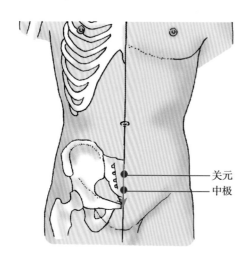

关元
中极

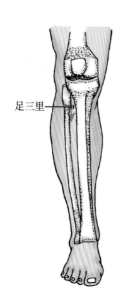

足三里

边棱角，与皮肤呈 45°～90°，从上至下刮拭 3～4
下，力道、速度略轻或适中，以皮肤出现潮红
即可。

第二步：足三里、三阴交拔罐

取坐位或仰卧位，用真空抽气罐以足三里、
三阴交穴为中心进行留罐，每个穴位留罐时间
3～5 分钟。

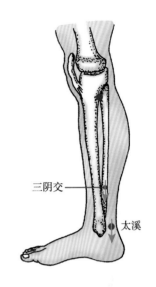

注：若此处体毛过盛或体形消瘦者可只刮痧，
刮拭次数可增至 6～7 下，力道、速度略轻或适
中，以皮肤出现潮红即可。

第三步：足三里、三阴交、太溪点穴

用砭石点穴棒，点按足三里、三阴交、太溪穴至产生酸麻胀痛感时保持
7～8 秒，然后松手，间隔 3～5 秒，再重复点按 6 次左右。

第四步：以同样手法操作对侧穴位。

阴茎异常勃起

阴茎异常勃起是指在无性兴奋、无性欲要求的情况下，阴茎持续性勃起不倒，且无任何快感，并常伴有痛感的一种急症。

【调理方法】

按背腰部—下肢部的顺序进行全身调理。

背腰部

选用穴位：上髎、次髎、胞肓、秩边。

第一步：依次刮上髎、次髎、胞肓、秩边

取坐位或俯卧位，先涂抹刮痧油，然后用砭石刮痧板或水牛角刮痧板的薄边，与皮肤呈 45°～90°，从上至下刮拭 3～4 下，力道、速度适中，以皮肤出现潮红即可。

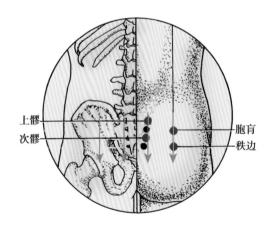

第二步：上髎、次髎、胞肓、秩边拔罐

用真空抽气罐上髎、次髎、胞肓、秩边穴为中心进行留罐，每个穴位留罐时间 3～5 分钟。

第三步：上髎、次髎、胞肓、秩边热敷

平时用砭石热敷包加热后热敷（热度以皮肤能忍受为度，注意不要太烫，以免烫伤），重点穴位上髎、次髎、胞肓、秩边，每天每个部位可以热敷10～20分钟。

第四步：以同样手法操作对侧穴位。

下肢部

选用穴位：三阴交、太溪、太冲。

第一步：三阴交刮痧

取坐位或仰卧位，涂刮痧油，用砭石刮痧板或水牛角刮痧板的薄边棱角，与皮肤呈45°～90°，从上至下刮拭3～4下，力道、速度略轻或适中，以皮肤出现潮红即可。

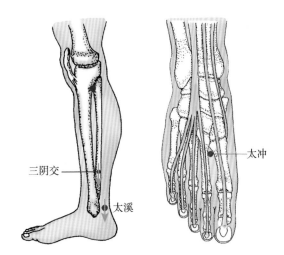

第二步：三阴交拔罐

取坐位或仰卧位，用真空抽气罐以三阴交穴为中心进行留罐，每个穴位留罐时间3～5分钟。

注：若此处体毛过盛或体形消瘦者可只刮痧，刮拭次数可增至6～7下，力道、速度略轻或适中，以皮肤出现潮红即可。

第三步：三阴交、太溪、太冲点穴

用砭石点穴棒，点按三阴交、太溪、太冲穴至产生酸麻胀痛感时保持7～8秒，然后松手，间隔3～5秒，再重复点按6次左右。

第四步：以同样手法操作对侧穴位。

精子异常

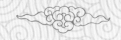

精子异常包括无精子、精子量少、精子质量差。无精子是指精液中仅含前列腺、精囊、尿道球体的分泌物而无精子。精子量少是指密度低（精子数正常标准的最低值定为 0.2 亿 / 毫升，一次射精总数为 1 亿，低于这个数值即为精子少）。精子质量差是指精液中死精或畸形精子过多，或大多数精子活动力差。

【调理方法】

按背腰部—胸腹部—下肢部的顺序进行全身调理。

背腰部

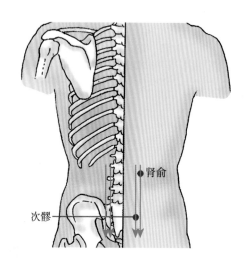

选用穴位：肾俞、次髎。

第一步：从肾俞至次髎刮痧

取坐位或俯卧位，从肾俞至次髎穴的足太阳膀胱经上先涂抹刮痧油，然后用砭石刮痧板或水牛角刮痧板的薄边，与皮肤呈 45°～90°，从上至下刮拭 3～4 下，力道、速度适中，以皮肤出现潮红即可。

第二步：从肾俞至次髎拔罐

用真空抽气罐从肾俞至次髎穴的足太阳膀胱经上进行走罐 3～5 次（来回为 1 次），然后在肾俞、次髎穴上留罐 5 分钟。

第三步：肾俞至次髎热敷

平时用砭石热敷包加热后热敷（热度以皮肤能忍受为度，注意不要太烫，以免烫伤），重点穴位肾俞、次髎，每天每个部位可以热敷 10～20 分钟。

第四步：以同样手法操作对侧穴位。

胸腹部

选用穴位：中极、曲骨。

第一步：中极、曲骨刮痧

取坐位或仰卧位，涂刮痧油，用砭石刮痧板或水牛角刮痧板的薄边棱角，与皮肤呈 45°～90°，从上至下刮拭 3～4 下，力道、速度适中略轻，以皮肤出现潮红即可。

注：刮拭中极至曲骨时，患者应腹部胀气，以免伤及内脏。

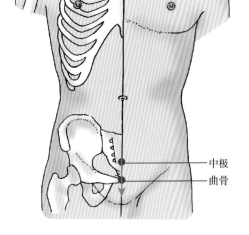

中极
曲骨

第二步：中极、曲骨拔罐

用真空抽气罐中极、曲骨穴为中心进行留罐（罐内压力不要太大，轻微吸上即可），每个穴位留罐时间 3～5 分钟。

下肢部

选用穴位：足三里、阴陵泉、太溪。

第一步：足三里、阴陵泉刮痧

取坐位或仰卧位，涂刮痧油，用砭石刮痧板或水牛角刮痧板的薄边棱角，与皮肤呈 45°～90°，从上至下刮拭 3～4 下，力道、速度略轻或适中，以皮肤出现潮红即可。

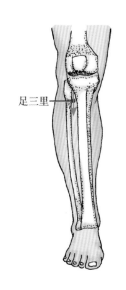

足三里

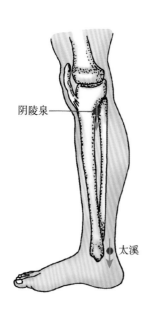

第二步：足三里、阴陵泉拔罐

取坐位或仰卧位，用真空抽气罐以足三里、阴陵泉穴为中心进行留罐，每个穴位留罐时间3～5分钟。

注：若此处体毛过盛或体形消瘦者可只刮痧，刮拭次数可增至6～7下，力道、速度略轻或适中，以皮肤出现潮红即可。

第三步：足三里、阴陵泉、太溪点穴

用砭石点穴棒，点按足三里、阴陵泉、太溪穴至产生酸麻胀痛感时保持7～8秒，然后松手，间隔3～5秒，再重复点按6次左右。

第四步：以同样手法操作对侧穴位。

不射精症

不射精症是指性交活动时有正常的兴奋，阴茎能勃起，但性交过程中达不到性欲高潮，没有精液射出的现象。

【调理方法】

按背腰部—胸腹部—下肢部的顺序进行全身调理。

背腰部

选用穴位：肝俞、肾俞。

第一步：从肝俞至肾俞刮痧

取坐位或俯卧位，从肝俞至肾俞穴的足太阳膀胱经上先涂抹刮痧油，然后用砭石刮痧板或水牛角刮痧板的薄边，与皮肤呈45°～90°，从上至下刮拭3～4下，力道、速度适中，以皮肤出现潮红即可。

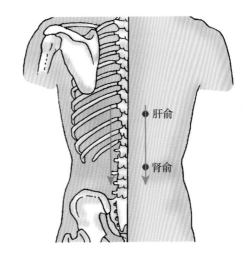

第二步：从肝俞至肾俞拔罐

用真空抽气罐从肝俞至肾俞穴的足太阳膀胱经上进行走罐3～5次（来回为1次），然后在肝俞、肾俞穴上留罐5分钟。

第三步：肝俞至肾俞热敷

平时用砭石热敷包加热后热敷（热度以皮肤能忍受为度，注意不要太烫，以免烫伤），重点穴位肝俞、肾俞，每天每个部位可以热敷 10 ~ 20 分钟。

第四步：以同样手法操作对侧穴位。

胸腹部

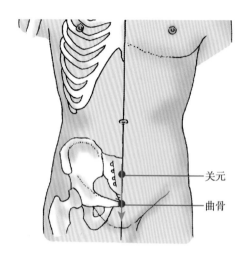

关元

曲骨

选用穴位：关元、曲骨。

第一步：关元、曲骨刮痧

取坐位或仰卧位，涂刮痧油，用砭石刮痧板或水牛角刮痧板的薄边棱角，与皮肤呈 45°~ 90°，从上至下刮拭 3 ~ 4 下，力道、速度适中略轻，以皮肤出现潮红即可。

第二步：关元、曲骨拔罐

用真空抽气罐以关元、曲骨穴为中心进行留罐（罐内压力不要太大，轻微吸上即可），每个穴位留罐时间 3 ~ 5 分钟。

下肢部

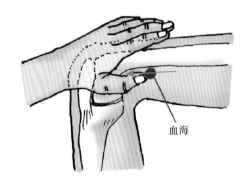

血海

选用穴位：血海、阴陵泉、行间。

第一步：血海、阴陵泉刮痧

取坐位或仰卧位，涂刮痧油，用砭石刮痧板或水牛角刮痧板的薄边棱角，与皮肤呈 45°~ 90°，从上至下刮拭 3 ~ 4 下，力道、速度略轻或适中，以皮肤出现潮红即可。

第二步：血海、阴陵泉拔罐

取坐位或仰卧位，用真空抽气罐以血海、阴陵泉穴为中心进行留罐，每个穴位留罐时间 3 ~ 5 分钟。

注：若此处体毛过盛或体形消瘦者可只刮痧，刮拭次数可增至6～7下，力道、速度略轻或适中，以皮肤出现潮红即可。

第三步：血海、阴陵泉、行间点穴

用砭石点穴棒，点按血海、阴陵泉、行间穴至产生酸麻胀痛感时保持7～8秒，然后松手，间隔3～5秒，再重复点按6次左右。

第四步：以同样手法操作对侧穴位。

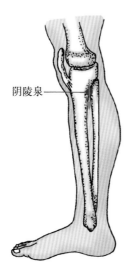
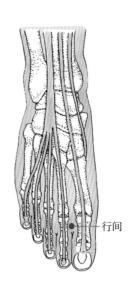

白 浊

白浊是指尿道口时常有白色的分泌物，样如精膏，质黏腻，尤其在排尿终末或大便时多见，伴会阴部不适，沉重或下坠样疼痛并向腰背部、阴茎部及大腿部放射，大便时直肠内疼痛等症状。

【调理方法】

按背腰部—胸腹部—下肢部的顺序进行全身调理。

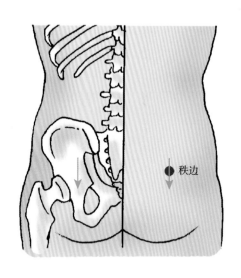

秩边

背腰部

选用穴位：秩边。

第一步：秩边刮痧

取坐位或俯卧位，先涂抹刮痧油，然后用砭石刮痧板或水牛角刮痧板的薄边，与皮肤呈 45° ~ 90°，从上至下刮拭 3 ~ 4 下，力道、速度适中，以皮肤出现潮红即可。

第二步：秩边拔罐

用真空抽气罐以秩边穴为中心进行留罐，时间 3 ~ 5 分钟。

第三步：秩边热敷

平时用砭石热敷包加热后热敷（热度以皮肤能忍受为度，注意不要太烫，以免烫伤），重点穴位秩边，可以热敷 10 ~ 20 分钟。

第四步：以同样手法操作对侧穴位。

胸腹部

选用穴位：关元、中极、水道。

第一步：关元、中极、水道刮痧

取坐位或仰卧位，涂刮痧油，用砭石刮痧板或水牛角刮痧板的薄边棱角，与皮肤呈45°～90°，从上至下刮拭3～4下，力道、速度适中略轻，以皮肤出现潮红即可。

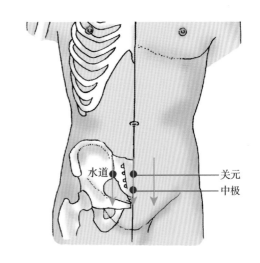

注：刮拭关元、中极、水道时，患者应腹部膨气，以免伤及内脏。

第二步：关元、中极、水道拔罐

用真空抽气罐以关元、中极、水道穴为中心进行留罐（罐内压力不要太大，轻微吸上即可），每个穴位留罐时间3～5分钟。

第三步：以同样手法操作对侧穴位。

下肢部

选用穴位：三阴交、太冲。

第一步：三阴交刮痧

取坐位或仰卧位，涂刮痧油，用砭石刮痧板或水牛角刮痧板的薄边棱角，与皮肤呈45°～90°，从上至下刮拭3～4下，力道、速度略轻或适中，以皮肤出现潮红即可。

第二步：三阴交拔罐

取坐位或仰卧位，用真空抽气罐以三阴交穴为中心进行留罐，时间3～5分钟。

注：若此处体毛过盛或体形消瘦者可只刮痧，刮拭次数可增至6～7下，

力道、速度略轻或适中，以皮肤出现潮红即可。

第三步：三阴交、太冲穴

用砭石点穴棒，点按三阴交、太冲穴至产生酸麻胀痛感时保持7～8秒，然后松手，间隔3～5秒，再重复点按6次左右。

第四步：以同样手法操作对侧穴位。

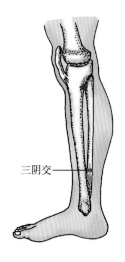

三阴交

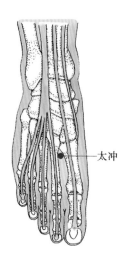

太冲

慢性前列腺炎

慢性前列腺炎是男性泌尿生殖系统的常见疾病，多发于20~40岁青壮年。其常见症状如下：

排尿症状：尿频、轻度尿急、排尿时尿痛或尿道烧灼感，并可放射到阴茎头部。清晨尿道口有黏液。可出现终末血尿，排尿困难，甚至尿潴留。

局部症状：有后尿道、会阴部和肛门部不适、重坠和饱胀感，下蹲或大便时为甚。

疼痛是慢性前列腺炎主要症状之一：①局部疼痛常在会阴部、后尿道，肛门部有钝痛或坠胀。②反射痛常在膈以下、膝以上较多，以下腰痛为多见。

性功能障碍：可见性欲减退或消失、射精痛、血精、阳痿、遗精、早泄以及不育。

精神症状：乏力、头晕、眼花、失眠、精神抑郁等。

【调理方法】

按背腰部—胸腹部—下肢部的顺序进行全身调理。

背腰部

选用穴位：肾俞、膀胱俞。

第一步：从肾俞至膀胱俞刮痧

取坐位或俯卧位，从肾俞至膀胱俞穴的足太阳膀胱经上先涂抹刮痧油，然后用

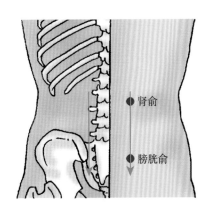

肾俞

膀胱俞

砭石刮痧板或水牛角刮痧板的薄边，与皮肤呈 45°～90°，从上至下刮拭 3～4 下，力道、速度适中，以皮肤出现潮红即可。

第二步：从肾俞至膀胱俞拔罐

用真空抽气罐从肾俞至膀胱俞穴的足太阳膀胱经上进行走罐 3～5 次（来回为 1 次），然后在肾俞、膀胱俞穴上留罐 5 分钟。

第三步：肾俞至膀胱俞热敷

平时用砭石热敷包加热后热敷（热度以皮肤能忍受为度，注意不要太烫，以免烫伤），重点穴位肾俞、膀胱俞，每天每个部位可以热敷 10～20 分钟。

第四步：以同样手法操作对侧穴位。

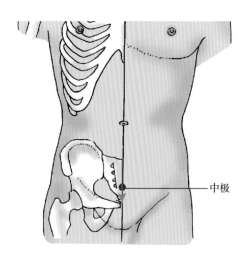

—— 中极

胸腹部

选用穴位：中极。

第一步：中极刮痧

取坐位或仰卧位，涂刮痧油，用砭石刮痧板或水牛角刮痧板的薄边棱角，与皮肤呈 45°～90°，从上至下刮拭 3～4 下，力道、速度适中略轻，以皮肤出现潮红即可。

注：刮拭中极至曲骨时，患者应腹部膨气，以免伤及内脏。

第二步：中极拔罐

用真空抽气罐中极穴为中心进行留罐（罐内压力不要太大，轻微吸上即可），时间 3～5 分钟。

下肢部

选用穴位：阴陵泉、三阴交、太溪、太冲。

第一步：阴陵泉、三阴交刮痧

取坐位或仰卧位，涂刮痧油，用砭石刮痧板或水牛角刮痧板的薄边棱角，

与皮肤呈 45°～90°，从上至下刮拭 3～4 下，力道、速度略轻或适中，以皮肤出现潮红即可。

第二步：阴陵泉、三阴交拔罐

取坐位或仰卧位，用真空抽气罐以阴陵泉、三阴交穴为中心进行留罐，每个穴位留罐时间 3～5 分钟。

注：若此处体毛过盛或体形消瘦者可只刮痧，刮拭次数可增至 6～7 下，力道、速度略轻或适中，以皮肤出现潮红即可。

第三步：阴陵泉、三阴交、太溪、太冲点穴

用砭石点穴棒，点阴陵泉、三阴交、太溪、太冲穴至产生酸麻胀痛感时保持 7～8 秒，然后松手，间隔 3～5 秒，再重复点按 6 次左右。

第四步：以同样手法操作对侧穴位。

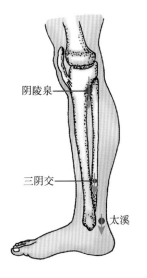
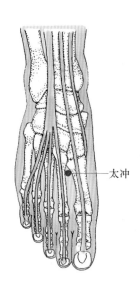

前列腺增生

前列腺增生又称为前列腺肥大、前列腺良性肥大等。本病为男性老年病。40岁以上男子病理上均有不同程度的前列腺增生，50岁以后才逐渐出现症状，发病率随年龄而逐渐增加。

临床表现：早期有尿频、尿急，排尿困难。起初排尿踌躇，开始时间延迟；以后出现排尿迟缓，射程不远，尿线变细无力，或尿流中断，尿末淋漓，伴尿意不尽感；晚期可有尿失禁，血尿。前列腺增生中有40%～60%的病例可出现急性尿潴留。

【调理方法】

按背腰部—胸腹部—下肢部的顺序进行全身调理。

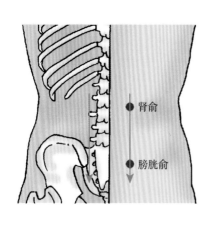

肾俞

膀胱俞

背腰部

选用穴位：肾俞、膀胱俞。

第一步：从肾俞至膀胱俞刮痧

取坐位或俯卧位，从肾俞至膀胱俞穴的足太阳膀胱经上先涂抹刮痧油，然后用砭石刮痧板或水牛角刮痧板的薄边，与皮肤呈45°～90°，从上至下刮拭3～4下，力道、速度适中，以皮肤出现潮红即可。

第二步：从肾俞至膀胱俞拔罐

用真空抽气罐从肾俞至膀胱俞穴的足太阳膀胱经上进行走罐3～5次（来

回为 1 次），然后在肾俞、膀胱俞穴上留罐 5 分钟。

第三步：肾俞至膀胱俞热敷

平时用砭石热敷包加热后热敷（热度以皮肤能忍受为度，注意不要太烫，以免烫伤），重点穴位肾俞、膀胱俞，每天每个部位可以热敷 10～20 分钟。

第四步：以同样手法操作对侧穴位。

胸腹部

选用穴位：气海、中极。

第一步：从气海至中极刮痧

取坐位或仰卧位，涂刮痧油，用砭石刮痧板或水牛角刮痧板的薄边棱角，与皮肤呈 45°～90°，从上至下刮拭 3～4 下，力道、速度适中略轻，以皮肤出现潮红即可。

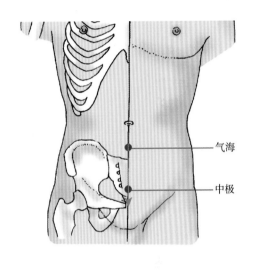

气海

中极

注：刮拭气海至中极时，患者应腹部胀气，以免伤及内脏。

第二步：气海、中极拔罐

用真空抽气罐气海、中极穴为中心进行留罐（罐内压力不要太大，轻微吸上即可），每个穴位留罐时间 3～5 分钟。

下肢部

选用穴位：血海、阴陵泉、三阴交、足三里、太溪。

第一步：血海、阴陵泉、三阴交、足三里刮痧

取坐位或仰卧位，涂刮痧油，用砭石刮痧板或水牛角刮痧板的薄边棱角，与皮肤呈 45°～90°，从上

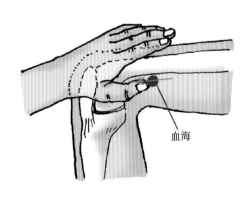

血海

至下刮拭3～4下，力道、速度略轻或适中，以皮肤出现潮红即可。

第二步：血海、阴陵泉、三阴交、足三里拔罐

取坐位或仰卧位，用真空抽气罐以血海、阴陵泉、三阴交、足三里穴为中心进行留罐，每个穴位留罐时间3～5分钟。

注：若此处体毛过盛或体形消瘦者可只刮痧，刮拭次数可增至6～7下，力道、速度略轻或适中，以皮肤出现潮红即可。

第三步：血海、阴陵泉、三阴交、足三里、太溪点穴

用砭石点穴棒，点血海、阴陵泉、三阴交、足三里、太溪穴至产生酸麻胀痛感时保持7～8秒，然后松手，间隔3～5秒，再重复点按6次左右。

第四步：以同样手法操作对侧穴位。

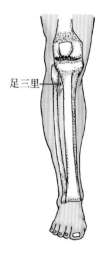

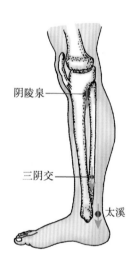

第八章

小儿之病不可轻，可怜天下父母心

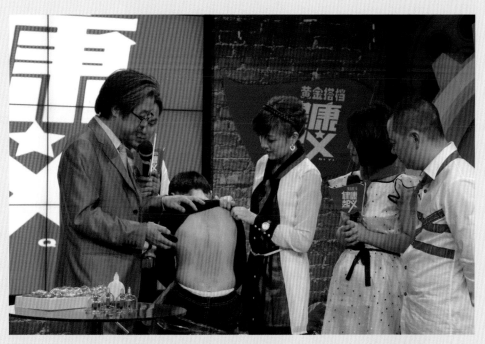

杭州电视台《健康起义》栏目，王敬为观众演示刮痧拔罐疗法

高热惊厥[*]

高热惊厥是小儿时期常见急症。于出生后 2～3 年多见。发热为高热惊厥必备症状，一般体温在高热（39～40℃）或超高热（40.5℃）以上。惊厥表现为突然意识丧失，可有寒战，同时全身或局部强直或阵挛性抽搐，可伴有双眼上翻，凝视或斜视，可持续几秒至数分钟，甚至数十分钟。严重者反复多次发作，甚至呈持续状态，可造成脑损伤或因呼吸抑制而死亡。惊厥时可发生呼吸困难，可见颜面、肢体青紫，痰涎阻塞，喉头痉挛等严重情况。

【调理方法】

按头颈部—背腰部—上肢部的顺序进行全身调理。

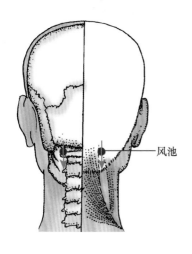

风池

头颈部

选用穴位：风池、大椎。

第一步：风池刮痧

取坐位，用砭石刮痧板或水牛角刮痧板的薄边，与皮肤呈 45°～90°，从上至下刮拭6～10 下，力道、速度适中，头部不涂抹刮痧油，不要求出痧。

第二步：大椎刮痧

涂刮痧油，用砭石刮痧板或水牛角刮痧板的薄边，与皮肤呈45°～90°，从上至下刮拭3～4下，力道、速度适中，以皮肤出现潮红即可。

注：大椎穴皮下肌肉较少，刮痧时力道应轻柔。

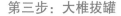

第三步：大椎拔罐

用真空抽气罐以大椎穴为中心进行留罐，时间3～5分钟。

第四步：风池、大椎点穴

用砭石点穴棒，点按风池、大椎穴至产生酸麻胀痛感时保持7～8秒，然后松手，间隔3～5秒，再重复点按6次左右。

第五步：以同样手法操作对侧穴位。

背腰部

选用穴位：大杼、风门、肺俞、心俞。

第一步：从大杼至心俞刮痧

取坐位或俯卧位，从大杼至心俞的足太阳膀胱经上先涂抹刮痧油，然后用砭石刮痧板或水牛角刮痧板的薄边，与皮肤呈45°～90°，从上至下刮拭3～4下，力道、速度适中，以皮肤出现潮红即可。

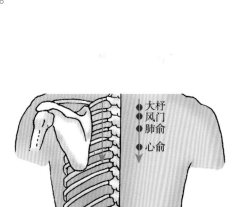

第二步：从大杼至心俞拔罐

用真空抽气罐从大杼至心俞上进行走罐3～5次（来回为1次），然后在大杼、风门、肺俞、心俞穴上留罐5分钟。

第三步：大杼至心俞热敷

平时用砭石热敷包加热后热敷（热度以皮肤能忍受为度，注意不要太烫，以免烫伤），重点穴位大杼、风门、肺俞、心俞，每天每个部位可以热敷10～20分钟。

第四步：以同样手法操作对侧穴位。

上肢部

选用穴位：尺泽、孔最、曲泽、郄门、内关、太渊。

第一步：尺泽、孔最、曲泽、郄门、内关刮痧

取坐位或仰卧位，涂刮痧油，用砭石刮痧板或水牛角刮痧板的薄边棱角，与皮肤呈45°～90°，从上至下刮拭3～4下，力道、速度适中，以皮肤出现潮红即可。

第二步：尺泽、孔最、曲泽、郄门、内关、太渊点穴

用砭石点穴棒，点按尺泽、孔最、曲泽、郄门、内关、太渊穴至产生酸麻胀痛感时保持7～8秒，然后松手，间隔3～5秒，再重复点按6次左右。

第三步：以同样手法操作对侧穴位。

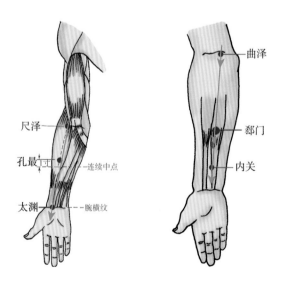

厌 食

厌食是指小儿除外其他急慢性疾病的较长时期的食欲不振或减退，甚至拒食的一种病症。临床以厌食为主诉，兼见无食欲，食欲减退，食量减少，大便或干或稀，精神尚可，严重者拒食，面色萎黄，消瘦，疲乏等症。厌食起病缓慢，病程较长，一般在1个月以上，多见于1～6岁小儿，以城市为主。

【调理方法】

按背腰部—胸腹部—下肢部的顺序进行全身调理。

背腰部

选用穴位：脾俞、胃俞、大肠俞。

第一步：从脾俞至大肠俞刮痧

取坐位或俯卧位，从脾俞至大肠俞穴的足太阳膀胱经上先涂抹刮痧油，然后用砭石刮痧板或水牛角刮痧板的薄边，与皮肤呈45°～90°，从上至下刮拭3～4下，力道、速度适中，以皮肤出现潮红即可。

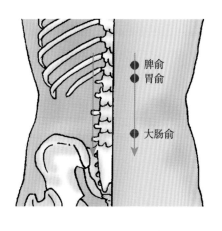

脾俞
胃俞

大肠俞

第二步：从脾俞至大肠俞拔罐

用真空抽气罐从脾俞至大肠俞穴上进行走罐3～5次（来回为1次），然后在脾俞、胃俞、大肠俞穴上留罐5分钟。

第三步：脾俞至大肠俞热敷

平时用砭石热敷包加热后热敷（热度以皮肤能忍受为度，注意不要太烫，以免烫伤），重点穴位脾俞、胃俞、大肠俞，每天每个部位可以热敷 10 ～ 20 分钟。

第四步：以同样手法操作对侧穴位。

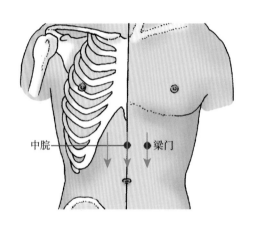

胸腹部

选用穴位：中脘、梁门。

第一步：中脘、梁门刮痧

取坐位或仰卧位，涂刮痧油，用砭石刮痧板或水牛角刮痧板的薄边棱角，与皮肤呈 45°～ 90°，从上至下刮拭 3 ～ 4 下，力道、速度适中略轻，以皮肤出现潮红即可。

注：刮拭中脘、梁门时，腹部应臌气，避免伤及内脏。

第二步：中脘、梁门拔罐

用真空抽气罐以中脘、梁门穴为中心进行留罐，时间 3 ～ 5 分钟。

第三步：以同样手法操作对侧穴位。

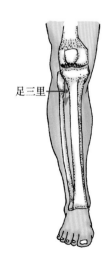

下肢部

选用穴位：足三里。

第一步：足三里刮痧

取坐位或仰卧位，涂刮痧油，用砭石刮痧板或水牛角刮痧板的薄边棱角，与皮肤呈 45°～ 90°，从上至下刮拭 3 ～ 4 下，力道、速度略轻或适中，以皮肤出现潮红即可。

第二步：足三里拔罐

取坐位或仰卧位，用真空抽气罐以足三里穴为中心进行留罐，时间3~5分钟。

注：若体形消瘦者可只刮痧，刮拭次数可增至6~7下，力道、速度略轻或适中，以皮肤出现潮红即可。

第三步：足三里点穴

用砭石点穴棒，点按足三里穴至产生酸麻胀痛感时保持7~8秒，然后松手，间隔3~5秒，再重复点按6次左右。

第四步：以同样手法操作对侧穴位。

吸收不良

　　吸收不良是因多种病因所致的胃肠道对营养物质的消化和吸收障碍，其中主要是对脂肪的吸收不良。该病又被称为特发性脂肪泻、乳糜泻或粥样泻，是消化系统的慢性功能性疾病。此病多为婴幼儿期起病，以人工喂养者居多，临床以慢性腹泻为其特点，症状表现为便次不等，便量增多。典型的脂肪泻为大便不成形，呈灰白色或淡棕色，恶臭，表面有油腻状的光泽，或呈泡沫样漂浮在水面。伴随症状有食欲不振、萎靡、腹胀。严重者伴有脱水、体重下降，浮肿，周围神经炎，缺钙或佝偻病等。

【调理方法】

按背腰部　胸腹部—下肢部的顺序进行全身调理。

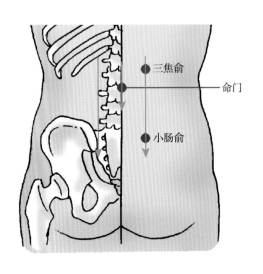

三焦俞
命门
小肠俞

背腰部

　　选用穴位：命门、小肠俞、三焦俞。

第一步：命门刮痧

　　取坐位或俯卧位，先涂抹刮痧油，然后用砭石刮痧板或水牛角刮痧板的薄边，与皮肤呈45°～90°，从上至下刮拭3～4下，力道、速度适中，以皮肤出现潮红即可。

　　注：命门穴处肌肉较少，刮痧

时力道应轻。

第二步：从小肠俞至三焦俞刮痧

取坐位或俯卧位，从小肠俞至三焦俞穴上先涂抹刮痧油，然后用砭石刮痧板或水牛角刮痧板的薄边，与皮肤呈45°～90°，从上至下刮拭3～4下，力道、速度适中，以皮肤出现潮红即可。

第三步：从小肠俞至三焦俞拔罐

用真空抽气罐从小肠俞至三焦俞穴上进行走罐3～5次（来回为1次），然后在小肠俞、三焦俞穴上留罐5分钟。

第四步：命门拔罐

用真空抽气罐以命门穴为中心进行留罐，时间3～5分钟。

注：命门穴罐内压力不要太大，轻微吸上即可。

第五步：命门、小肠俞至三焦俞热敷

平时用砭石热敷包加热后热敷（热度以皮肤能忍受为度，注意不要太烫，以免烫伤），重点穴位命门、小肠俞、三焦俞，每天每个部位可以热敷10～20分钟。

第六步：以同样手法操作对侧穴位。

胸腹部

选用穴位：中脘、天枢、关元。

第一步：依次刮中脘、天枢、关元

取坐位或仰卧位，涂刮痧油，用砭石刮痧板或水牛角刮痧板的薄边棱角，与皮肤呈45°～90°，从上至下刮拭3～4下，力道、速度适中略轻，以皮肤出现潮红即可。

注：刮拭中脘、天枢、关元时，腹部应臌气，避免伤及内脏。

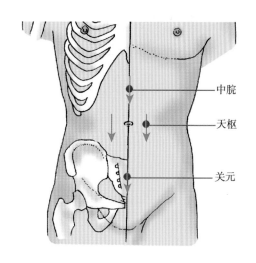

中脘
天枢
关元

第二步：中脘、天枢、关元拔罐

用真空抽气罐以中脘、天枢、关元穴为中心进行留罐，时间 3 ~ 5 分钟。

第三步：以同样手法操作对侧穴位。

下肢部

选用穴位：足三里、阴陵泉、内庭。

第一步：足三里、阴陵泉刮痧

取坐位或仰卧位，涂刮痧油，用砭石刮痧板或水牛角刮痧板的薄边棱角，与皮肤呈 45° ~ 90°，从上至下刮拭 3 ~ 4 下，力道、速度略轻或适中，以皮肤出现潮红即可。

第二步：足三里、阴陵泉拔罐

取坐位或仰卧位，用真空抽气罐以足三里、阴陵泉穴为中心进行留罐，时间 3 ~ 5 分钟。

注：若体形消瘦者可只刮痧，刮拭次数可增至 6 ~ 7 下，力道、速度略轻或适中，以皮肤出现潮红即可。

第三步：足三里、阴陵泉、内庭点穴

用砭石点穴棒，点按足三里、阴陵泉、内庭穴至产生酸麻胀痛感时保持 7 ~ 8 秒，然后松手，间隔 3 ~ 5 秒，再重复点按 6 次左右。

第四步：以同样手法操作对侧穴位。

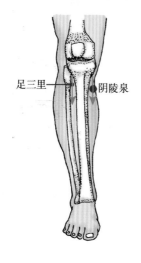
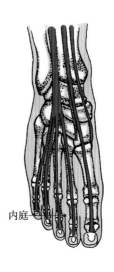

足三里 阴陵泉

内庭

小儿便秘

便秘是指粪便在肠腔留滞过久，大便过于干燥，排出困难。临床表现为粪便坚硬，排出困难，数日至一周或更长时间不大便，或因粪便擦伤肠黏膜而使粪块表面伴有少量鲜血或黏液，肛裂者排便时肛门疼痛。或因便秘日久，灌肠后粪块难排，粪水先流出，其味极臭，兼见腹胀，纳呆，甚则呕吐。本病可发生于任何年龄，但常见于患有功能性或器质性疾病的患儿，即为小儿便秘。

【调理方法】

按背腰部—胸腹部—上肢部—下肢部的顺序进行全身调理。

背腰部

选用穴位：脾俞、胃俞、大肠俞。

第一步：从脾俞至大肠俞刮痧

取坐位或俯卧位，从脾俞至大肠俞穴的足太阳膀胱经上先涂抹刮痧油，然后用砭石刮痧板或水牛角刮痧板的薄边，与皮肤呈45°～90°，从上至下刮拭3～4下，力道、速度适中，以皮肤出现潮红即可。

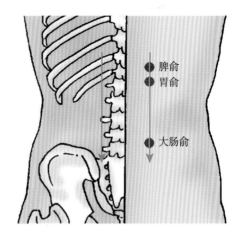

第二步：从脾俞至大肠俞拔罐

用真空抽气罐从脾俞至大肠俞穴上进行走罐3～5次（来回为1次），然后在脾俞、胃俞、大肠俞穴上留罐5分钟。

第三步：脾俞至大肠俞热敷

平时用砭石热敷包加热后热敷（热度以皮肤能忍受为度，注意不要太烫，以免烫伤），重点穴位脾俞、胃俞、大肠俞，每天每个部位可以热敷 10～20 分钟。

第四步：以同样手法操作对侧穴位。

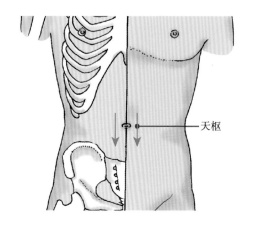

天枢

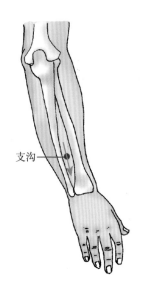

支沟

胸腹部

选用穴位：天枢。

第一步：天枢刮痧

取坐位或仰卧位，涂刮痧油，用砭石刮痧板或水牛角刮痧板的薄边棱角，与皮肤呈 45°～90°，从上至下刮拭 3～4 下，力道、速度适中略轻，以皮肤出现潮红即可。

注：刮拭天枢穴时，患者应腹部膨气，以免伤及内脏。

第二步：天枢拔罐

用真空抽气罐以天枢穴为中心进行留罐，时间 3～5 分钟。

第三步：以同样手法操作对侧穴位。

上肢部

选用穴位：支沟。

第一步：支沟刮痧

取坐位或仰卧位，涂刮痧油，用砭石刮痧板或水牛角刮痧板的薄边棱角，与皮肤呈 45°～90°，从上至下刮拭 3～4 下，力道、速度适中，以皮肤出现潮红即可。

第二步：支沟点穴

用砭石点穴棒，点按支沟穴至产生酸麻胀痛感时保持 7～8 秒，然后松手，间隔 3～5 秒，再重复点按 6 次左右。

第三步：以同样手法操作对侧穴位。

下肢部

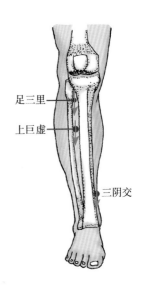

足三里

上巨虚

三阴交

选用穴位：足三里、上巨虚、三阴交。

第一步：足三里、上巨虚、三阴交刮痧

取坐位或仰卧位，涂刮痧油，用砭石刮痧板或水牛角刮痧板的薄边棱角，与皮肤呈 45°～90°，从上至下刮拭 3～4 下，力道、速度略轻或适中，以皮肤出现潮红即可。

第二步：足三里、上巨虚、三阴交拔罐

取坐位或仰卧位，用真空抽气罐以足三里、上巨虚、三阴交穴为中心进行留罐，每个穴位留罐时间 3～5 分钟。

注：若体形消瘦者可只刮痧，刮拭次数可增至 6～7 下，力道、速度略轻或适中，以皮肤出现潮红即可。

第三步：足三里、上巨虚、三阴交点穴

用砭石点穴棒，点按足三里、上巨虚、三阴交穴至产生酸麻胀痛感时保持 7～8 秒，然后松手，间隔 3～5 秒，再重复点按 6 次左右。

第四步：以同样手法操作对侧穴位。

婴幼儿感染性腹泻

　　婴幼儿感染性腹泻又称小儿肠炎，除已有固定名称的如杆菌性痢疾、霍乱、鼠伤寒，还包括细菌、病毒所致感染或不明原因感染导致的婴幼儿腹泻。因腹泻轻重不同分为轻型和重型：轻型为大便次数增多，每日数次至十余次，呈淡黄色或黄绿色，混有小量黏液，有酸味，伴有呕吐或溢乳，食欲减退；重型为严重腹泻，大便每日十数次至40次，呈水样便，偶有黏液，呕吐频繁，小便短少。本病夏秋季发病最高，多在2岁以下幼儿常见。

【调理方法】

　　按背腰部—胸腹部—上肢部—下肢部的顺序进行全身调理。

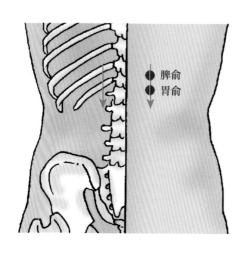

脾俞
胃俞

背腰部

　　选用穴位：脾俞、胃俞。

　　第一步：从脾俞至胃俞刮痧

　　取坐位或俯卧位，在从脾俞至胃俞穴的足太阳膀胱经上先涂抹刮痧油，然后用砭石刮痧板或水牛角刮痧板的薄边，与皮肤呈45°～90°，从上至下刮拭3～4下，力道、速度适中，以皮肤出现潮红即可。

　　第二步：从脾俞至胃俞拔罐

　　用真空抽气罐从脾俞至胃俞穴上进行走罐3～5次（来回为1次），然后在脾俞、胃俞穴上留罐 5 分钟。

第三步：脾俞至胃俞热敷

平时用砭石热敷包加热后热敷（热度以皮肤能忍受为度，注意不要太烫，以免烫伤），重点穴位脾俞、胃俞，每天每个部位可以热敷 10～20 分钟。

第四步：以同样手法操作对侧穴位。

胸腹部

选用穴位：天枢。

第一步：天枢刮痧

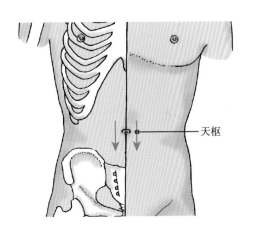

取坐位或仰卧位，涂刮痧油，用砭石刮痧板或水牛角刮痧板的薄边棱角，与皮肤呈 45°～90°，从上至下刮拭 3～4 下，力道、速度适中略轻，以皮肤出现潮红即可。

注：刮拭天枢穴时，患者应腹部膨气，以免伤及内脏。

第二步：天枢拔罐

用真空抽气罐以天枢穴为中心进行留罐，时间 3～5 分钟。

第三步：以同样手法操作对侧穴位。

上肢部

选用穴位：内关。

第一步：内关刮痧

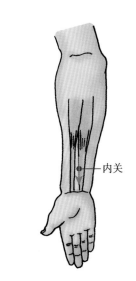

取坐位或仰卧位，涂刮痧油，用砭石刮痧板或水牛角刮痧板的薄边棱角，与皮肤呈 45°～90°，从上至下刮拭 3～4 下，力道、速度适

中，以皮肤出现潮红即可。

第二步：内关点穴

用砭石点穴棒，点按内关穴至产生酸麻胀痛感时保持7～8秒，然后松手，间隔3～5秒，再重复点按6次左右。

第三步：以同样手法操作对侧穴位。

下肢部

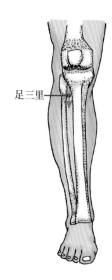

足三里

选用穴位：足三里。

第一步：足三里刮痧

取坐位或仰卧位，涂刮痧油，用砭石刮痧板或水牛角刮痧板的薄边棱角，与皮肤呈45°～90°，从上至下刮拭3～4下，力道、速度略轻或适中，以皮肤出现潮红即可。

第二步：足三里拔罐

取坐位或仰卧位，用真空抽气罐以足三里穴为中心进行留罐，时间3～5分钟。

注：若体形消瘦者可只刮痧，刮拭次数可增至6～7下，力道、速度略轻或适中，以皮肤出现潮红即可。

第三步：足三里点穴

用砭石点穴棒，点按足三里至产生酸麻胀痛感时保持7～8秒，然后松手，间隔3～5秒，再重复点按6次左右。

第四步：以同样手法操作对侧穴位。

进行性肌营养不良

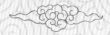

进行性肌营养不良是一组原发于肌肉组织的遗传变性疾病。临床上表现为进行性加重的对称性肌肉萎缩和无力。本病多发生于儿童和青少年，男性多于女性。

临床主要特征：①假性肥大型：多见于学龄前男孩，突出症状为步行时挺腹，骨盆及下肢摇摆状，似"鸭步"。②肢带型：10～30岁多见，首发症状为步履缓慢，鸭步，起蹲困难，或举臂、梳头无力。③面－肩－肱型：起病以青春期多见，症状为表情淡漠，口唇突出增厚，闭眼不全，闭嘴不紧，喝水时水从口角流出等所谓"肌病面容"。

【调理方法】

按背腰部—胸腹部—上肢部—下肢部的顺序进行全身调理。

背腰部

选用穴位：大椎、大杼、脾俞、肾俞。

第一步：大椎刮痧

取坐位或俯卧位，先涂抹刮痧油，然后用砭石刮痧板或水牛角刮痧板的薄边，与皮肤呈45°～90°，从上至下刮拭3～4下，力道、速度适中，以皮肤出现潮红即可。

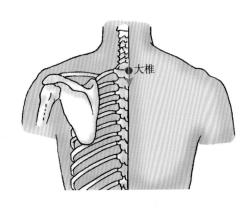

大椎

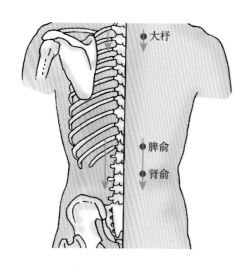

注：大椎穴皮下肌肉较少，刮拭时力道应轻。

第二步：从大杼至肾俞刮痧

取坐位或俯卧位，从大杼至肾俞穴的足太阳膀胱经上先涂抹刮痧油，然后用砭石刮痧板或水牛角刮痧板的薄边，与皮肤呈45°~90°，从上至下刮拭3~4下，力道、速度适中，以皮肤出现潮红即可。

注：从大杼至肾俞的刮拭路线较长，可分段刮拭。

第三步：从大杼至肾俞拔罐

用真空抽气罐从大杼至肾俞穴的足太阳膀胱经上进行走罐3~5次（来回为1次），然后在大杼、脾俞、肾俞穴上留罐5分钟。

第四步：大椎拔罐

用真空抽气罐以大椎穴为中心进行留罐，时间3~5分钟。

第五步：大椎、大杼至肾俞热敷

平时用砭石热敷包加热后热敷（热度以皮肤能忍受为度，注意不要太烫，以免烫伤），重点穴位大椎、大杼、脾俞、肾俞，每天每个部位可以热敷10~20分钟。

第六步：以同样手法操作对侧穴位。

胸腹部

选用穴位：中脘。

第一步：中脘刮痧

取坐位或仰卧位，涂刮痧油，用砭石刮痧板或水牛角刮痧板的薄边棱角，与皮肤呈45°~90°，从上至下刮拭3~4下，力道、速度适中略轻，以皮肤出现潮红即可。

注：刮拭中脘穴时，患者应腹部膨气，以免伤及内脏。

第二步：中脘拔罐

用真空抽气罐以中脘穴为中心进行留罐，时间 3 ~ 5 分钟。

第三步：以同样手法操作对侧穴位。

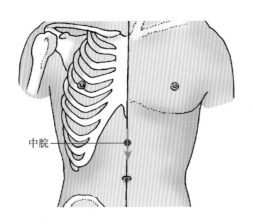

上肢部

选用穴位：肩髃、曲池、合谷。

第一步：肩髃、曲池刮痧

取坐位或仰卧位，涂刮痧油，用砭石刮痧板或水牛角刮痧板的薄边棱角，与皮肤呈 45° ~ 90°，从上至下刮拭 3 ~ 4 下，力道、速度适中，以皮肤出现潮红即可。

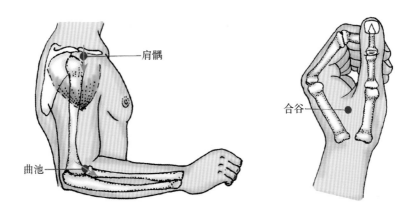

第二步：肩髃、曲池、合谷点穴

用砭石点穴棒，点按肩髃、曲池、合谷穴至产生酸麻胀痛感时保持7～8秒，然后松手，间隔3～5秒，再重复点按6次左右。

第三步：以同样手法操作对侧穴位。

下肢部

选用穴位：环跳、承山、髀关、伏兔。

第一步：环跳、承山刮痧

取坐位或仰卧位，涂刮痧油，用砭石刮痧板或水牛角刮痧板的薄边棱角，与皮肤呈45°～90°，从上至下刮拭3～4下，力道、速度略轻或适中，以皮肤出现潮红即可。

第二步：环跳、承山拔罐

取俯卧位，用真空抽气罐以环跳、承山穴为中心进行留罐，每个穴位留罐时间3～5分钟。

第三步：髀关、伏兔刮痧

取坐位或仰卧位，涂刮痧油，用砭石刮痧板或水牛角刮痧板的薄边棱角，与皮肤呈45°～90°，从上至下刮拭3～4下，力道、速度略轻或适中，以皮肤出现潮红即可。

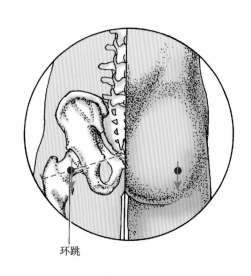

环跳

第四步：髀关、伏兔拔罐

取仰卧位，用真空抽气罐以髀关、伏兔穴为中心进行留罐，时间3～5分钟。

注：若体形消瘦者可只刮痧，刮拭次数可增至6～7下，力道、速度略轻或适中，以皮肤出现潮红即可。

第五步：环跳、承山、髀关、伏兔点穴

用砭石点穴棒，点按环跳、承山、髀关、伏兔穴至产生酸麻胀痛感时保持7～8秒，然后松手，间隔3～5秒，再重复点按6次左右。

第六步：以同样手法操作对侧穴位。

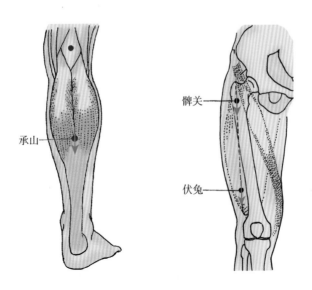

小儿病毒性心肌炎

　　小儿病毒性心肌炎是指病毒感染引起的心肌局限性或弥漫性炎性病变，是全身疾病的一部分。病毒性心肌炎的症状包括病毒感染的症状和心肌炎的症状；典型病例在心脏症状出现前数日有呼吸道或肠道感染，可伴有中度发热、咽痛、腹泻等症状，一般可有疲乏无力、食欲不振、恶心、呕吐、呼吸困难、面色苍白、发热；年长儿可述心前区不适，心悸、头晕、腹痛、肌痛等；极重型则暴发心源性休克和急性充血性心力衰竭，可于数小时或数日内死亡或猝死。

【调理方法】

按背腰部—胸腹部—上肢部的顺序进行全身调理。

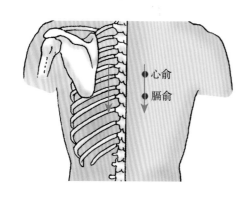

背腰部

选用穴位：心俞、膈俞。

第一步：从心俞至膈俞刮痧

　　取坐位或俯卧位，从心俞至膈俞穴的足太阳膀胱经上先涂抹刮痧油，然后用砭石刮痧板或水牛角刮痧板的薄边，与皮肤呈45°～90°，从上至下刮拭3～4下，力道、速度适中，以皮肤出现潮红即可。

第二步：从心俞至膈俞拔罐

用真空抽气罐从心俞至膈俞穴上进行走罐 3～5 次（来回为 1 次），然后在心俞、膈俞穴上留罐 5 分钟。

第三步：心俞至膈俞热敷

平时用砭石热敷包加热后热敷（热度以皮肤能忍受为度，注意不要太烫，以免烫伤），重点穴位心俞、膈俞，每天每个部位可以热敷 10～20 分钟。

第四步：以同样手法操作对侧穴位。

胸腹部

选用穴位：膻中。

第一步：膻中刮痧

取坐位或仰卧位，涂刮痧油，用砭石刮痧板或水牛角刮痧板的薄边棱角，与皮肤呈 45°～90°，从上至下刮拭 3～4 下，力道、速度适中略轻，以皮肤出现潮红即可。

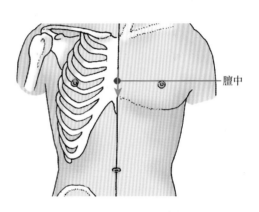

膻中

第二步：膻中拔罐

用真空抽气罐以膻中穴为中心进行留罐（膻中穴拔罐时罐内压力不要太大，轻微吸上即可），时间 3～5 分钟。

第三步：以同样手法操作对侧穴位。

上肢部

选用穴位：曲泽、内关、神门、大陵。

第一步：曲泽、内关刮痧

取坐位或仰卧位，涂刮痧油，用砭石刮痧板或水牛角刮痧板的薄边棱角，与皮肤呈 45°～90°，从上至下刮拭 3～4 下，力道、速度适中，以皮肤出现潮红即可。

第二步：曲泽、内关、神门、大陵点穴

用砭石点穴棒，点按曲泽、内关、神门、大陵穴至产生酸麻胀痛感时保持7～8秒，然后松手，间隔3～5秒，再重复点按6次左右。

第三步：以同样手法操作对侧穴位。

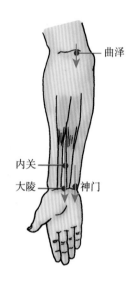

小儿尿路感染

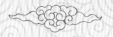

尿路感染为尿道、膀胱等炎症的总称，是小儿常见病、多发病，发病率仅次于呼吸道感染，主要是肠道菌种所致，可分为急、慢性感染。

急性泌尿系感染：①新生儿多以全身症状为主，表现发热或体温不升，面色灰白，吃奶差，呕吐，腹泻，易激惹或嗜睡，甚则惊厥。②婴幼儿特点是全身中毒症状严重而泌尿系统局部症状轻微，可有突发高热，面色苍灰，精神不振，食欲低下，常伴消化道症状如呕吐、腹痛、腹泻。③年长儿可有发热，下尿路感染时有典型的尿频、尿急、尿痛；上尿路感染时可有腹痛、腰酸痛；伴一过性血尿等。

慢性泌尿系感染：一般病程超过6个月，病情迁延，可出现精神不振、腰酸乏力，消瘦，进行性贫血，发育迟缓以及全身虚弱等症状。

【调理方法】

按背腰部—胸腹部—下肢部的顺序进行全身调理。

背腰部

选用穴位：脾俞、三焦俞、肾俞、胞肓、秩边、八髎。

第一步：从脾俞至八髎刮痧

取坐位或俯卧位，从脾俞至八髎穴的足太阳膀胱经上先涂抹刮痧油，然后用砭石刮痧板或水牛角刮痧板的薄边，与皮肤呈45°～90°，从上至下刮拭3～4下，力道、速度适中，以皮肤出现潮红即可。

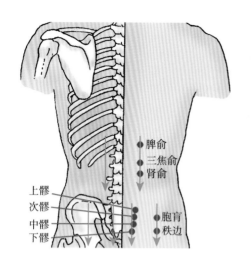

第二步：从胞肓至秩边刮痧

取坐位或俯卧位，从胞肓至秩边穴的足太阳膀胱经上先涂抹刮痧油，然后用砭石刮痧板或水牛角刮痧板的薄边，与皮肤呈45°～90°，从上至下刮拭3～4下，力道、速度适中，以皮肤出现潮红即可。

第三步：从脾俞至八髎拔罐

用真空抽气罐从脾俞至八髎穴的足太阳膀胱经上进行走罐3～5次（来回为1次），然后在脾俞、三焦俞、肾俞、八髎穴上留罐5分钟。

第四步：从胞肓至秩边拔罐

用真空抽气罐从胞肓至秩边穴的足太阳膀胱经上进行走罐3～5次（来回为1次），然后在胞肓、秩边穴上留罐5分钟。

第五步：脾俞至八髎、胞肓至秩边热敷

平时用砭石热敷包加热后热敷（热度以皮肤能忍受为度，注意不要太烫，以免烫伤），重点穴位脾俞、三焦俞、肾俞、胞肓、秩边、八髎，每天每个部位可以热敷10～20分钟。

第六步：以同样手法操作对侧穴位。

胸腹部

选用穴位：关元、中极。

第一步：关元、中极刮痧

取坐位或仰卧位，涂刮痧油，用砭石刮痧板或水牛角刮痧板的薄边棱角，与皮肤呈45°～90°，从上至下刮拭3～4下，力道、速度适中略轻，以皮肤出现潮红即可。

注：刮拭关元、中极穴时，患者应腹部胀气，以免伤及内脏。

第二步：关元、中极拔罐

用真空抽气罐以关元、中极穴为中心进行留罐，时间3~5分钟。

第三步：以同样手法操作对侧穴位。

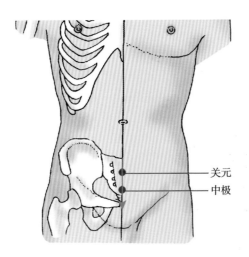

关元
中极

下肢部

选用穴位：委中、三阴交。

第一步：委中刮痧

取坐位或仰卧位，涂刮痧油，用砭石刮痧板或水牛角刮痧板的薄边棱角，与皮肤呈45°~90°，从上至下刮拭3~4下，力道、速度略轻或适中，以皮肤出现潮红即可。

第二步：委中拔罐

取俯卧位，用真空抽气罐以委中穴为中心进行留罐，时间3~5分钟。

第三步：三阴交刮痧

取坐位或仰卧位，涂刮痧油，用砭石刮痧板或水牛角刮痧板的薄边棱角，与皮肤呈45°~90°，从上至下刮拭3~4下，力道、速度略轻或适中，以皮肤出现潮红即可。

第四步：三阴交拔罐

取坐位或仰卧位，用真空抽气罐以三阴交穴为中心进行留罐，时间3~5

分钟。

注：若体形消瘦者可只刮痧，刮拭次数可增至6~7下，力道、速度略轻或适中，以皮肤出现潮红即可。

第五步：委中、三阴交点穴

用砭石点穴棒，点按委中、三阴交穴至产生酸麻胀痛感时保持7~8秒，然后松手，间隔3~5秒，再重复点按6次左右。

第六步：以同样手法操作对侧穴位。

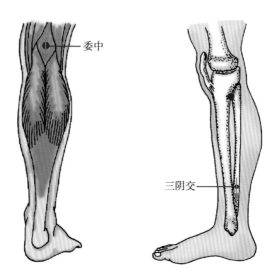

小儿癫痫

小儿癫痫是由于小儿脑部神经元产生过度放电，引起阵发性、暂时性脑功能失调的神经系统综合征，临床表现如下：

强直阵挛性发作（又称大发作）：是最多见的发作类型，其特点是突然意识丧失及全身强直，阵挛性抽搐。

失神小发作：表现为突然发生短暂的意识丧失。发作时患儿静止不动，面色略苍白，两眼凝视或上翻，语言中止，手中握物坠落，但不跌倒，无抽搐，发作后意识很快恢复，对发作不能记忆。

小运动型发作：表现为头、颈、躯干或某肌的突然抽动，或屈或伸，不伴意识障碍或突然发生一过性肌张力丧失，而不能维持姿势；或一过性失神小发作，有周期性出现的倾向。

婴儿痉挛症：是婴儿期特有的最严重的一种肌阵挛发作。发作时出现突然的短暂意识丧失。

【调理方法】

按背腰部—胸腹部—上肢部—下肢部的顺序进行全身调理。

背腰部

选用穴位：脾俞、肾俞、腰奇。

第一步：从脾俞至肾俞刮痧

取坐位或俯卧位，在从脾俞至

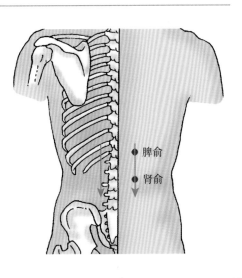

脾俞

肾俞

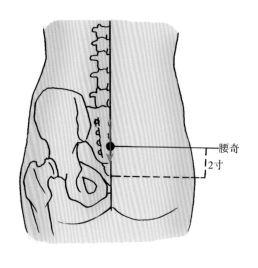

腰奇
2寸

肾俞的足太阳膀胱经上先涂抹刮痧油，然后用砭石刮痧板或水牛角刮痧板的薄边，与皮肤呈45°～90°，从上至下刮拭3～4下，力道、速度适中，以皮肤出现潮红即可。

第二步：腰奇刮痧

取坐位或俯卧位，先涂抹刮痧油，然后用砭石刮痧板或水牛角刮痧板的薄边，与皮肤呈45°～90°，从上至下刮拭3～4下，力道、速度适中，以皮肤出现潮红即可。

第三步：从脾俞至肾俞拔罐

用真空抽气罐从脾俞至肾俞上进行走罐3～5次（来回为1次），然后在脾俞、肾俞穴上留罐5分钟。

第四步：腰奇拔罐

取坐位或仰卧位，用真空抽气罐以腰奇穴为中心进行留罐，时间3～5分钟。

第五步：脾俞至肾俞、腰奇热敷

平时用砭石热敷包加热后热敷（热度以皮肤能忍受为度，注意不要太烫，以免烫伤），重点穴位脾俞、肾俞、腰奇，每天每个部位可以热敷10～20分钟。

第六步：以同样手法操作对侧穴位。

胸腹部

选用穴位：鸠尾。

第一步：依次刮鸠尾

取坐位或仰卧位，涂刮痧油，用砭石刮痧板或水牛角刮痧板的薄边棱角，与皮肤呈45°～90°，从上至下刮拭3～4下，力道、速度适中略轻，以皮肤出现潮红即可。

注：刮拭鸠尾时，腹部应撖气，避免伤及内脏。

第二步：鸠尾拔罐

用真空抽气罐以鸠尾穴为中心进行留罐，时间 3～5 分钟。

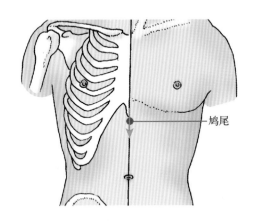

鸠尾

上肢部

选用穴位：间使、合谷。

第一步：间使刮痧

取坐位或仰卧位，涂刮痧油，用砭石刮痧板或水牛角刮痧板的薄边棱角，与皮肤呈 45°～90°，从上至下刮拭 3～4 下，力道、速度适中，以皮肤出现潮红即可。

第二步：间使、合谷点穴

用砭石点穴棒，点按间使、合谷穴至产生酸麻胀痛感时保持 7～8 秒，然后松手，间隔 3～5 秒，再重复点按 6 次左右。

第三步：以同样手法操作对侧穴位。

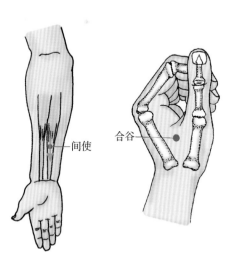

间使　合谷

下肢部

选用穴位：丰隆、申脉、太冲。

第一步：丰隆刮痧

取坐位或仰卧位，涂刮痧油，用砭石刮痧板或水牛角刮痧板的薄边棱角，与皮肤呈45°～90°，从上至下刮拭3～4下，力道、速度略轻或适中，以皮肤出现潮红即可。

第二步：丰隆拔罐

取坐位或仰卧位，用真空抽气罐以丰隆穴为中心进行留罐，时间3～5分钟。

注：若体形消瘦者可只刮痧，刮拭次数可增至6～7下，力道、速度略轻或适中，以皮肤出现潮红即可。

第三步：丰隆、申脉、太冲点穴

用砭石点穴棒，点按丰隆、申脉、太冲穴至产生酸麻胀痛感时保持7～8秒，然后松手，间隔3～5秒，再重复点按6次左右。

第四步：以同样手法操作对侧穴位。

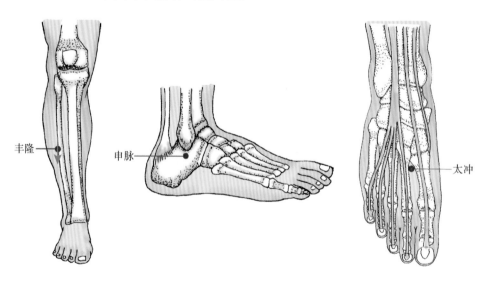

小儿遗尿

小儿遗尿是指小儿在 3 岁以后白天不能控制排尿或不能从睡觉中醒来而自觉排尿的一种病症，又称为夜尿症。有的小儿在 2～3 岁时已能控制排尿，至 4～5 岁以后又出现夜间遗尿，称为继发性遗尿。此症多见于 10 岁以下儿童，偶可延长到 12～18 岁，男孩较女孩为多见。临床表现为患儿大多在夜间一定的钟点，自行排尿，醒后方觉。有的每晚都遗，甚则一夜遗尿数次；有的 3～5 日 1 次，有的 1 个月犯 1～2 次。部分患儿白天睡眠时亦可发生。患儿一般没有排尿困难或剩余尿。

【调理方法】

按头颈部—背腰部—腹部的顺序进行全身调理。

头颈部

选用穴位：百会。

第一步：百会刮痧

取坐位，用砭石刮痧板或水牛角刮痧板的薄边，与皮肤呈 45°～90°，以百会穴为中心呈放射状刮拭 6～10 下，力道、速度适中，头部不涂抹刮痧油，不要求出痧。

第二步：平时用砭石或水牛角粗齿梳代替砭石刮痧板或水牛角刮痧板按照上面步骤进行梳头。

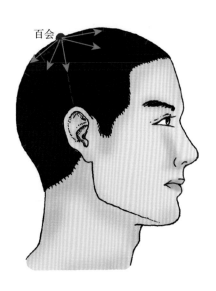

百会

第三步：百会点穴

用砭石点穴棒，点按百会穴至产生酸麻胀痛感时保持 7 ~ 8 秒，然后松手，间隔 3 ~ 5 秒，再重复点按 6 次左右。

第四步：以同样手法操作对侧穴位。

背腰部

选用穴位：三焦俞、肾俞、膀胱俞、次髎。

第一步：从三焦俞至次髎刮痧

取坐位或俯卧位，在从三焦俞至次髎穴的足太阳膀胱经上先涂抹刮痧油，然后用砭石刮痧板或水牛角刮痧板的薄边，与皮肤呈 45° ~ 90°，从上至下刮拭 3 ~ 4 下，力道、速度适中，以皮肤出现潮红即可。

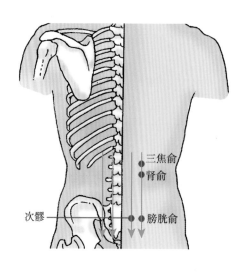

三焦俞
肾俞
次髎
膀胱俞

第二步：从三焦俞至次髎拔罐

用真空抽气罐从三焦俞至次髎穴的足太阳膀胱经上进行走罐 3 ~ 5 次（来回为 1 次），然后在三焦俞、肾俞、膀胱俞、次髎穴上留罐 5 分钟。

第三步：三焦俞至次髎热敷

平时用砭石热敷包加热后热敷（热度以皮肤能忍受为度，注意不要太烫，以免烫伤），重点穴位三焦俞、肾俞、膀胱俞、次髎，每天可以热敷 10 ~ 20 分钟。

第四步：以同样手法操作对侧穴位。

胸腹部

选用穴位：关元、中极。

第一步：关元、中极刮痧

取坐位或仰卧位，涂刮痧油，用砭石刮痧板或水牛角刮痧板的薄边棱角，

与皮肤呈 45°～90°，从上至下刮拭 3～4 下，力道、速度适中略轻，以皮肤出现潮红即可。

注：刮拭关元、中极时，腹部应臕气，避免伤及内脏。

第二步：关元、中极拔罐

用真空抽气罐以关元、中极穴为中心进行留罐，每个穴位留罐时间 3～5 分钟。

第三步：以同样手法操作对侧穴位。

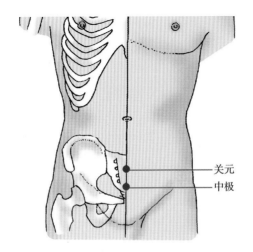

关元
中极

小儿夜惊及梦游症

夜惊是一种意识蒙眬状态，患儿往往在开始入睡一段时间后突然惊醒，瞪目起坐，躁动不安，面部表情恐怖，有时喊叫，一般持续10余分钟，清醒后对夜惊发作完全遗忘，偶尔可有片段记忆。部分患儿在发作时伴有梦游症，起床进行一些刻板的活动，醒后完全不能回忆。发作次数不定，有数月、数日发作1次，有3~5日1次，特别严重者可每夜发作，甚至一夜发作数次。男孩较女孩多见。其发病率为1%~6%。

【调理方法】

按头颈部—上肢部—下肢部的顺序进行全身调理。

头颈部

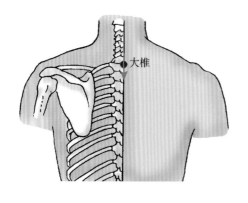

选用穴位：大椎。

第一步：大椎刮痧

涂刮痧油，用砭石刮痧板或水牛角刮痧板的薄边，与皮肤呈45°~90°，从上至下刮拭3~4下，力道、速度适中，以皮肤出现潮红即可。

注：大椎穴皮下肌肉较少，刮痧时力道应轻柔。

第二步：大椎拔罐

用真空抽气罐以大椎穴为中心进行留罐，时间3~5分钟。

第三步：大椎点穴

用砭石点穴棒，点按大椎穴至产生酸麻胀痛感时保持7～8秒，然后松手，间隔3～5秒，再重复点按6次左右。

上肢部

选用穴位：大陵、神门。

第一步：大陵、神门点穴

取坐位或仰卧位，用砭石点穴棒，点按大陵、神门穴至产生酸麻胀痛感时保持7～8秒，然后松手，间隔3～5秒，再重复点按6次左右。

第二步：以同样手法操作对侧穴位。

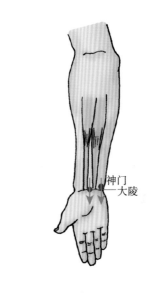

下肢部

选用穴位：丰隆、太冲、太溪。

第一步：丰隆刮痧

取坐位或仰卧位，涂刮痧油，用砭石刮痧板或水牛角刮痧板的薄边棱角，与皮肤呈45°～90°，从上至下刮拭3～4下，力道、速度略轻或适中，以皮肤出现潮红即可。

第二步：丰隆拔罐

取坐位或仰卧位，用真空抽气罐以丰隆穴为中心进行留罐，时间3～5分钟。

注：若体形消瘦者可只刮痧，刮拭次数可增至6～7下，力道、速度略轻或适中，以皮肤出现潮红即可。

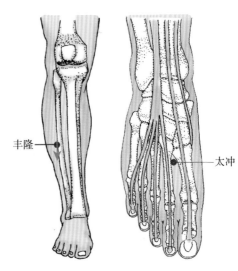

第三步：丰隆、太冲、太溪点穴

用砭石点穴棒，点按丰隆、太冲、太溪至产生酸麻胀痛感时保持 7～8 秒，然后松手，间隔 3～5 秒，再重复点按 6 次左右。

第四步：以同样手法操作对侧穴位。

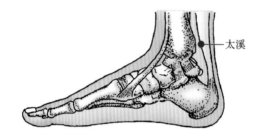

太溪

附录
常用穴位快速检索表

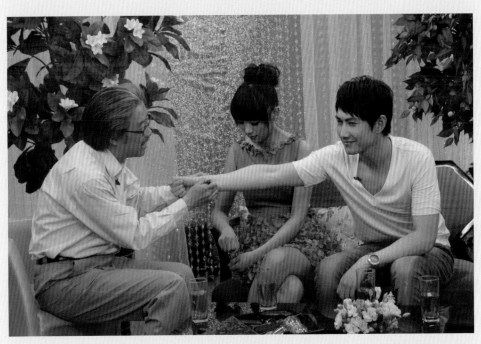

甘肃卫视《我爱每一天》栏目，王敬为观众演示用砭石点穴棒点穴

B

穴位名	定位
八髎	上髎、次髎、中髎、下髎的合称。上髎，正对第 1 骶后孔中；次髎，正对第 2 骶后孔中；中髎，正对第 3 骶后孔中；下髎，正对第 4 骶后孔中
百会	前发际正中直上 5 寸
胞肓	横平第 2 骶后孔，后正中线旁开 3 寸
髀关	股直肌近端、缝匠肌与阔筋膜张肌 3 条肌肉之间凹陷中
臂臑	曲池上 7 寸，三角肌前缘处

C

穴位名	定位
攒竹	眉头凹陷中，额切迹处
承扶	臀沟的中点
承光	前发际正中直上 2.5 寸，旁开 1.5 寸
承泣	眼球与眶下缘之间，瞳孔直下
承山	腓肠肌两肌腹与肌腱交角处，当伸直小腿或足跟上提时，腓肠肌肌腹下出现尖角凹陷中
尺泽	肘横纹上，肱二头肌腱桡侧缘凹陷中
次髎	正对第 2 骶后孔中

D

穴位名	定位
大肠俞	第 4 腰椎棘突下，后正中线旁开 1.5 寸
大横	脐中旁开 4 寸
大陵	腕掌侧远端横纹中，掌长肌腱与桡侧腕屈肌腱之间
大杼	第 1 胸椎棘突下，后正中线旁开 1.5 寸
大椎	第 7 颈椎棘突下凹陷中，后正中线上
胆囊	正坐或侧卧位时，在小腿外侧上部，当腓骨小头前下方凹陷处（阳陵泉）直下 2 寸
胆俞	第 10 胸椎棘突下，后正中线旁开 1.5 寸

穴位名	定位
膻中	前正中线上，两乳头连线的中点
地机	阴陵泉下 3 寸，胫骨内侧缘后际
定喘	第 7 颈椎棘突下缘中点（大椎穴）旁开 0.5 寸处
督俞	第 6 胸椎棘突下，后正中线旁开 1.5 寸
犊鼻	髌韧带外侧凹陷中

F

穴位名	定位
飞扬	昆仑直上 7 寸，腓肠肌外下缘与跟腱移行处
肺俞	第 3 胸椎棘突下，后正中线旁开 1.5 寸
丰隆	外踝尖上 8 寸，胫骨前肌的外缘
风池	枕骨之下，胸锁乳突肌上端与斜方肌上端之间的凹陷中
风府	枕外隆凸直下，两侧斜方肌之间凹陷中
风门	第 2 胸椎棘突下，后正中线旁开 1.5 寸
风市	髌底上 7 寸，髂胫束后缘
扶突	横平喉结，胸锁乳突肌前、后缘中间
伏兔	髌底上 6 寸，髂前上棘与髌底外侧端的连线上
复溜	内踝尖上 2 寸，跟腱的前缘

G

穴位名	定位
肝俞	第 9 胸椎棘突下，后正中线旁开 1.5 寸
膏肓	第 4 胸椎棘突下，后正中线旁开 3 寸
膈俞	第 7 胸椎棘突下，后正中线旁开 1.5 寸
关元	脐中下 3 寸，前正中线上
关元俞	第 5 腰椎棘突下，后正中线旁开 1.5 寸
光明	外踝尖上 5 寸，腓骨前缘
归来	脐中下 4 寸，前正中线旁开 2 寸

H

穴位名	定位
合谷	第 2 掌骨桡侧的中点处
环跳	股骨大转子最凸点与骶管裂孔连线的外 1/3 与内 2/3 交点处

J

穴位名	定位
肩井	第 7 颈椎棘突与肩峰最外侧点连线的中点
肩髎	肩峰角与肱骨大结节两骨间凹陷中
间使	腕掌侧远端横纹上 3 寸，掌长肌腱与桡侧腕屈肌腱之间
肩髃	肩峰外侧缘前端与肱骨大结节两骨间凹陷中
肩贞	肩关节后下方，腋后纹头直上 1 寸
交信	内踝尖上 2 寸，胫骨内侧缘后际凹陷中
角孙	耳尖正对发际处
解溪	踝关节前面中央凹陷中，长伸肌腱与趾长伸肌腱之间
筋缩	第 9 胸椎棘突下凹陷中，后正中线上
经渠	腕掌侧远端横纹上 1 寸，桡骨茎突与桡动脉之间
睛明	目内眦内上方眶内侧壁凹陷中（闭目，在目内眦内上方 0.1 寸的凹陷中）
颈百劳	项部，当大椎穴直上 2 寸，后正中线旁开 1 寸
鸠尾	上腹部，前正中线上，当胸剑结合部下 1 寸
巨阙	腹部，前正中线上，当脐中上 6 寸
厥阴俞	第 4 胸椎棘突下，后正中线旁开 1.5 寸

K

穴位名	定位
孔最	腕掌侧远端横纹上 7 寸，尺泽与太渊连线上
口禾髎	横平人中沟上 1/3 与下 2/3 交点，鼻孔外缘直下
昆仑	外踝尖与跟腱之间的凹陷中

L

穴位名	定位
阑尾	足三里穴直下2寸
劳宫	横平第3掌指关节近端，第2、3掌骨之间偏于第3掌骨。握拳屈指时，中指尖下是穴
廉泉	当前正中线上，结喉上方，舌骨上缘凹陷处
梁门	脐中上4寸，前正中线旁开2寸
梁丘	髌底上2寸，股外侧肌与股直肌肌腱之间
列缺	腕掌侧远端横纹上1.5寸，拇短伸肌腱与拇长展肌腱之间，拇长展肌腱沟的凹陷中

M

穴位名	定位
命门	第2腰椎棘突下凹陷中，后正中线上

N

穴位名	定位
臑会	肩峰角下3寸，三角肌的后下缘
内关	腕掌侧远端横纹上2寸，掌长肌腱与桡侧腕屈肌腱之间
内庭	第2、3趾间，趾蹼缘后方赤白肉际处

P

穴位名	定位
膀胱俞	横平第2骶后孔，后正中线旁开1.5寸
脾俞	第11胸椎棘突下，后正中线旁开1.5寸
偏历	腕背侧远端横纹上3寸，阳溪与曲池连线上

Q

穴位名	定位
期门	第 6 肋间隙，前正中线旁开 4 寸
气海	脐中下 1.5 寸，前正中线上
气海俞	第 3 腰椎棘突下，后正中线旁开 1.5 寸
气舍	锁骨上小窝，锁骨胸骨端上缘，胸锁乳突肌胸骨头与锁骨头中间的凹陷中
前顶	前发际正中直上 3.5 寸
丘墟	外踝的前下方，趾长伸肌腱的外侧凹陷中
曲池	尺泽与肱骨外上髁连线的中点处
曲骨	耻骨联合上缘，前正中线上
曲泉	屈膝，当膝关节内侧面横纹内侧端，股骨内侧髁的后缘，半腱肌、半膜肌止端的前缘凹陷处
曲泽	肘横纹上，肱二头肌腱的尺侧缘凹陷中
缺盆	锁骨上大窝，锁骨上缘凹陷中，前正中线旁开 4 寸

R

穴位名	定位
然谷	足舟骨粗隆下方，赤白肉际处
日月	第 7 肋间隙中，前正中线旁开 4 寸

S

穴位名	定位
三焦俞	第 1 腰椎棘突下，后正中线旁开 1.5 寸
三阴交	内踝尖上 3 寸，胫骨内侧缘后际
商丘	内踝前下方，舟骨粗隆与内踝尖连线中点凹陷中
上巨虚	犊鼻下 6 寸，犊鼻与解溪连线上
上髎	正对第 1 骶后孔中
上星	发际正中直上 1 寸
少海	横平肘横纹，肱骨内上髁前缘
少泽	小指末节尺侧，指甲根角侧上方 0.1 寸

续表

穴位名	定位
申脉	外踝尖直下，外踝下缘与跟骨之间凹陷中
身柱	第3胸椎棘突下凹陷中，后正中线上
神门	掌侧远端横纹尺侧端，尺侧腕屈肌腱的桡侧缘
肾俞	第2腰椎棘突下，后正中线旁开1.5寸
手三里	肘横纹下2寸，阳溪与曲池连线上
手五里	肘横纹上3寸，曲池与肩髃连线上
水道	脐中下3寸，前正中线旁开2寸
丝竹空	眉梢凹陷中
四白	眶下孔处
四神聪	顶百会穴前、后、左、右各旁开1寸处，共4穴

T

穴位名	定位
太冲	第1、2跖骨间，跖骨底结合部前方凹陷中，或触及动脉搏动
太溪	内踝尖与跟腱之间的凹陷中
太阳	耳郭前面，前额两侧，外眼角延长线的上方
太渊	桡骨茎突与舟状骨之间，拇长展肌腱尺侧凹陷中
天府	腋前纹头下3寸，肱二头肌桡侧缘处
天井	肘尖上1寸凹陷中
天枢	横平脐中，前正中线旁开2寸
天突	颈部，当前正中线上，胸骨上窝中央，在左右胸锁乳突肌之间
天柱	横平第2颈椎棘突上际，斜方肌外缘凹陷中（后发际正中直上0.5寸，斜方肌外缘凹陷中）
天宗	肩胛冈中点与肩胛骨下角连线上1/3与下2/3交点凹陷中
条口	犊鼻下8寸，犊鼻与解溪连线上
听宫	耳屏正中与下颌骨髁突之间的凹陷中
听会	耳屏间切迹与下颌骨髁突之间的凹陷中
通天	前发际正中直上4寸，旁开1.5寸
瞳子髎	目外眦外侧0.5寸凹陷中
头维	额角发际直上0.5寸，头正中线旁开4.5寸

W

穴位名	定位
外关	腕背侧远端横纹上2寸，尺骨与桡骨间隙中点
委中	腘横纹中点
胃仓	第12胸椎棘突下，后正中线旁开3寸
胃俞	第12胸椎棘突下，后正中线旁开1.5寸

X

穴位名	定位
膝阳关	股骨外上髁后上缘，股二头肌腱与髂胫束之间的凹陷中
郄门	腕掌侧远端横纹上5寸，掌长肌腱与桡侧腕屈肌腱之间
下髎	正对第4骶后孔中
小肠俞	横平第1骶后孔，后正中线旁开1.5寸
囟会	前发际正中直上2寸
心俞	第5胸椎棘突下，后正中线旁开1.5寸
行间	第1、2趾之间，趾蹼缘后方赤白肉际处
悬钟	外踝尖上3寸，腓骨前缘
血海	髌底内侧端上2寸，股内侧肌隆起处

Y

穴位名	定位
哑门	第2颈椎棘突上际凹陷中，后正中线上
阳池	腕背侧远端横纹上，指伸肌腱的尺侧缘凹陷中
阳谷	尺骨茎突与三角骨之间的凹陷中
阳陵泉	腓骨头前下方凹陷处
阳溪	腕背侧远端横纹桡侧，桡骨茎突远端，解剖学"鼻咽窝"凹陷中
腰奇	骶部，当尾骨端直上2寸，骶角之间凹陷中
腰阳关	第4腰椎棘突下凹陷中，后正中线上
翳风	乳突下端前方凹陷中
翳明	耳垂后高骨下方，与耳垂相平，翳风穴后1寸处

穴位名	定位
阴包	髌底上4寸，股内侧肌与缝匠肌之间
阴廉	气冲穴直下2寸
阴陵泉	胫骨内侧髁下缘与胫骨内侧缘之间的凹陷中
殷门	臀沟下6寸，股二头肌与半腱肌之间
印堂	两眉毛内侧端中间的凹陷中
迎香	鼻翼外缘中点旁，鼻唇沟中
涌泉	屈足卷趾时足心最凹陷中
云门	锁骨下窝凹陷中，肩胛骨喙突内缘，前正中线旁开6寸

Z

穴位名	定位
子宫	下腹部，脐中下4寸，前正中线旁开3寸
章门	在第11肋游离端的下际
照海	内踝尖下1寸，内踝下缘边际凹陷中
支沟	腕背侧远端横纹上3寸，尺骨与桡骨间隙中点
秩边	横平第4骶后孔，后正中线旁开3寸（骶管裂孔旁开3寸）
志室	第2腰椎棘突下，后正中线旁开3寸
肘髎	肱骨外上髁上缘，髁上嵴的前缘
中封	内踝前，胫骨前肌肌腱的内侧缘凹陷中
中府	横平第1肋间隙，锁骨下窝外侧，前正中线旁开6寸
中极	脐中下4寸，前正中线上
中髎	正对第3骶后孔中
中脘	上腹部，前正中线上，当脐中上4寸
中渚	第4、5掌骨间，第4掌指关节近端凹陷中
足三里	犊鼻下3寸，犊鼻与解溪连线上